彩色图解

千金方

张东◎主编

吉林科学技术出版社

图书在版编目（CIP）数据

彩色图解千金方 / 张东主编 . -- 长春 : 吉林科学
技术出版社，2022.6
ISBN 978-7-5578-8995-1

Ⅰ . ①彩… Ⅱ . ①张… Ⅲ . ①《千金方》—图解
Ⅳ . ① R289.342-64

中国版本图书馆 CIP 数据核字（2021）第 237185 号

彩色图解千金方
CAISE TUJIE QIANJIN FANG

主　　编	张　东	
出 版 人	宛　霞	
责任编辑	孟　盟	
助理编辑	王耀刚	
封面设计	冬　凡	
幅面尺寸	160 mm×220 mm	
开　　本	16	
印　　张	16	
字　　数	278 千字	
页　　数	256	
印　　数	70 001-80 000 册	
版　　次	2022 年 6 月第 1 版	
印　　次	2023 年 6 月第 4 次印刷	

出　　版　吉林科学技术出版社
发　　行　吉林科学技术出版社
地　　址　长春市福祉大路 5788 号出版大厦 A 座
邮　　编　130118
发行部传真 / 电话　0431-81629529　81629530　81629231
　　　　　　　　　　81629532　81629533　81629534
储运部电话　0431-86059116
编辑部电话　0431-81629380
印　　刷　三河市万龙印装有限公司

书　　号　ISBN 978-7-5578-8995-1
定　　价　45.00 元

前　言

　　《千金方》全称《备急千金要方》，系唐代医学家孙思邈所著的一本医学巨作，是我国最早的医学百科全书。孙思邈所著的这部巨作，集唐代及以前的诊治经验之大成，是孙思邈在长期的行医过程中对临床经验的总结，书中不仅有他自己的诊疗经验，也汲取了百家之长，取材广泛，内容丰富，涉及临床各科及针灸、食疗、药物、预防、卫生保健等，可谓价值千金的中医瑰宝。原著按照妇、幼、五官、内、外等科室分别进行介绍，其中不仅有医学知识理论的讲解，也有名方、验方的介绍，这样分门别类，有纲有目，与当今的科别分类极其相近，可见孙思邈的医学造诣相当深厚。作为综合性临床医学巨著，《千金方》蕴含了治病、养生的方方面面，对后世医家影响极大，其中的经典方剂沿用至今，很多内容仍起着指导作用，有极高的学术价值。

　　在千年后的今天，我们把这一综合性临床医学巨著经过整理重新呈现给读者，旨在全面、简明地展示《千金方》的精华，加深读者对《千金方》这一医学名著的认知和理解，将这一中医文化瑰宝继续传承下去。在编写过程中，我们尽量保持了原著的风貌，但内容较以前更为精炼，且分别对各科疾病的医治方法以及孙思邈所倡导的养生原则等进行了介绍。本书体例简明、图文并茂，具有以下鲜明特点：

　　1. 与时俱进。为方便读者阅读和理解，本书对原著进行了精编精译，加入大量精美图片和解说性文字，让喜欢研究中医以及关注养生的人，能轻松读懂这部医学巨著。

　　2. 科学实用。本书展示了数百幅中药本草图片，并对每一种方剂分量进行了数字化把握。同时秉承实用、易懂的原则，对原著进行了整合，删去配药冗长繁多的配方，只留下简单易行、便于购买采集的方剂，方便读者参考。

3. 贴心方便。书中尽可能展示了市面上常见的中草药成品图，使读者能够更为直观地识别草药。

现代社会，生活节奏加快，工作压力大，病痛、亚健康几乎出现在每一个人的身上，各种疾病的发病率也在逐年攀升，如何养生、如何治病已经成为现代人最为关心的事情。希望本书能让那些在巨大压力下生活的人们对疾病的预防、日常的养生以及病后的诊疗有充分的认识。

值得提醒的是，本书是中医药知识普及读本，读者切勿自己按书抓药、配方，患病一定去医院，遵医嘱，以免造成不良后果。另外，书中的方剂，是古医书中所载原方，一则其中的某些中药现代研究证实有毒性，如2015年版《中华人民共和国药典》收载的618种中药材及饮片中，标注有毒者83种。其中，大毒10种，有毒42种，小毒31种。大毒者如川乌、马钱子、巴豆、草乌等，有毒者如甘遂、仙茅、白果、雄黄等，小毒者如艾叶、苦杏仁、大皂角、吴茱萸等。二则其用量为古代用量，故会有半斤、半升、几两等剂量出现，我们这里只是展示原方剂。

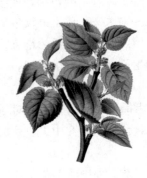

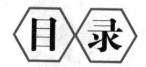

目 录

卷一　序例

卷二　妇人方

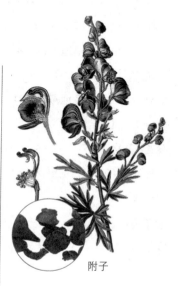

附子

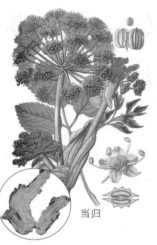

当归

卷三　少小婴孺方

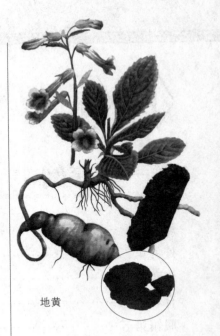

地黄

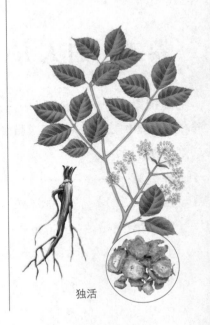

独活

卷四　七窍病

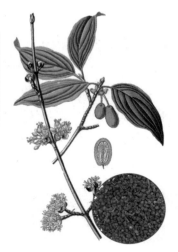

吴茱萸

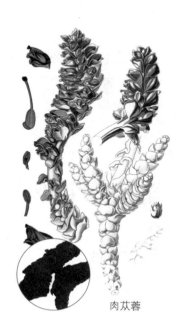

肉苁蓉

卷五　诸风

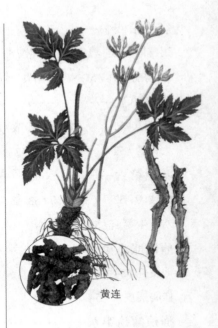

黄连

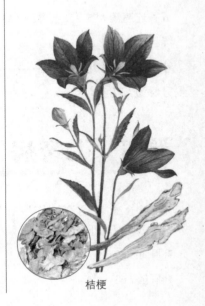

桔梗

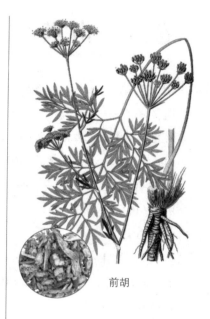

前胡

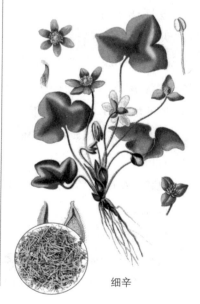

细辛

卷六　伤寒

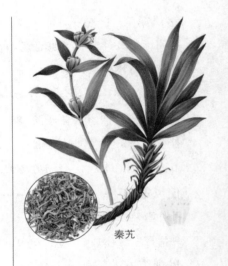

秦艽

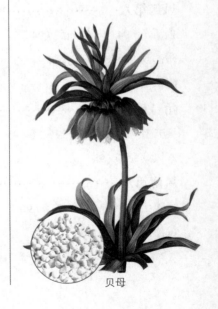

贝母

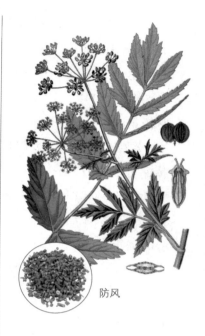

防风

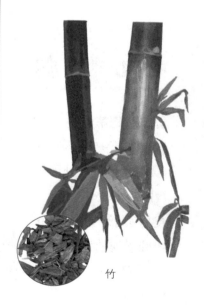

竹

卷九　胃腑

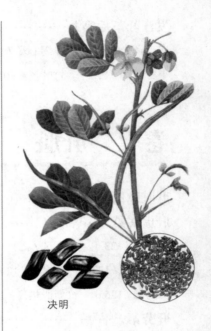

决明

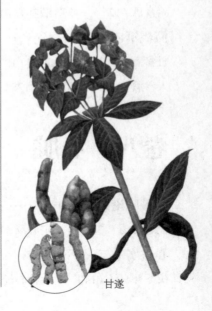

甘遂

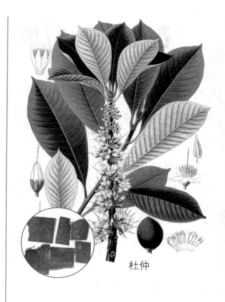

杜仲

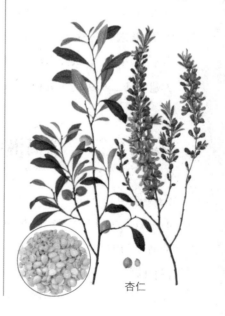

杏仁

卷十一 肾脏

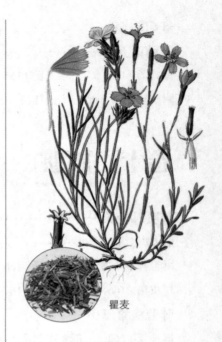

瞿麦

卷十二 消渴淋闭尿血水肿

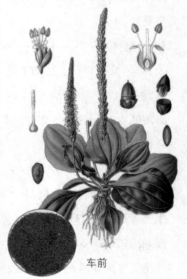

车前

卷十三　疔肿痈疽

卷十四　解毒并杂治

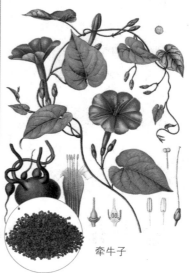

牵牛子

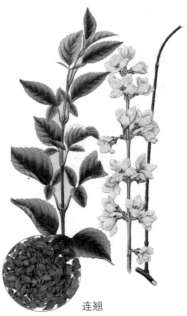

连翘

卷十五　备急

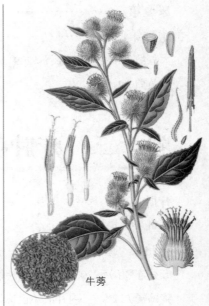

牛蒡

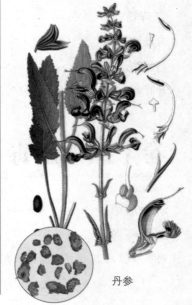

丹参

【卷一】

序例

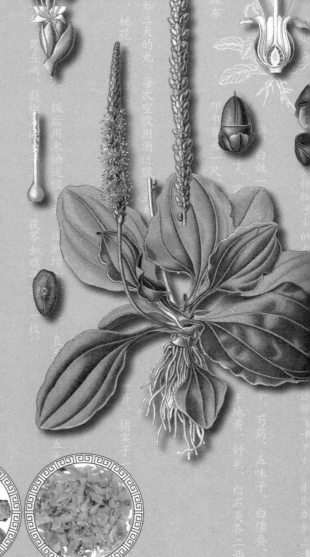

三十铢、青葙子、

鸡一只，治如平时吃法，吴茱萸一升，茯苓二两，芍药、

味药分别切细，用一斗二升水煮鸡，取汁六升，去除鸡后下药煮取三升，加入三升酒，放温，生姜一两

白术各三两，阿胶二两，甘草一两，麦门冬五合，人参三两，生姜一两，汁将阿胶烊化尽，取三升，放温

【甘祥丸】
女多年不孕

稍微感到有异样即得服
防风、人参、细辛、秦
柏子仁、干姜、干漆、
十四味药研为粉末
用蜜调和成如豆大的丸
不愿异频频伏用

【半夏茯苓汤】
七味药研为粉末，用蜜调和成三升药液，分成二次服，如果患恶阻病，
如有一月多未治愈，
的去橘皮细辛，如前胡，如遇冷不愈的，去干地黄，加入桂心十二铢如

黄一两、覆盆子一升、五味子二两、桃花

【黄丸】
茯苓各十铢、半夏二十铢、人参、芍药、橘皮、细辛、芎
黄、猪苓、泽泻、旋复花、桔梗、甘草各十二铢、生
饭后用水汤送服
如果恶阻病，拟有一月多未治愈，以及服药冷热失候

吴茱萸十八铢麻布
一两、五味子二两、桃花黄一两、桂心一两

蛇虫茯十五枚

一两、干姜二两、五味子二两、白僵蚕、牡丹、蛴螬半

猪实子二两、白石英各二两

能够饮食

茯苓如鸡子大一枚

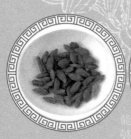

枸杞　　甘草　　百合

诊候第一

治病第一要找病根，是诊察病的关键和原理。如果五脏六腑没有衰竭，血脉精神没有散乱，服药后必定能活；如果病已生成，服药后可治愈一半；如果病势已危，服药也难以保全性命。

诊病最好在天刚亮时，精细地审察病人的脉象，就可知道病状的逆与顺。因为此时阴气未动，阳气未散，没有进饮食，络脉调和均匀，气血没有错乱，此时可深察三部九候而明白地告诉病人。所谓三部指寸口的寸、关、尺，也可以说上部为天，指肺；中部为人，指脾；下部为地，指肾。而九候则是人体上、中、下三部，每一部是天、地、人三候的合称。上部中，"天候"，指主管头角部位气的两额动脉，即太阳穴；"地候"，指主管口齿部位气的两颊动脉，即地仓穴；"人候"，指主管耳目部位气的耳前动脉，即耳门穴。在中部，"天候"，指属肺气的手太阴肺经；"地候"，指属胸中之气的手阳明大肠经；"人候"，指属心气的手少阴心经。于下部，"天候"，指属肝气的足厥阴肝经；"地候"，指属肾气的足少阴肾经；"人候"，指属脾气的足太阴脾经。这里的三部包含了以下几种含义：脏部、上部、下部；身体之上、中、下；面部之上、中、下；手脉之寸、关、尺。那些形体亢盛而脉象细

微，吸入的气稀少而供应不足的病人，会死亡；形体瘦弱而脉象大、胸中多气的也会死亡。形体与气息相合的病人能够存活，错杂无绪不协调的会生病，三部九候脉象都错乱的会死亡。那些庸医不能通晓三部九候及四季的规律，有的用错了汤药，针灸不合乎法度，只依照古方治病，更加增多了其他疾病，以至于病人死亡。想起这些，真是悲哀啊！他们一半是冤枉死的，这就是因为世上没有良医为他们解除痛苦。经书上说：地、水、火、风，和合而成人。凡是人的火气不调，则全身蒸热；风气不调，则全身僵直，所有的毛孔都闭塞；水气不调，则身体浮肿，气满喘粗；土气不调，则四肢僵硬，说话时发不出音。没有火气，身体就发冷；风气停止，人的呼吸就会断绝；水气枯竭，就没有血；土气散失，则身体分裂。但是庸医不深思脉理，违反脉理来治病，使五脏中的五行互相克制削弱，简直就像往炽燃的火焰上重重地加油，这不能不谨慎。凡是地、水、火、风四气合德，则四神安详平和；其中一气不调，则会生病；四神一起妄动，则会百病齐生。只有一神妄动引起的病萌发时，可不治自愈；两神妄动引起的病同时发作时，须经过治疗而后能痊愈；三神妄动引起的病，即使治疗也难以痊愈；四神妄动引起的

病，就只有死亡而难以救治了。

张仲景说：在治疗各种疾病之前，应当先用汤药荡涤五脏六腑，使百脉疏通，阴阳有序，枯焦的部位得到润泽，皮肤悦泽，气血增益；因为水能净化万物，所以用汤药。如果四肢已经得病很久，再次因风冷而发作，则应当用散药，因为散药能驱逐邪气。对于风气湿痹在表里移走，居无定处者，也应当用散药来平定它。其次应当用丸药，因为丸药能驱逐风冷，破除积聚，消释各种坚癖，增进饮食，调和营卫。如果能综合汤、丸、散而用，可以称得上是高明的医生。所以说：行医，就在于用心。不须出汗而强迫病人发汗的，病人丧失了津液，就会因津液枯竭而死；需要发汗而不让病人出汗的，使周身毛孔闭塞，也会使病人闷绝而死；不须下泻而强迫病人下泻的，会使病人开肠洞泄，无法止住而死；需要下泻而不让病人下泻的，会使病人胀满烦乱，浮肿而死；须灸灼的而不给病人灸灼，会使病人冷结重凝，时间一久则更加密固，当其气上逆冲心，而没有消散的地方，就会病笃而死。

黄帝问道："淫邪之气流散充溢怎么办？"岐伯回答说："各种有害身心健康的因素，从外入内，而没有固定的处所，就流散到五脏，与营卫同行与魂魄一齐飞扬，使人睡卧不得安宁而多梦。凡是邪气侵蚀到六腑，就有外有余而内不足；凡是邪气侵蚀到五脏，就有

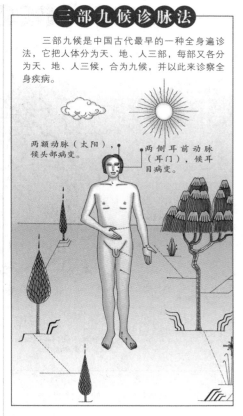

三部九候诊脉法

三部九候是中国古代最早的一种全身遍诊法，它把人体分为天、地、人三部，每部又各分为天、地、人三候，合为九候，并以此来诊察全身疾病。

两额动脉（太阳），候头部病变。

两侧耳前动脉（耳门），候耳目病变。

内有余而外不足。"黄帝问道："这有余与不足各有什么表现呢？"岐伯回答说："阳气盛，就会梦见赴大火之中而被焚烧；阴气盛，就会梦见涉渡大水，惊恐万状；阴气阳气都旺盛，就会梦见互相厮杀。下部气盛，就会梦见向下坠落；上部气盛，就会梦见向上飞扬。心气盛就会梦见喜笑；肝气盛就会梦见自己发怒；脾气盛就会梦见唱歌欢乐；肺气盛就会梦见自己哭泣；肾气盛就会梦见腰脊向两边分开。凡是这十二盛发生时采取泻下的治法，立即就能治愈。若

邪气侵犯人体不同部位造成的不同梦境

人体各脏腑器官属性和特点不同，所以邪气入侵不同的部位时，所见的梦境也不同。

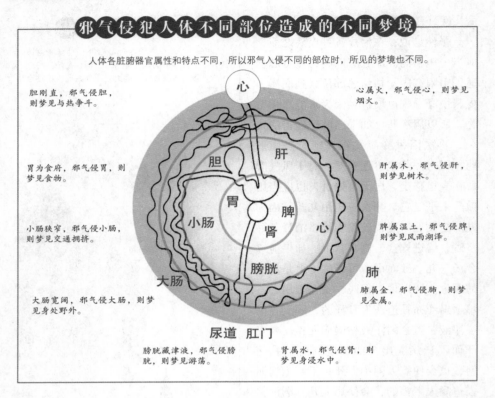

胆刚直，邪气侵胆，则梦见与热争斗。

心属火，邪气侵心，则梦见烟火。

胃为食府，邪气侵胃，则梦见食物。

肝属木，邪气侵肝，则梦见树木。

小肠狭窄，邪气侵小肠，则梦见交通拥挤。

脾属湿土，邪气侵脾，则梦见风雨湖泽。

大肠宽阔，邪气侵大肠，则梦见身处野外。

肺属金，邪气侵肺，则梦见金属。

膀胱藏津液，邪气侵膀胱，则梦见游荡。

肾属水，邪气侵肾，则梦见身浸水中。

其气逆行，侵驻于心，就会梦见烟火；气逆侵驻于肺，就会梦见向上飞扬；气逆侵驻于肝，就会梦见山林树木；气逆侵驻于脾，就梦见丘陵深潭，以及在风雨中倒塌的墙壁；气逆侵驻于肾，就会梦见没入水中；气逆侵驻于胃，就会梦见饮食；气逆侵驻于大肠，就会梦见田野；气逆侵驻于小肠，就会梦见聚集的街道；气逆侵驻于胆，就会梦见与人相打斗；气逆侵驻于生殖器，就会梦见交合；气逆侵驻于颈项，就会梦见斩首；气逆侵驻于胻，就会梦见行走而不能前进；气逆侵驻于大腿，就会梦见跪拜；

气逆侵驻于膀胱，就会梦见小便。凡是这十五种不足的情况发生时，就采取补益的治法，立即就能治愈。医者必须铭记于心。"

《史记》记载：有六种病人是无法救治的：骄纵恣肆不讲道理；轻视身体而看重钱财；吃饭穿衣都不能协调；阴阳混杂，五脏之气不能定位；身体羸瘦不能服药；信任巫婆而不信医生。只要脉候还存在，身体与面色还没有发生大的改变，病邪还没有进入腠理，这时如能及时用针用药，能好好地自己将息调理，那么病就一定有治愈的可能。

处方第二

在治疗时，热证用寒药，寒证用热药，风湿用祛风湿药，不消化用吐下药，痈肿疮瘤用消疮瘤药，鬼疰蛊毒之类传染病用蛊毒药，风、劳、气、冷等病证，都应对症下药。雷公说：药有三个等级，在质地与性味上有甘、苦、轻、重的区别；病分三个阶段，证候有新、久、寒、温的差异。风证的治法在于重、热、腻、滑、咸、酸、石药、饮食等；热证的治法则是轻、冷、粗、涩、甘、苦、草药、饮食等。而寒证的治法是轻、热、辛、苦、淡、木药、饮食等。这个大纲只简略地显现出其源流，其余的还要针对具体病情，通过察视症状灵活运用，而这也是用药的概要。

《药对》说：许多疾病的积聚，都因虚亏而起，身体一旦虚亏则百病滋生。积，指五脏病理产物蓄积；聚，指六腑病理产物聚集。对于虚亏的病人，医生不应遵从旧方，而应该视病情而在旧方基础上灵活增减。古代的良医自己采药，仔细审察药物的药性及其分类，按照时节早晚取用，如果采早了则药势尚未生成，采晚了则其盛势已经衰竭。现在的医生不仅肤浅糊涂，不亲自采药，即使采药也不顺应节气，不顾药性的差别，徒有治病之心却达不到治愈的效果。

根据药物的寒热属性，再来说一下旧方增损所针对的疾病。对病人而言，虚劳头痛发热的，加葳蕤、枸杞；虚而想吐或不安的，都加人参；虚而劳损的，加钟乳、棘刺、肉苁蓉、巴戟天；

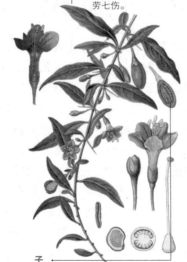

枸杞

补血安神、生津止渴、养肝明目。

皮骨地杞枸　漫谏有刺

叶
[性味] 味甘，性凉。
[主治] 主除烦益志，补五劳七伤。

子
[性味] 味甘，性平。
[主治] 壮筋骨，耐老，除风，去虚劳，补精气。

枸杞

主治肝肾阴亏、腰膝酸软、头晕目眩、目昏多泪以及虚损所致的咳嗽。

虚而大热的，加黄芩、天门冬；虚而健忘的，加茯神、远志；虚而多梦的，加龙骨；虚而多热的，加地黄、牡蛎、地肤子、甘草；虚而发冷的，加当归、川芎、干姜；虚而惊悸不安的，加龙齿、紫石英、沙参、小草，发冷就用紫石英与小草，有热邪侵入就用沙参与龙齿，不冷不热则不用；虚而小肠不泄利的，加茯苓、泽泻；虚而小便呈白色的，加厚朴；虚而多冷的，加桂心、吴茱萸、附子、乌头；虚而小便呈赤色的，加黄芩；虚而有热邪侵入的，加地骨皮、白水黄芪；虚而口干的，加麦门冬、知母；虚而气息缓弱的，加胡麻、覆盆子、柏子仁；虚而多气兼微咳的，加五味子、大枣；虚而身体僵直、腰中部不灵活的，加磁石、杜仲；虚而发冷的病人，用陇西黄芪；虚而生痰、复有气的，加生姜、半夏、枳实；虚而小肠泻利的，加桑螵蛸、龙骨、鸡肶胵；以上药物我并没有一一亲自使用过，只是对应病情再根据药物的分类与冷热属性，暂时添加在这里，医生应当依此用药入处方。

❦ 用药第三

上等药物有一百二十种，为君药，主要功用是养命，以顺应天德，无毒，多服或久服不伤人，能让身体轻快，增益和气，长生不老，延长寿命；中等药物有一百二十种，为臣药，主要功用是养性，以顺应人德，分有毒与无毒，须斟酌使用，能够抑制住病势的发展以及补虚赢；下等药物有一百二十五种，为佐使药，主要功能是治病，以顺应地德，多有毒，不可长期服，能够祛除寒热、邪气以及破除积聚而治愈疾病。三等药物共有三百六十五种，效法三百六十五度，每一度与一天对应，而成为一年，其倍数为七百三十。

药物之间有君、臣、佐、使的关系，以相互宣散与收摄，合用的宜用一君二臣三佐五使、一君三臣九佐使等。用药又分阴阳配合，子、母、兄、弟，根、茎、花、实，草、石、骨、肉互相配合。药物有单行的、有相畏的、有相恶的、有相须的、有相使的、有相反的、有相杀的这七种关系，在合用药物时须审视慎用。需要相须、相使就不能用相恶、相反的药物。如果有毒需要制约，可用相畏、相杀的药物。药物有酸、咸、甘、苦、辛五味，又有寒、热、温、凉四气以及有毒与无毒、阴干与暴干，采造时月，生、熟土地所出，真与伪、陈与新的区别，都应按照一定的方法使用。现将药物的相畏、相使等七种情况排列如下，开处方时应加以审辨：

玉石上部

玉泉 畏款冬花

玉屑 恶鹿角

云母 泽泻为使，畏鮀甲及流水，恶徐长卿

钟乳 蛇床子、菟丝子为使，恶牡丹、玄石牡蒙，畏紫石英、蘘草

朴硝 畏麦句姜

丹砂 恶磁石，畏咸水

曾青 畏菟丝子

石胆 水英为使，畏牡桂、菌桂、芫花、辛夷、白薇

硝石 火为使，恶苦参、苦菜，畏女菀

赤石脂 恶大黄，畏芫花

黄石脂 曾青为使，恶细辛，畏蜚蠊、扁青、附子

白石脂 燕粪为使，恶松脂，畏黄芩

芒硝 石韦为使，恶麦句姜

矾石 甘草为使，恶牡蛎

滑石 石韦为使，恶曾青

紫石英 长石为使，畏扁青附子，不欲鮀甲、黄连、麦句姜

白石英 恶马目毒公

太一余粮 杜仲为使，畏铁落、菖蒲、贝母

玉石中部

水银 畏磁石

殷孽 恶防己，畏术

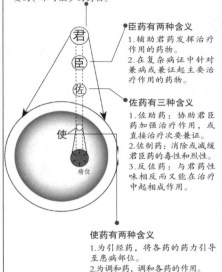

药物的君臣佐使

　　君、臣、佐、使是《内经》提出的中医药处方原则，是对处方用药规律的高度概括，是从众多方剂的用药方法、主次配伍关系等因素中总结出来的带有普遍意义的处方指南。

　　君药就是在治疗疾病时起主要作用的药。其药力居方中之首，用量也较多。在一个方剂中，君药是首要的、不可缺少的药物。

君

臣

佐

使

病位

● **臣药有两种含义**
1.辅助君药发挥治疗作用的药物。
2.在复杂病证中针对兼病或兼证起主要治疗作用的药物。

● **佐药有三种含义**
1.佐助药：协助君臣药加强治疗作用，或直接治疗次要兼证。
2.佐制药：消除或减缓君臣药的毒性和烈性。
3.反佐药：与君药性味相反而又能在治疗中起相成作用。

使药有两种含义
1.为引经药，将各药的药力引导至患病部位。
2.为调和药，调和各药的作用。

孔公孽 木兰为使，恶细辛

石膏 鸡子为使，恶莽草、毒公

阳起石 桑螵蛸为使，恶泽泻、菌桂、雷丸、蛇蜕皮，畏菟丝子

凝水石 畏地榆，解巴豆毒

磁石 柴胡为使，畏黄石脂，恶牡丹、莽草

玄石 恶松脂、柏子仁、菌桂

理石 滑石为使，畏麻黄

玉石下部

青琅玕 得水银良，畏鸡骨，杀锡毒

方解石 恶巴豆

代赭 畏天雄

礜石 得火良，棘针为使，恶虎掌、毒公、鹜屎、细辛，畏水

大盐 漏芦为使

特生礜石 得火良，畏水

草药上部

六芝 薯蓣为使，得发良，恶恒山，畏扁青、茵陈

天门冬 垣衣、地黄为使，畏曾青

麦门冬 地黄、车前为使，恶款冬、苦瓠，畏苦参、青襄

菖蒲 秦艽、秦皮为使，恶地胆、麻黄

远志 得茯苓、冬葵子、龙骨良，杀天雄、附子毒，畏珍珠、蜚蠊、藜芦、齐蛤

泽泻 畏海蛤、文蛤

白术 防风、地榆为使

女萎、葳蕤 畏卤咸

干地黄 得麦门冬、清酒良，恶贝母，畏芜荑

薯蓣 紫芝为使，恶甘遂

石斛 陆英为使，恶凝水石、巴豆，畏白僵蚕、雷丸

牛膝 恶萤火、龟甲、陆英，畏车前

菊花 白术、枸杞根、桑根白皮为使

甘草 白术、干漆、苦参为使，恶远志，反甘遂、大戟、芫花、海藻

人参 茯苓为使，恶溲疏，反藜芦

细辛 曾青、枣根为使，恶狼毒、黄芪、山茱萸，畏滑石、硝石，反藜芦

独活 蠡实为使

柴胡 半夏为使，恶皂荚，畏女菀、藜芦

菟丝子 得酒良，薯蓣、松脂为使，恶蕾菌

巴戟天 覆盆子为使，恶雷丸、朝生、丹参

蒺藜子 乌头为使

菴蔺子 荆子、薏苡仁为使，恶干姜、细辛

蛇莓子 得荆子、细辛良，恶苦参、干姜

龙胆 贯众为使，恶防葵、地黄

黄连 黄芩、龙骨、理石为使，恶菊花、芫花、玄参、白鲜皮，畏款冬，胜乌头，解巴豆毒

防风 恶干姜、白蔹、藜芦、芫花，杀附子毒

络石 牡丹、杜仲为使，恶铁落，畏菖蒲、贝母

沙参 恶防己，反藜芦

丹参 畏咸水，反藜芦

天名精 垣衣为使

决明子 蓍实为使，恶大麻子

杜若 得辛夷、细辛良，恶柴胡、前胡

蛇床子 恶巴豆、牡丹、贝母

川芎 白芷为使

续断 地黄为使，恶雷丸

飞廉 得乌头良，恶麻黄

黄芪 恶龟甲

茜根 畏鼠姑

薇衔 得秦皮良

五味子 苁蓉为使，恶葳蕤，胜乌头

草药中部

当归 恶䕡茹，畏海藻、菖蒲、牡蒙

秦艽 菖蒲为使

黄芩 山茱萸、龙骨为使，恶葱实，畏牡丹、丹砂、藜芦

藁本 恶䕡茹

麻黄 厚朴为使，恶辛夷、石韦

芍 雷丸为使，恶石斛、芒硝，畏鳖甲、硝石、小蓟，反藜芦

干姜 秦椒为使，恶黄芩、黄连、天鼠粪，杀半夏、莨菪毒

葛根 杀野葛、巴豆、百毒

前胡 半夏为使，恶皂角，畏藜芦

贝母 厚朴、白薇为使，恶桃花，畏秦艽、礜石、莽草，反乌头

栝楼 枸杞为使，恶干姜，畏干漆、牛膝，反乌头

石韦 滑石、杏仁为使，得菖蒲良

狗脊 萆薢为使，恶败酱

玄参 恶黄芪、大枣、干姜、山茱萸，反藜芦

苦参 玄参为使，恶漏芦、贝母、菟丝子，反藜芦

石龙芮 大戟为使，畏蛇蜕皮、吴茱萸

萆薢 薏苡为使，畏大黄、葵根、牡蛎、柴胡、前胡

瞿麦 蘘草、牡丹为使，恶桑螵蛸

白芷 当归为使，恶旋覆花

紫参 畏辛夷

仙灵脾 薯蓣为使

款冬花 杏仁为使，得紫菀良，恶硝石、皂荚、玄参，畏辛黄、贝母、麻黄、黄芪、黄芩、黄连、青葙

紫菀 款冬为使，恶瞿麦、雷丸、天雄、远志，畏茵陈

白鲜皮 恶茯苓、桑螵蛸、桔梗、萆薢

白薇 恶大黄、黄芪、干姜、大戟、大枣、干漆、山茱萸

牡丹 畏菟丝子

防己 殷蘖为使，恶细辛，畏萆薢，杀雄

秦艽

祛风止痹、退虚清热。

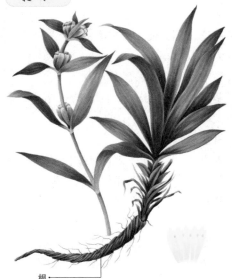

根

[性味] 味苦、辛，性微寒，无毒。

[主治] 寒热邪气，寒湿风痹，关节疼痛。

秦艽

本品能祛风湿、清湿热、缓痹痛。主要用于治疗风湿痹痛、筋脉拘挛、关节酸痛之症，另对黄疸也有治疗功效。

黄毒

女菀 畏卤咸

泽兰 防己为使

地榆 得头发良，恶麦门冬

海藻 反甘草

草药下部

大黄 黄芩为使

桔梗 节皮为使，畏龙胆、白及、龙眼

泽漆 小豆为使，恶薯蓣

甘遂 瓜蒂为使，恶远志，反甘草

葶苈 榆皮为使，得酒良，恶僵蚕、石龙芮

芫花 决明为使，反甘草

大戟 反甘草

钩吻 半夏为使，恶黄芩

藜芦 黄连为使，反芍、细辛、五参，恶大黄

贯众 蘿菌为使

半夏 射干为使，恶皂荚，畏秦皮、雄黄、生姜、干姜、龟甲，反乌头

乌头、乌喙 莽草为使，反贝母、栝楼、半夏、白蔹、白及，恶藜芦

天雄 远志为使，恶腐婢

附子 地胆为使，恶蜈蚣，畏甘草、防风、乌韭、黄芪、人参、大豆

虎掌 蜀漆为使，畏莽草

蜀漆 栝楼为使，恶贯众

蘿菌 得酒良，畏鸡子

茵茹 甘草为使，恶麦门冬

荩草 畏鼠妇

恒山 畏玉札

狼牙 芫菱为使，恶地榆、秦芃

白蔹 代赭为使，反乌头

白及 紫石英为使，恶李核仁、理石、杏仁

夏枯草 土瓜为使

狼毒 大豆为使，恶麦句姜

芫花

泄水逐饮、祛痰止咳、杀虫疗疮。

花

[性味] 味辛、苦，性温，有小毒。
[主治] 咳逆上气，咳嗽喘，咽肿短气。

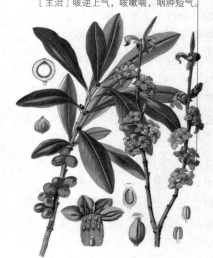

芫花

芫花的应用范围较广，对水肿胀满、胸腹积水、痰积咳喘、二便不通均有治疗作用，现代临床中常用本品治疗急性乳腺炎、淋巴结结核、腹水、风湿痛、牙痛等疾病。

鬼臼 畏垣衣

木药上部

茯苓、茯神 马蔺为使，恶白敛，畏牡蒙、秦艽、雄黄、龟甲、地榆

柏子仁 牡蛎、桂心、瓜子为使，畏诸石、菊花、羊蹄、面曲

牡荆实 防风为使，恶石膏

五加皮 远志为使，畏玄参、蛇蜕

黄檗 恶干漆

杜仲 恶蛇蜕、玄参

干漆 半夏为使，畏鸡子

蔓荆子 恶石膏、乌头

辛夷 川芎为使，恶五石脂，畏黄连、菖蒲、石膏、蒲黄、黄环

酸枣仁 恶防己

槐子 景天、天雄为使

木药中部

厚朴 干姜为使，恶寒水石、泽泻、硝石

山茱萸 蓼实为使，恶防风、桔梗、防己

占斯 解狼毒毒

栀子 解踯躅毒

秦椒 恶栝楼、防葵，畏雌黄

秦皮 大戟为使，恶吴茱萸

吴茱萸 蓼实为使，恶硝石、丹参、白垩，畏紫石英

桑根白皮 桂心、续断、麻子为使

木药下部

黄环 鸢尾为使，恶茯苓、防己

石南 五加皮为使

雷丸 厚朴、荔实为使，恶葛根

溲疏 漏芦为使

巴豆 芫花为使，恶蘘草，畏黄连、大黄、藜芦，杀斑蝥毒

蜀椒 杏仁为使，畏款冬

栾华 决明为使

皂荚 柏子为使，恶麦门冬，畏人参、空青、苦参

兽上部

龙骨 得牛黄、人参良，畏石膏

牛黄 人参为使，恶地黄、龙骨、蜚蠊、龙胆，畏牛膝

龙角 畏蜀椒、干漆、理石

白胶 得火良，畏大黄

阿胶 得火良，畏大黄

兽中部

犀角 松脂为使，恶雷丸、雚菌

鹿茸 麻勃为使

羖羊角 菟丝子为使

鹿角 杜仲为使

兽下部

麋脂 畏大黄，恶甘草

虫鱼上部

蜜蜡 恶齐蛤、芫花

蜂子 畏芍、黄芩、牡蛎

海蛤 蜀漆为使，畏甘遂、狗胆、芫花

牡蛎 贝母为使，得牛膝、甘草、远志、

蛇床良，恶吴茱萸、麻黄、辛夷

桑螵蛸 畏旋覆花

龟甲 恶蜚蠊、沙参

虫鱼中部

伏翼 云实、苋实为使

猬皮 得酒良，畏麦门冬、桔梗

蛴螬 蜚虫为使，恶附子

鳖甲 恶矾石

鮀鱼甲 蜀漆为使，畏狗胆、甘遂、芫花

蜥蜴 恶斑蝥、硫黄、芜荑

露蜂房 恶黄芩、干姜、丹参、芍、牡蛎

䗪虫 畏菖蒲、皂荚

乌贼鱼骨 恶白及、白蔹

蟹 杀莨菪毒、漆毒

天鼠粪 恶白薇、白蔹

枣

补中益气、养血安神、缓和药性。

枣

虫鱼下部

蛇蜕 畏磁石及酒

斑蝥 马刀为使，畏丹参、巴豆、空青，恶肤青

地胆 恶甘草

蜣螂 畏石膏、羊角

马刀 得水良

果上部

大枣 杀乌头毒

果下部

杏仁 得火良，恶黄芩、黄芪、葛根，解锡、胡粉毒，畏蘘草

菜上部

冬葵子 黄芩为使

菜中部

葱实 解藜芦毒

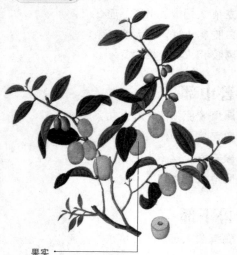

果实

[性味]味甘，性温，无毒。

[主治]心腹邪气，安中，养脾气。

枣

本品果实能安神养血；并能补中益气且治疗食少便溏等病证。

米上部

麻蕡、麻子 畏白薇、牡蛎，恶茯苓

米中部

大豆及黄卷 恶龙胆、五参，得杏仁、前胡、乌喙、牡蛎良，杀乌头毒

大麦 食蜜为使

酱 杀毒、火毒

以上是有相制、相使关系的一百九十七种药物，其余都没有，所以不再赘述。

有人问："古人用药少且分量也轻，治愈的病却极多。而现在的处方，药多、分量重，但治愈的病却不及古人，原因是什么呢？"回答说："古时的药物在自然环境里生长，充分接受日月光照耀，且生长期长，自然气味真实；而且百姓禀气中和又欲望少，感染疾病也就轻微，所以容易治愈；现在的药物生长时间短，受日月光照耀少，药力自然轻虚；如今的人又都变得十分巧诈，疾病感染厚重难治愈。"行医的基本因素：病轻则用药少，病重则用药多。古代医生自己采药，遵从法度来操作其阴干与暴干，因人、因地制宜而用药，所以十有八九能治愈；现在的医生只知诊脉开处方，采药不知时节，用药不知出处、新陈、虚实等，所以十之五六不能治愈。开处方的人不能一味效法古人现成的处方，在取用药材时，一定要反复斟酌多用心，才能发挥药效，希望后来人熟知这个道理。凡是白石英、紫石英、雄黄、朱砂、硫黄等，都须光明映澈，颜色、纹理洁净鲜明的为好，如不是，则会使人身体干燥，发热口干而死。凡是石药、草药，都须生长的土地坚实、气味浓烈的，如不是，用来治病也难见效。凡是橘皮、狼毒、枳实、麻黄、半夏、吴茱萸，最好是陈久的。其余的药物则最好是新鲜的。

🌀 合和第四

有人问："合和汤药时，治各种虫、草、石、兽药时，用水的升数及其消杀法则是怎么样的呢？"回答说："有根、茎、枝、叶、骨、皮、花、果实的草药，有毛、翅、甲、皮、头、足、尾、骨的虫药，须烧炼炮炙，掌握生熟限度，依照以下方法趋利避害。

有的去肉要皮，有的要肉去皮，有的要根、茎，有的要花与果实，不得有半点差错，都要依照处方炼治，使它清洁干净，最后升合秤两。药物之间的药力有强有弱，也有相生相杀的关系，须使其君、臣、佐、使相互扶助。须精通各种医家经典著作，才能知晓药物之间的好

恶关系。如果调和得当，即使没有达到治病的目的，也能使五脏安和通利，不会加剧病情。但有的医生不遵从处方上的分量任意加减，使各种草石药物强弱

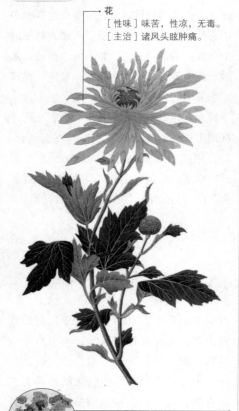

菊

疏风清热、解毒明目。

花
[性味] 味苦，性凉，无毒。
[主治] 诸风头眩肿痛。

菊花
本品主要用于治疗风热感冒、头痛眩晕、目赤肿痛等病证，现代医学研究发现，菊对于高血压症具有明显的降压作用。

相欺，病人服入后不但不能治病，反而加重病情，如果草石药性相反，甚至会使人迷乱。"比如说：各种经书上的处方用药，在熬炼节度上都加有注脚。现在的处方则没有，所以我在这一篇详细地列出它们。

凡是药物，须先经过选择、煎炒、炮制完毕，然后才能用来作为药物称其重量，不能生称。

凡是钟乳等各种石药，用玉槌加水研细、水飞三日三夜，务必使其极细。

凡是银屑，用水银调和成泥状。

凡是朴硝、矾石，都要烧之使其汁尽，才能加入丸散药中。朴硝、芒硝都要绞汁后，放入汤中，再放到火上煎两三沸，熔化尽后才能服用。

凡是汤药中用雄黄、丹砂的，其熟末须如粉，临服用时纳入汤药中，搅拌使其调和后服用。

凡是用石药及玉，都须使其碎如米粒，然后用棉布裹住纳入酒药或汤药中。

凡是礜石，先用赤泥裹住，放入火中半日，熟后就可使用，但不可过度。如果生用入药，会使病人心肝涣散。

凡是汤药中用整个的药物，都须剖开，如栀子、干枣之类。用细核物，也须打碎，如五味子、山茱萸、决明子、蕤核之类。用细花子物，整个地用，如菊花、地肤子、旋覆花、葵子之类。麦、米、豆类，也可整个地用。

凡是生姜、麦门冬加入汤药时都须切开，反复地捣绞多次取汁，在汤药已

成、去渣后才加入，煮五六沸，而取得处方上要求的汤药升数，不可与药一起煮。另一种方法是切成薄片使用。

凡是吴茱萸、橘皮、椒等，加入汤药时不用碎成小块。

凡是各种果仁、果实都须去掉尖，以及双仁，用热水浸泡使其柔软，拍打去皮，仍然切开。用栀子时去皮，用蒲黄须待汤药已成后再加入。凡是麦门冬，都须微微润湿后抽去心。

凡是石斛、牛膝等加入汤药或酒中时，须拍碎使用；石斛加入丸药、散药中时，先用石槌极力槌打使之破碎，然后入白，不然就捣不熟。加入酒时也应这样做。

凡是厚朴、桂、秦皮、杜仲、木兰之类，都须削去虚软、粗糙的表皮，取里面有味的来称。对葱白、薤白，除尽其青色部分。对茵芋、莽草、石南、泽兰，剔取叶及嫩茎，除去大枝。茯苓、猪苓，须削除黑皮。远志、牡丹、巴戟天、野葛等，都须槌破去心，对紫菀先洗去泥土，暴干后再称。对鬼臼、黄连，都除去根毛。石韦、辛夷，拭擦掉其毛，辛夷另外去心。对蜀椒，除去闭口者及目。用大枣、乌梅，都除去核。用鬼箭，削取羽皮。

凡是麻黄，须去节，先单独熬两三沸，掠去泡沫，然后加水还复到原来的升数，再加入其他药。不经过这样制作而入药的，会使人烦懑。斩成每段一寸，瞿麦、小草斩成每段五分，白前、细辛斩成每段三分，用于膏药中时要细锉。凡是茯苓、芍药，如果用做补药，需要白色的；用作泻药，则只用红色的。

凡是菟丝子，用热水淘去泥沙，漉干，再用温酒浸泡一晚，漉出，暴晒干使其微白，捣碎。如捣不尽，就再用酒浸泡三五天，取出晒得微干，再捣，一会儿就全都捣尽了，非常容易碎。

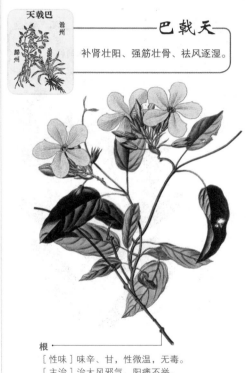

天戟巴　滁州　鄜州

巴戟天

补肾壮阳、强筋壮骨、祛风逐湿。

根

[性味]味辛、甘，性微温，无毒。
[主治]治大风邪气、阳痿不举。

巴戟天

本品主要用于治疗阳痿、小腹冷痛、小便不禁、子宫虚冷、风寒湿痹、腰膝酸痛等病证。

凡是用枳实、甘草、厚朴、藜芦、石南、茵芋、皂荚之类，都须炙烤。枳实须除去瓤，藜芦须除去头，皂荚须除去皮与籽实。

凡是半夏，用热水洗去表皮上的滑腻，一种说法是洗十次破作四片，再称，用来加入汤药中。如果是加入丸、膏、酒、散中，则都用熸灰炮制。

凡是巴豆，须除去皮、心、膜，炒

澤蘭

泽兰

活血化瘀、利水消肿。

地上部分
[性味] 味苦、辛，性微温，无毒。
[主治] 哺乳妇女体内出血、中风后遗症。

泽兰
本品能活血、利水，主要用于治疗女性月经不调、经闭、痛经以及产后瘀血所致的腹痛及水肿。

成紫色。葶苈、桃仁、杏仁、胡麻等各种有脂膏的药，都炒成黄黑色。单独捣成膏状，用指头击之，击到看上去模样紊乱后，才将以前制好的散药稍稍加入臼中，一起研捣使其消散，再全都用轻绢筛尽，又纳入臼中，依法捣几百杵。汤药、膏药中即使有生用的，也要一起捣破。

凡是用椒实，须微炒，使其出汁，则有药势药力。

凡是丸、汤、散药中用乌头、天雄、乌喙、附子、侧子，都须经过熸灰炮制，使其微微裂开，削去黑皮，然后再称。只有在姜附汤及膏酒中才生用，也削去皮再称，沿着直条纹理，破成七八片。

凡是用斑蝥等各种虫，都除去足、翅，微炒。用桑螵蛸，从中剖开，炙。用牡蛎，炒成黄色。用僵蚕、蜂房，都微炒。

凡是汤药中用麝香、羚羊角、犀角、鹿角、牛黄，须研成粉末，临服用时再加入汤药中搅拌，使其调和，然后服用。

凡是大豆、麦芽、曲末、泽兰、黄卷、芜荑，都微炒。干漆须炒到无烟的程度。用乌梅加入丸药、散药的须煎，用熟艾时先炒再擘细，与各种药一起捣细成散，不可筛的，纳入散药中和匀。

凡是用各种毛、羽、齿、牙、蹄、甲和鲛鱼、鲤鱼、龟、鳖等的甲、皮、肉、骨、筋、角，以及鹿茸等，都须炙。蛇蜕皮微炙。

凡是丸、散药剂中用胶，先炙，使其通体沸起，干燥后，才能捣。有不沸起的部位，再炙烤。在断下汤中直接用，不炙。各种汤药中用阿胶，都是待汤药成后，加入汁中，再放到火上经两三沸，使其溶化。

凡是丸药中用蜡，熔化后投入少许蜜，搅拌调匀用来和药。

凡是用蜜，先用火熬，掠去泡沫，使其颜色微黄，那么丸药就能经久不坏。至于掠去泡沫的多少，应随蜜的精细程度而定，直到很浓稠时，制成的丸药才更好。

凡是汤药中用饴糖，都在汤药已成后再加入。各种汤药中用酒的，都宜在临熟时加入。

各种药物有宜于制成汤药的，宜于制成丸药的，宜于用酒浸泡的，宜于制成散药的，宜于熬成膏状的；也有同一种药物适宜制成以上多种形态的，也有不能加入汤药与酒中的，都各随其药性，不能违背。现将不宜加入汤药或酒中的药物列出如下：

以下石类一十七种。

朱砂（熟入汤）；雌黄、云母、阳起石（入酒）；钟乳（入酒）；矾石（入酒）；硫黄（入酒）；银屑、白垩、铜镜鼻、胡粉、铅丹、卤咸（入酒）；孔公孽（入酒）；石灰（入酒）；藜灰、礜石（入酒）。

以下草木之类四十八种。

野葛、鬼白、萆草、狼毒、毒公、蒴藋（入酒）；蘑菌、藜芦、菌茹、贯众（入酒）；巴豆、踯躅（入酒）；皂荚（入酒）；雷丸、狼牙、芜荑、鸢尾、蕳蒌（入酒）；薇衔（入酒）；白及、牡蒙、飞廉、蛇衔、占斯、辛夷、石南（入酒）；女菀、菜耳、紫葳（入酒）；楝实、虎杖（入酒，单独浸渍）；虎掌、蓄根、羊桃（入酒）；麻勃、瓜蒂、陟厘、苦瓠、狼跋子（入酒）；地肤子、蛇床子（入酒）；云实、槐子（入酒）；青葙子、王不留行、蒺藜子、芜蔚子、菟丝子（入酒）。

以下虫兽之类二十九种。

蜂子、狗阴、蜜蜡、雀卵、鸡子、白马茎、雄鹊、伏翼、鼠妇、樗鸡、萤火、蝼蛄、僵蚕、蜈蚣、蜥蜴、斑蝥、虻虫、蜚蠊、蝼蛄、芜菁、亭长、蛇胆、猪魁、蛤蟆、马刀、猬皮、生鼠、生龟（入酒）；蜗牛、各种鸟兽（入酒）；各种虫鱼的膏、骨、髓、胆、血、屎、溺。

古代的秤只有铢和两，而没有分之名，神农氏时的称法则以十黍为一铢，以六铢为一分，以四分为一两，以十六两为一斤。吴时的人以二两为一两，隋时的人以三两为一两，现在则约定按照四分为一两。处方家凡是说等份的，都是指丸、散药，按照病情的轻重所需，并不限定其铢两的多少，在以上三种和五种铢两制的情况下都是分两相等。

凡是丸、散药方说若干分两的，不一定就限定只是这若干分两，而是指这一处方里的各种药的宜多宜少的分两

比例。假如说处方上规定一天服三方寸匕，直到病愈为止，这是指三五两药。所谓"方寸匕"，是指做一个正方一

茺蔚（又名益母草）

活血调经、利水消肿。

全草
[性味]味苦、辛，性微寒，无毒。
[主治]血滞经脉，痛经，水肿，小便不利，疮痈肿毒，皮肤痒疹。

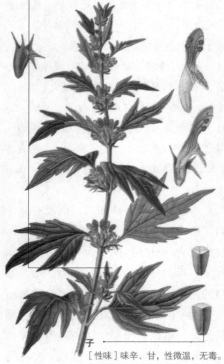

子
[性味]味辛、甘，性微温，无毒。
[主治]明目益精，除水气，久服轻身。

茺蔚
主要用于治疗妇女月经不调、胎漏难产、产后恶露不尽、瘀血腹痛、崩中漏下、尿血等症。

寸的匕来抄取散药，以散药不往下落为准则。凡是散药处方上有说刀圭的，是指十分方寸匕之一，其标准是如梧桐子大。所谓"钱匕"，就是用一个大钱抄满散药。如果说半钱匕，则是用一个大钱的一半来抄取散药，这里说的钱都是用五铢钱。"钱五匕"，指以五铢钱边的五字位置来抄取散药，也以散药不往下落为准则。说"一撮"，指四刀圭。十撮为一勺，两勺为一合。药有虚实之别，其用量的轻重不能以斤、两来衡量，就用"升"来作准则分药，现代人已不用它。药升作为度量衡其规格是方形的，下径六分、上径一寸，深八分，装散药不要按压，放置端正，微微摆动，调平即可。凡是丸药有说如麻子的，即指现在的大麻子，其标准是三个细麻子般大。说如细麻大的，即指胡麻，不必将丸药制成扁扁的形状，只要使它与胡麻的大小略微相等就是了。说如黍粟的，也同这个道理一样，以十六黍为一大豆。说如胡豆的，即指现在的青斑豆，其标准是两个大麻子般大。说如大豆的，其标准是两个赤小豆般大。说如梧桐子的，其标准是两个大豆般大。说如小豆的，即指现在的赤小豆，赤小豆粒有大有小，这里的标准是三个大麻子般大。规则是一方寸匕散药，加上蜜调和，应得十丸如梧桐子大的药丸。十个梧桐子般大就是说如弹丸及如鸡子黄的。

凡是药方上说附子、乌头若干枚

的，去除皮之后，以一枚重半两为标准。说巴豆若干枚的，不论颗粒大小，应当先除去皮和心，再秤，以十六枚重一分为标准。说枳实若干枚的，去瓤后，以二枚重一分为标准。枣有大有小，以三枚重一两为标准。橘皮以三枚重一分为标准。说"干姜一累"的，以半两为标准，《本草》说：以一两为标准。凡是药方上说半夏一升的，洗后，以称其重量得五两为标准。说吴茱萸一升，以五两为标准。说椒一升，以三两为标准。说菟丝子一升，以九两为标准。说蛇床子一升，以三两半为标准。说地肤子一升，以四两为标准。说蕤蓉子一升，以四两为标准。说某某子一升的，因其有虚实的差别，所以用量的轻重都以平升为标准，不能全都以秤来衡量。

凡是酒、汤、膏药，旧方都说"㕮咀"，说其法是称完后捣成如大豆一般，又吹去细末，事实上是不恰当的。有的药物难碎，有的药物易碎，有的细末少，有的细末多，秤两就不再平均。现在全都研细，使它比较起来大约就像"㕮咀"的，这样就可以没有细末而以粒或片来调和。凡是药方上说研成细末的，指按照法则捣和筛。

凡是药方上说甘草一尺的，以重二两为标准。说某某草一束，以重三两为标准。说桂一尺的，削去皮之后，以称其重量得半两为标准。说一把的，以重二两为标准。

凡是药方上说猪油一斤的，有一升二合。说蜜一斤的，有七合。

凡是筛丸药，用双层致密的绢来筛，使其极细，这样，蜜丸就容易熟。石药也用细绢筛，使其像药丸一样。如果筛散、草药，用细绢，置入酒中服用时就不泥。

凡是筛丸、散药完毕后，都再合于臼中，用杵捣几百遍，看它的纹理与颜色已混合一体才为好。

凡是丸药、散药，先将药材研细，暴晒使其燥热，然后捣。全都按照处方上所说的去办，有合捣的，有分别捣的。那些润湿药如干地黄、天门冬之类，都先研细暴晒干，单独捣得特别碎，再取出细细地剖分，再暴晒干。如果遇到阴雨天，可用微火烘烤，烤到干燥后，稍停，冷却后再捣。凡是湿药，干燥后消耗很大，都应当事先增加分量，须以得到细屑后再称为标准；汤药与酒则不需如此。

凡是浸泡药酒，药物用生绢袋盛装都须研细，再加入酒中密封，随寒暑季节来确定浸泡的天数，看到它浓烈时就可漉出，不必等到酒尽。药渣可以暴晒使其干燥后微捣，再浸泡来饮用，也可制成散药来服用。

凡是建中肾沥等各种滋补的汤药的药渣，先暴晒使其干燥，然后将两剂药渣一起加水煮至干，饮用后也能抵一剂新药，贫穷人家应当依照这个方法取用。

凡是熬汤药都用微火，使其稍稍沸腾，其水的多少依照处方上的规定。标准是大约二十两药用一斗水来熬取四升。都绞去渣滓，然后斟酌用量。然而

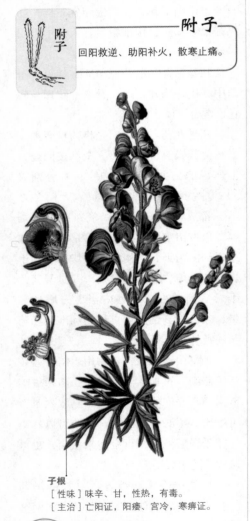

附子

回阳救逆、助阳补火，散寒止痛。

子根

[性味] 味辛、甘，性热，有毒。
[主治] 亡阳证，阳痿、宫冷，寒痹证。

附子

主治亡阳虚脱、肢冷脉微、阳痿、宫冷、心腹冷痛、虚寒吐泻等症。

进补的汤药欲得熟用，就多加水而少取汁，因为其病证需要补益的缘故；通利的汤药欲得生用，就少加水而多取汁，因为其病证需要很快地通利的缘故。须仔细地视察，水不宜过多或过少。汤药熟后，两个人用新布和尺木来绞，澄去渣滓。如果分为二服、三服的，第二、第三服用纸覆盖严密，不要让它泄气。要服用时，用铜器在热水中温暖它，避免铜器中有水气。

凡是膏中有朱砂、雄黄之类的，都先单独捣碎研细如面粉一样，等绞膏完毕后再投入其中，为避免它沉聚在下面不得调匀，需用一个物件急速搅动，直到凝固僵硬。有水银或胡粉的，在凝膏中研，使它消散。

凡是制膏剂，先用苦酒（即醋），全部淹住浸泡，用不着太多的汁，严密覆盖，不要使其泄气。说"日卒时"即二十四小时之意，从今天早上至明天早上，也有只浸泡一晚上的。熬膏时应当掌握火候使其沸腾三次，以泄散其热势，使药味得以出来，沸腾而上时使其周遭都沸腾，然后降下来，取其沸腾后静止一段时间才停止，宁愿让它稍微有点儿生。其中有附子、白芷的，也使以其稍有黄色为准则；有薤白的，以两头微焦黄为征象。猪脂，不要使其沾水，腊月的更好。绞膏时也用新布来绞。若是可以外用的膏，其渣则宜用来敷在病位上。如果是可以服用的膏，也可用酒熬其渣来饮用，完全地用尽其药力。

凡是合制肾气，薯蓣及各种大补（五石、金牙散、大酒煎膏、大麝香丸等），合与熬时须谨慎，都忌讳让妇女、产妇、小孩、丧孝期的人或有旧病的和六根"眼耳鼻舌身意"不全的人以及犬、鸡、六畜等接近或看见。至于麻黄、续命汤等各种小汤药，不在禁忌之列。以前那些农家或街坊人家，从市场上买药回来后，随便从市场上雇佣一个人来捣合，不仅没有遵照各种法例，而且石斛、菟丝子等捣时很费功夫气力的药，被雇来捣药的人全部偷偷地抛弃了。甚至捣药时尘埃秽气进入药中，筛药时用粗布马虎了事，药末随风飘扬，或众鼻来嗅，众口来尝，则药的一切精气都消尽了，与朽坏的木头毫无区别。再加上服药时不能全按照方法，药物服尽之后，反而更加虚损，于是就诽谤医生的处方没有效果。所以说有些难以治愈的病都因自己用心太差，而不是医生的过失，应该深沉地反思。

凡是捣药的方法，先烧香、洒扫，让器具与屋子洁净；捣药时不能杂语喧呼，应当让儿童来捣，务必使药细熟。杵数可捣至千万杵，越多越好。

石斛

养阴清热、益胃生津。

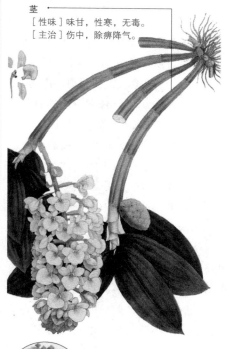

茎

[性味]味甘，性寒，无毒。
[主治]伤中，除痹降气。

石斛

本品主要用于治疗口干烦渴、阴伤津亏、病后虚热、目暗不明、食少干呕等症。

🌸 服饵第五

如果用毒药治病，开始只能用黍粟那么少，病一除去就停止用药；如果没有除去病邪，就加倍用药，仍然没有除去的就十倍用药，以除去病邪为限。病在心腹以下的，先服药而后吃饭；病在胸膈以上部位的，先吃饭而后服药；病在骨髓的，宜在夜间饱食后服药；病在四肢血脉的，宜在早晨空腹服药。

凡是服汤药，因为汤药忌酒的缘故，要保持三天之内忌酒。凡是服治疗风证的汤药，第一服之后要盖上厚厚的被子来发汗。如果出汗后，就须减薄被子，避免过度出汗。服药中间也须以饮食来间隔，不然会使人变得更加虚弱。

凡是服丸药、散药，本来处方就是这样，没有说用酒或水吞服的，可以通用。

凡是服通利的汤药，在凌晨为好。凡是服汤药，稍热后再服，就容易消下不吐。如果太热，就会破人咽喉；如果冰冷，就会吐呕不下，务必要用心留意。汤药必须澄清，如果混浊，服后会使病人心闷不解。服药间隔如步行十里路那么长的时间，也即是等到病人腹中的药已经消散后再服，如果在太短的时间内服药多次，前面的汤药还没有消化，后面的汤药又来冲击，就必定会发生吐逆。

凡是服治痔漏、蜃疮等药的期间，都要注意忌鱼肉、猪肉、鸡肉、油等，直至病愈。

凡是服汤药的方法，大致都分为三服，取三升，然后乘病人饮食之气充盛后再服药。第一服最多，第二服渐少，最后一服最少，因为病人在后来气力渐渐衰微，所以汤药要逐渐减少，像这样服法就很安稳。凡是服汤药，不能太慢也不能太急。又须左右仰俯而卧各一顿饭的时间，

汤药的药势就行遍腹中。凡是服进补的汤药，可服三升半，白天三次夜间一次，中间隔以饮食，那么汤药之气就能灌溉百脉，而易得药力。也可在屋中行走，以上几种情况下，都可走一百步左右，整天不外出最好。

凡是服泻药，以不超过通利效果为限度，千万不要服得过多，如果过多，会特别损害人，使人没有节制地下利。

凡是丸药，都像梧桐子一般大，滋补的丸药第一服从十丸起始，渐渐增加，不超过四十丸，太多对人有损。说一天服三次，是想让药力贯透整天，药气渐渐浸渍，熏蒸五脏，中间不断缺，积久为好。不必为早点服完而猛快地

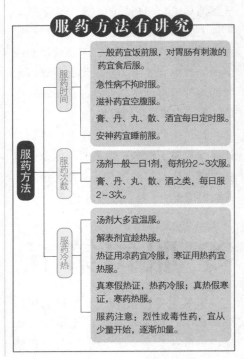

服药方法有讲究

服药方法	服药时间	一般药宜饭前服，对胃肠有刺激的药宜食后服。
		急性病不拘时服。
		滋补药宜空腹服。
		膏、丹、丸、散、酒宜每日定时服。
		安神药宜睡前服。
	服药次数	汤剂一般一日1剂，每剂分2～3次服。
		膏、丹、丸、散、酒之类，每日服2～3次。
	服药冷热	汤剂大多宜温服。
		解表剂宜趁热服。
		热证用凉药宜冷服，寒证用热药宜热服。
		真寒假热证，热药冷服；真热假寒证，寒药热服。
		服药注意：烈性或毒性药，宜从少量开始，逐渐加量。

服，这样只会白白地浪费药材，而没有好处。凡是40岁以下的人，有病不是很需要服补药时，可服泻药，当然确实受损的不在此限。40岁以上则须服补药而不可服泻药。50岁以上，则一年四季都不要缺补药，这样才可以延年益寿。补药的处方全在第二十七卷中。《素问》说："若是虚证就用补法，若是实证就用泻法，既不是虚证也不是实证就通过经脉来调治，这是大概的治法。"凡是有虚损，不管年幼年长，须补就补；凡是脏腑有积聚的，不论年少或年长，

须泻就泻，通过用心衡量后采用不同的治法。

凡是服汤药期间，其食粥、菜、肉都必须完全煮熟。如果生食就难以消化，更会损减药力，而熟食容易消化，与药相宜。还须少吃菜及硬的食物，有利于药生效。也要少吃盐、醋才好，并且不能苦心用力以及房事与喜怒。所以治病所用的药力，只有在饮食管理上将息以得其大半药力，对用药才有好处。所以病人务必要节制、将息、慎重，将节制与慎重做到最佳程度，就可以延年益寿。

凡是服药酒，要使酒气相连不断，如果酒气间断就得不到药力了。药酒的多或少都以有感觉为限度，不要喝到醉与吐，否则会对人有严重损伤。

凡是各种恶疮，为防复发，病愈后都要谨慎地忌一百天的口。

凡是服药期间，都要断绝生冷食物以及滑、酸食物，犬肉、猪肉、鱼肉、鸡肉、面、油、蒜及果实等。其大补丸散，切忌陈臭宿滞的食物，天门冬忌鲤鱼，有空青忌食生血物，白术忌桃李及大蒜、雀肉、胡荽、青鱼鲊等食物，甘草忌菘菜、海藻，牛膝忌牛肉，地黄忌芜荑，细辛忌生菜，菟丝子忌兔肉，牡丹忌胡荽，黄连、桔梗忌猪肉，藜芦忌狸肉，半夏、菖蒲忌饴糖及羊肉，巴豆忌芦笋羹及猪肉，商陆忌犬肉，茯苓忌醋物，恒山、桂心忌生葱、生菜，柏子仁忌湿面，鳖甲忌苋菜。

服用药物时应遵循的规则

药可以用来治病，但要适可而止，对于不同毒性的药物，要在适当的时候及时停药，否则，就会对人体造成伤害。

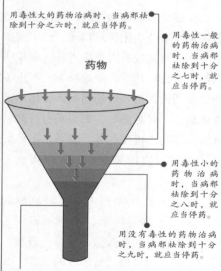

用毒性大的药物治病时，当病邪祛除到十分之六时，就应当停药。

用毒性一般的药物治病时，当病邪祛除到十分之七时，就应当停药。

药物

用毒性小的药物治病时，当病邪祛除到十分之八时，就应当停药。

用没有毒性的药物治病时，当病邪祛除到十分之九时，就应当停药。

剩余的未祛除的病邪通过饮食调养。但要注意不能吃得太过，以免伤了人体的正气。

凡是服药期间，忌愤怒忧劳，并忌见到死尸及接触产妇秽污。

凡是服泻痢的汤药以及各种散、丸、酒药等，到了吃饭的时间想要吃饭的，都可先给病人一口冷醋饭，隔一会儿后再进食才好。

凡是患风证后服汤药的，必得大汗，否则其风证不会消除，所以各种治疗风证的处方中，都有麻黄。以至于像越婢汤中用六两；西州续命汤中，就用八两；大、小续命汤中有的用一两，有的用三两，有的用四两，因此知道不得大汗就不能病愈。所以治风病，若不是在密室中，就不能服汤药，否则只会使病情变得更加严重。

凡是人有忽然遇到风病发作，不能说话，或身心顿恶，应当服大、小续命汤及排风越婢、西州续命等汤药，一天一夜服四五次药，在无风的密室之中安居，不计剂数的多少，也不怕其虚弱，常使病人头、脸、手、足、腹、背汗出不绝才好。服汤药的时间，粥消化后就服汤药，汤药消化后就食粥，也可稍微给一些羊肉做成的肉羹来进补。如果病人的风证比较严重，须连续五天五夜不断地服汤药，接着停汤药两天，用羊肉羹来进补，将息四肢。如果稍有好转，就应该停药，慢慢调养；如果仍不见好转，应当再服汤药来攻击，以病愈为准则。

凡是人在50岁以上身体特别虚弱的，服三石即得再生，千万不要用五石。四季中常在凌晨服一二升，暖饮，终身不断，以及服药时不吃油、蒜、鱼肉、猪肉、鸡肉、鹅肉、鸭肉、马肉、牛肉等，就没病了。

菖蒲

菖蒲

开窍豁痰、理气活血、散风去湿。

根

[性味] 味辛，性温，无毒。

[主治] 洗疥疮、大风疥。

菖蒲

本品主治癫狂、惊痫、痰热惊厥之症，另外对于胸腹胀闷也有疗效。现代医学中，常用其治疗慢性支气管炎。

🌀 虚损第一

女性，不论在怀孕的时候，还是到了产后都应当小心谨慎，因为那些危及生命的病证，常在此时侵入人体。特别是产时，就算没有不适，也不能纵

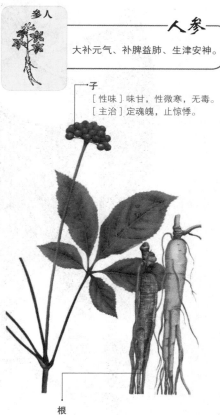

参人

人参

大补元气、补脾益肺、生津安神。

子
[性味] 味甘，性微寒，无毒。
[主治] 定魂魄，止惊悸。

根
[性味] 味甘、微苦，性微温，无毒。
[主治] 补五脏，安精神。

人参
本品能够回阳救逆，是危急时刻的首选药物，另对久病或大病之后的身体恢复有妙效。

心肆意，无所不犯。要知道微如秋毫的冲犯，也会罹患多种难治的病。因为产后遗留的病，往往难以根除。女性生产以后，五脏十分虚弱，一定要适度地进补。如果此刻产妇有病，一定不能用药性猛烈的泻药。因为药性猛烈的泻药，会虚上加虚，致使五脏更加虚弱，还有可能加重病情，所以妇女产后百日，一定要对其关爱有加，避免忧郁恐惧，不要立即行房事。如果在此期间有所疏忽，身体必强直，强直就是颈项、肢体挺直活动不便，这就叫作蓐风，也就是冲犯的证候。假若不小心因为轻微小事而有所冲犯，嬉笑致病，这就会给自己带来不必要的痛苦。就算付以重金，遍求良医，这时所落下的病一般都很难根治。学医的人对于产妇的药方，务必精熟地了解，不能像平常的药方一样对待。产妇千万不要上厕所便溺，以在室内盆中便溺为好。凡是产后满了百日，夫妇才能行房事。否则，产妇将会百病滋生，终身虚弱，难以痊愈！如果产后过早行房，必会造成妇女脐下虚冷、风气。产后七天内，如果恶血未尽，一定不能服汤，只有等到脐下块状消散后，才能进食羊肉汤。痛得厉害的可以另当别论。产后三两天，可进服泽兰丸。到满月的时候，可以停止吃泽兰丸，否则，虚损就不能恢复。身体极度消瘦虚

【卷二】

妇人方

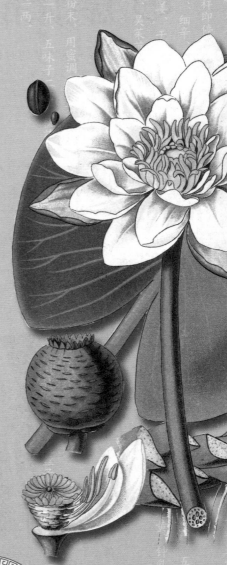

胡微感到恶寒并样即活

【泽兰丸】

防风、人参、细辛、干姜、
柏子仁、干姜、干五味子各十五枚、吴茱萸
十四味药研为粉末、用蜜调

【夏伏苓汤】

茯苓各十铢、半夏三十铢、人参、芍药、橘皮、细辛、芎䓖、泽泻、桔梗、甘草各十二铢、生
如果患恶阻病、积有一月多未治愈、以及服药恶热失候

黄、茯苓各十铢、半夏三十铢、人参、芍药、橘皮、细辛、芎䓖、泽泻、桔梗、甘草各十二铢、生

【黄丸】

用蜜调和成如梧桐子大的药丸、饭后用米汤送服七丸、逐渐增加到十丸、直至显药效为止、五
七味药研为粉末、芎䓖五两、蜀椒二两、干姜一升、茯苓如鸡子大、一枚

生地黄、加
去橘皮细辛、加前胡
去干地黄、加入桂心十二铢、如

黄一两、桂心二两

五味子、白薇各、出丹、蛴
五味子、白石英各二两乳妇半两
白石英各二两乳妇半两、针丸、茯苓

三十铢、青竹茹、橘皮各十八铢、茯苓、生姜各一两、以上五味药分别切细、用六升水煮取二

【雌鸡汤】

雌鸡一只、治如平时吃法、美枣、茯苓二两、芍药、白术各三两、阿胶二两、甘草一两、麦门冬五合、人参三两
鸡一只、去除鸡后下药煎取三升、加入三升调、并将阿胶烊化尽、取三升、放温每
味药分别切细、用一斗二升水煮鸡、取汁六升、去除鸡后下药煎取三升、加入三升调

够伏食、服剂

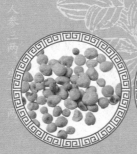
半夏

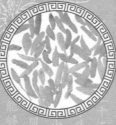
麦门冬

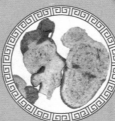
白术

弱的产妇，可服用五石泽兰丸。未满月期间，必须服用泽兰丸来补益，而且须在生产七日以后开始服用。妇女在夏季生产，着凉而患上风冷病，以致腹中积聚，百病缠身，这种情况可用桃仁煎来治疗，产后月满就可服用。妇女要想身体健康，最好每到秋冬季节，就服上一两剂。

◎ 四顺理中丸

人参一两，白术一两，甘草二两，干姜一两。

将以上四味药磨成粉末，加蜜制成像梧桐子一般大小的药丸，每天服食十丸，以后逐步地增加到二十丸。此药丸可以滋养产妇的脏气。

◎ 地黄羊脂煎

调理产妇产后的饮食，可用地黄羊脂煎

羊脂二斤，生姜汁五升，生地黄汁一斗，白蜜五升。

先将生地黄汁煎至五升，接着放入羊脂合煎减去一半，加入姜汁再次煎减一次，与白蜜一道放入铜器中，煎成饴糖状即成。每次取鸡蛋大小一枚，投入热酒中服用，一日三次。

◎ 鲤鱼汤

主治妇女体虚，经常盗汗，或流汗不止

鲤鱼二斤，干姜二两，葱白切一升，桂心二两，豆豉一升。

将五味中的后四味研细，以一斗水煮鱼，取六升鱼汁，去鱼，放进药物，用微火煮取药汁二升，去渣，分两次服用，微汗发出病就自然痊愈。

❀ 虚烦第二

◎ 薤白汤

主治产后胸中烦热逆气

薤白、甘草、人参、半夏、知母各二两，栝楼根三两，石膏四两，麦门冬半升。

将以上八味药研细，加入一斗三升水煮取汁水四升后去渣。白天三次晚上两次，分五次服。如果热得厉害，再加石膏、知母各一两。

◎ 赤小豆散

治疗产后烦闷，虚弱内满，不能饮食

将二十一枚赤小豆烧制成末后用冷水调和，顿服。

治疗产后烦闷，用蒲黄散

蒲黄用东流水调和一方寸匕服用，效果极好。

◎ 芍药汤

治疗产后头痛虚热

白芍药、牡蛎、干地黄各五两，桂心三两。

将以上四味药研细后加水一斗煮取汁水二升半，去渣之后一日内分三次服下。此汤药无毒不伤人，还能治疗腹中拘急疼痛。如果通体发热另加黄芩二两。

☁ 中风第三

凡是产后各种风证，以及身体像角弓反张，用的药物忌药性毒，只适宜单独进食一两味，不能大发汗，尤其忌转用泻药、下痢的药，否则病人必死无疑。

◎ 小柴胡汤

柴胡半斤，生姜二两，大枣十二枚，人参、黄芩、甘草各三两，半夏半升。

将以上七味药研细，加水一斗二升煮取汁水六升去渣。一日三次，每次服一升。

治疗妇人在蓐受风，四肢燥热、烦闷不安，如果头痛则服小柴胡汤；头不痛，只是烦热，服三物黄芩汤。

◎ 大豆紫汤

产后服用效果非常好，能治产后百病、外感风邪、背部强直、口不能言、滋生痱瘲、烦热苦渴、身体发痒、头身沉重、严重的呕逆直视等。这些都是虚风冷湿侵染身体或者劳伤造成的。

大豆五升，清酒一斗。

用铁锅猛火炒熟大豆，待焦烟冒出时用清酒浇豆，去渣取汁。昼夜几次，每次服一升，全部服完。如有其他症状，情况严重的，可配合独活汤消风去血，只需十剂，微汗流出即可痊愈。此

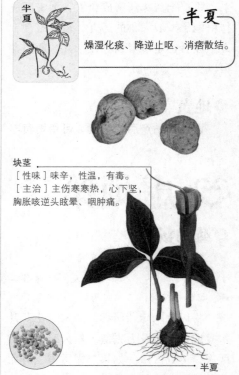

半夏

燥湿化痰、降逆止呕、消痞散结。

块茎
[性味] 味辛，性温，有毒。
[主治] 主伤寒寒热，心下坚，胸胀咳逆头眩晕、咽肿痛。

半夏

由于其辛散温通，多用于治疗咳嗽、痰多，另外半夏还与栝楼、薤白配伍，治疗胸脘痞闷所致的胸痹、结胸之症。

药一则可以去风，二则可消除滞血。如果妊娠伤折，胎死腹中三日，服用此酒即可痊愈。

◎甘草汤

治疗在蓐中风，背部强硬僵直而不能转动，名风痉

甘草、麦门冬、干地黄、麻黄各二两，杏仁五十枚，黄芩、川芎、栝楼根各三两，葛根半斤。

将以上九味药研细后用一斗五升水、五升酒合煮葛根，去渣取汁水八升，放入其余药物后煮取药汁三升，去渣分两次服用。一剂不愈，再服一剂更好。

心腹痛第四

◎蜀椒汤

治疗由于过度寒冷造成的产后心痛

蜀椒二合，甘草、桂心、当归、半夏、人参、茯苓各二两，蜜一升，芍药一两，生姜汁五合。

以上十味药研细，先加九升水煮蜀椒，煮沸后放入除蜜、姜汁外的其余七味药，取药汁二升半去渣，然后倒入姜汁和蜜煎取三升。禁吃冷食，一次服五合，后渐渐加至六合。

◎生牛膝酒

治疗产后腹中苦痛

取五两生牛膝，加酒五升煮取二升，去渣后分两次服。如果用干牛膝根，用酒浸泡一晚再煮。

◎干地黄汤

治疗产后两胁满痛，也兼治百病

干地黄、芍药各三两，生姜五两，蒲黄、当归各二两，甘草一两，桂心六两，

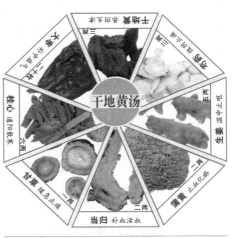

干地黄汤

煎药方法		
将诸药放入锅中，加水一斗煮至二升半药汁，滤渣即可。		
服药时间	**服药次数**	**服药温度**
饭后	一日三次	温
主治功效		
本方具有缓中止痛、祛热滋阴的作用，主治产后胁肋疼痛。		

大枣二十枚。

以上八味药研细，加水一斗煮取二升半药汁，去渣后一日三次分服。

恶露第五

◎ 甘草汤

治疗产乳期余血不尽，手脚逆冷，逆抢心胸，腹胀，唇干，气短力弱

甘草、桂心、芍药、阿胶各三两，大黄四两。

上述五味研细，用一斗东流水煮取三升药汁，去渣后再放入阿胶并烊化，分三次服。首次服下后，脸立即变得红润。一天一夜吃完三升药，即会下一二升恶血，病可痊愈。妇女应像刚刚生产那样调养。

◎ 泽兰汤

治疗产后恶露不尽，小腹急痛，腹痛不除，少气力，疼痛牵引至腰背

泽兰、生地黄、当归各二两，生姜三两，芍药一两，甘草一两半，大枣十枚。

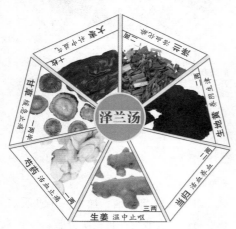

泽兰汤

煎药方法
将七味药研细放入锅中，加九升水煮至三升药汁，滤渣即可。

服药时间	服药次数	服药温度
饭后	一日三次	温

主治功效
本方有活血止痛的作用，对于产后恶露不尽及腹痛颇具疗效。

以上七味研细，加九升水煮取三升药汁，去渣后一天分三次服。也可治愈下坠不堪。

◎ 柴胡汤

治疗产后恶露不尽，时冷时热

柴胡八两，黄芪、当归、芍药各三两，桃仁五十枚，生姜八两，吴茱萸二升。

以上七味研细，加一斗三升水煮取三升药汁，去渣后一天服三次，饭前进服一升。

◎ 干地黄汤

治疗产后恶露不尽，可补益不足，祛除多种疾病

干地黄三两，人参、茯苓、芍药、细辛、防风、甘草各一两，桂心、川芎、黄芪、当归各二两。

以上十一味药研细，加一斗水煮取三升药汁，去渣后白天两次、晚上一次分三次服，饭前服。

下痢第六

◎ 桂蜜汤

治疗产后余寒下痢，一天数十次便赤血脓血，腹中时时疼痛下血

桂心二两，蜜一升，干姜、甘草各二两，附子一两，当归二两，赤石脂十两。

以上七味研细，加六升水煮取三升药汁，去渣后再放入蜂蜜煎一两沸。一天分三次服。

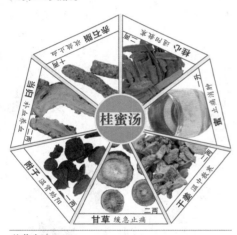

桂蜜汤

煎药方法

将上述药物放入锅中，加水煮至三升药汁，调入蜂蜜即可。

服药时间	服药次数	服药温度
饭后	一日三次	温

主治功效

本方对产后余寒所致的下痢、下血具有收敛止血的作用。

◎ 生地黄汤

治疗产后忽然感受寒热邪，下痢

生地黄五两，淡竹叶二升（一作竹皮），大枣二十枚，黄连、甘草、桂心各一两，赤石脂二两。

以上七味研细，加一斗水煮竹叶，取七升汁水，去渣并放入余药后煮取二升半。一天分三次服。

治疗产后下赤白痢，心腹刺痛方

当归二两，酸石榴皮三两，地榆四两，薤白一两，粳米五合。

以上五味研细，加六升水煮取药汁二升半，去渣后分三次服下。

◎ 胶腊汤

治疗产后三日内，下各种杂色痢

阿胶一两，蜡如薄棋大小，三枚，黄连二两，黄檗一两，当归一两半，陈廪米一升。

以上六味研细，先加八升水煮米至冒出蟹眼般水泡，去掉米后再放入药物，煮取二升药汁，去渣后将阿胶和蜡放进并烊化。一天分四次服完。

治疗产后下赤白不断，脸部身体发肿

大豆一升、微熬，蒲黄一升，吴茱萸半升，小麦一升。

以上四味，加九升水煮取三升药汁，去渣后分三次服下，效果极佳。也可用五升水、一斗酒煎取四升汁水，分四次服下。

治疗产后下赤白，腹中绞痛汤方

阿胶、艾叶、甘草、当归各八两，干地黄、芍药各四两。

以上六味研细，加七升水煮取二升半药汁，去渣后放入阿胶使其熔化，分三次服。

淋渴第七

◎ 鸡肚胫汤

治疗产后小便次数多

鸡肚胫二十具，鸡肠三具、洗净，生姜五两，当归、干地黄、甘草各二两，厚朴、人参各三两，麻黄四两，大枣二十枚。

以上十味研细，加一斗水煮鸡肚胫、鸡肠和大枣，取七升汁水，去渣后再放入余药，煎取三升半药汁，分三次服。

◎ 茅根汤

治疗产后淋

白茅根一斤，地肤子二两，桃胶、甘

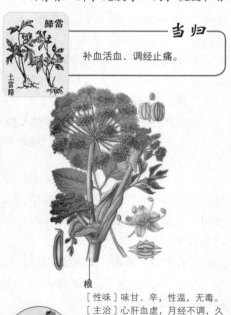

归当

补血活血、调经止痛。

土当归

当归

根

[性味] 味甘、辛，性温，无毒。
[主治] 心肝血虚，月经不调，久咳气喘，血虚肠燥，便秘等。

当归
当归善治妇女产后恶血上冲，对气血逆乱有显著疗效。

草各一两，瞿麦四两，茯苓四两，鲤鱼齿一百枚，人参二两，生姜三两。

以上九味研细，加一斗水煮取二升半药汁，分三次服。

◎ 竹叶汤

治疗产后虚渴，少气力

竹叶三升，小麦五合，大枣十四枚，生姜三两，茯苓、甘草、人参各一两，半夏三两，麦门冬五两。

以上九味研细，先加九升水煮竹叶和小麦，取七升汁水，去渣后再放入余药，煎取二升半药汁，白天三次、晚上一次，一次服五合。

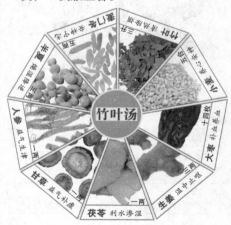

竹叶汤

煎药方法		
竹叶和小麦先煎，煎出七升汁水后再放其他药物，煮至二升半。		
服药时间	**服药次数**	**服药温度**
饭后及晚上	一日四次	温
主治功效		
诸药配伍可有安神养心、补益气血之功效，对产后虚弱有疗效。		

🌀 杂治第八

◎ 竹茹汤

治疗妇女汗血、尿血、吐血、下血

竹茹二升，芍药、人参、当归、甘草、桔梗、川芎、桂心各一两，干地黄四两。

以上九味研细，加一斗水煮取三升药汁，分三次服。

治疗妇女食气、劳气、头重结痛、胃满吐逆、小便赤黄、下大气方

半夏三两，大黄八两，黄芩、乌头、巴豆各半两，桂心、䗪虫、苦参各十八铢，戎盐一两半，人参、硝石各一两。

以上十一味捣成末，用蜂蜜、青牛胆汁拌和，捣三万下后制成梧桐子大小的药丸。晚上空腹用酒送服五丸，安卧片刻即泻下。青如粥汁，膈上中邪气；下黄的，腹中有积聚；青的，疝病；像水的，有留饮；白的，内中风邪；下血如腐肉的，体内受伤；如虫刺的，则有伏虫；赤如血的，产乳杂疾。泻下后人必生渴，则喝粥，饿了吃酥糜，三天后应吃温热食物、肥浓食品，三十天后康复。又名破积乌头丸，主治心腹积聚、气闷胀，内伤瘀血，疝瘕，产乳余疾和各种不足。

治疗妇女服食硫黄丸后，忽然患头痛项冷，冷后又眉骨眼角痒痛，有时生疮，心胸烦热，四体痛痒，喉中干燥方

大黄二两，土瓜根八两，麦门冬、栝楼根、龙胆各三两，杏仁二升。

以上六味制成药末，加蜜制成药丸。一日三次，每次饮服如梧桐子大小十丸，逐渐数量增加。

治疗妇女从小患有风寒、头眩眼疼方

石南（一方用石韦）、天雄、细辛、茵芋各二两，干姜、山茱萸各三两，独活、防风、薯蓣、贯众、藋芜各四两。

以上十一味研细，用三斗酒浸泡五天。一日三次，最初饮二合，以后可稍增加药量。

治疗产后阴户肿痛

捣熟桃仁敷在上面，一日三次，效果很好。

治疗男女阴疮膏药方

米粉一酒杯，牡蛎、附子、芍药、黄芩、白芷各十八铢。

以上六味研细，放入未沾水的一斤猪油中，用微火熬煎，沸过三次后白芷变黄膏即成，去渣再放入白米粉，调和均匀敷在疮上。也治口疮。

治疗阴道疼痛及生疮药方

羊脂一斤，杏仁一升，川芎、当归、白芷各一两。

以上五味制成末后放入羊脂中调和均匀，装进钵内然后在甑子中蒸，三升米蒸熟后药即制成。取出大豆大小的药丸，放锦囊内再塞进阴道中，一天更换一次。

治疗妇女产后阴下脱药方

皂荚半两，大黄、半夏、细辛各十八

铢，蛇床子三十铢。

以上五味药捣制过筛，用薄绢袋装上大小如手指的药末后放入阴道中，一天更换两次，即可很快痊愈。

治疗妇女阴挺方

乌头、蜀椒、白及各半两。

以上三味药制成药末，在锦囊里装一方寸匕放入阴道中约三寸处，腹中觉

黄芩

清热燥湿、泻火解毒、凉血止血。

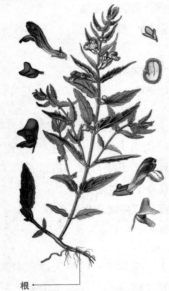

根

[性味] 味苦，性寒，无毒。
[主治] 各种发热、黄疸，泻痢。

黄芩

主治肺热咳嗽、高热烦渴、痈肿疮毒以及妊娠妇女胎动不安。

热即可更换，每天一次。第二天早上再次放入，七天即可痊愈。

治疗男女阴中生疮、湿痒方

蛇床子二两，甘草、黄连、栀子、黄檗各一两。

以上五味药治后过筛，在疮上扑药末，若不湿润，可用猪油调和。一日两次，疮深的可用锦裹药放在疮中。

治疗阴疮药方

芜荑、雄黄、黄芩、甘草、附子、白芷、川芎、矾石、黄连各等分。

以上九味药各取六铢并研细，放入四两猪油合煎后敷疮。

治疗阴道奇痒困乏

玄参、丹参各十八铢，黄芩、大黄、黄芪各一两，芍药半两，吴茱萸三十铢。

以上七味药治后过筛，一日三次取末用酒送服一方寸匕。

治疗妇女被丈夫所伤，四体沉重，嘘吸头痛

香豉一升，芍药五两，葱白一升，生姜四两，生地黄八两，甘草二两。

以上六味研细，加七升水煮取二升半药汁，分三次服。慎房事。不愈再服。

◎ 温经汤

治疗妇女小腹疼痛

薏苡仁半斤，芍药三两，茯苓六两，土瓜根三两。

以上四味研细，用三升酒浸泡一晚，早上加七升水煎取二升药汁，分两次服。

【卷三】

少小婴孺方

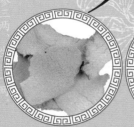

茯苓

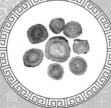

甘草

干姜

序例第一

生民之道，都是由小长大，没有小的，也不可能有大的，所以《诗经》中有厥初生民的故事；《易经》中称：积小可以成大；《左传》中更记载有声子（人名，鲁隐公之母，惠公继室）生隐公。生养少小的大义，即从年少到年长，从细微到显著的圣人之道，也是人之常情的显现。医生想要留心救治，但小孩气势微弱，所以难以显现立竿见影的功效。现在学医的人，多因为婴儿裹在襁褓之中，乳气腥臊，不诚心实意地近距离瞻视，真是令人叹息啊！《小品方》中说："凡人年龄在六岁以上称为小，十六以上称为少，三十以上称为壮，五十以上称为老。"但经书从不记载六岁以下的，无以为据，因此乳下婴儿有病难治。中古时期有名医巫妨（人名，古名医，尧的臣子）著有《小儿颅囟经》，用来判断小儿的疾病、生死，占卜小儿的夭寿。由此书开始才有了专门的小儿药方。晋宋时期，在江左（长江下游的以东）地区，传到苏家，然后药方才在人间开始流传。如今学习的人，颇受益于齐国徐王（即徐之才）著的《小儿方》三卷。然而徐氏位高名重，没有闲暇去留心小孩子，很少有值得采用的药方。现在我博采众长加上自己试用过的颇有成效的药方，成就此篇，百姓居家过日子，都可以采用这些药方，避免小孩子横夭的祸患。

大人的病与小孩子的病的差异在于用药的多少。在此卷中，包括客忤、惊痫、骨缝开解、解颅、囟门应合却不合、不行等八九篇，而下痢等余方及药散在其他各篇中，读者可按需获取。

固定的规律是小孩出生后六十天，长成瞳子，便能笑着与人应和；百天后长成任脉，就能自行翻转身体；一百八十天后长成骶骨，便能独坐；二百一十天后长成掌骨，便能匍匐爬行；三百天后长成膑骨，便能站立；三百六十天后长成膝骨，便能走动了。如果未准时出现，那孩子的身体发育必有未完全的地方。

小孩出生后三十二天，会出现第一个生理变化：情智变化，发其聪明。伴有脉乱、发热、出汗等现象，不属于病证；六十四天第二变，变会伴随着生理变化"蒸"：蒸其血脉，长其百骸。伴有脉乱、发热、出汗等现象，也属正常；九十六日第三变、一百二十八日第四变、一百六十日第五变、一百九十二日第六变、二百二十四日第七变、二百五十六日第八变、二百八十八日第九变、三百二十日第十变，都伴随着蒸；三百二十日后小蒸完了，再六十四日后出现大蒸，再六十四日又再次大蒸，再一百二十八日后则再次大蒸；小孩自出生后三十二天为一变，两变称为一蒸，十变即五小蒸或三大蒸。五百七十六日后，各种器官、脉络完全长成，大、小蒸也都完毕。小孩变蒸，就是改善他的五脏，荣华他的血脉，每一变后，都会立即觉得他情态有变化。变就是上气，蒸就是体热，这是变蒸的证候。变蒸轻的，体热伴有微惊，上嘴唇起鱼眼珠子大小的白泡，耳朵及臀部发冷，出微汗；而重的，身体高热且脉象乱，汗或出或不出，一吃就吐，不欲食，黑睛微白，眼白微赤。又说证候是眼睛赤黑的轻，白的重，变蒸完毕后，眼睛自然明亮。单独的变较轻微，而变兼蒸，则稍剧烈一些。很平和的蒸，五天即消，长的也就十天，热自然消除。为让大家更好地了解，重新说一说：婴儿往往出生后三十二天一变，在第二十九天先期发热时，依法处理，到了第三十六七天，蒸就完毕了。不要在变蒸的时候惊动孩子，同时避免人多。小孩儿变蒸有早晚，很多都不按时。同时还有初变时发热过甚的、超过正常天数而不停止的等，要计算变蒸的时日，当孩子不时发热并有微惊，只要平静地观察，不要施治；若长时间不退热，可少给一点儿紫丸，热退即停药；变蒸中和不变蒸时患上流行的热病，证候都很相似，只是上嘴唇无白泡，耳朵及臀部通热罢了，应先服黑散，用来发汗，汗出后再扑上温粉，热便可消退痊愈；若还不能全消退，就喂紫丸；小孩在变蒸时，如再外感寒邪，便会寒热交争，啼哭不止，腰腹屈曲拘急，熨可治疗（熨法见下篇）。变蒸与伤寒、温壮（病名，气机壅塞，胃失调和，体热而致，发热嗜睡，大便黄臭或白酸，食欲减少等）的证候相似，如非变蒸，身体、耳朵、臀部发热的，是患上其他疾病，可作杂病来治；如审定是变蒸，则不能按杂病医治。

还有一法，小孩出生三十二天就开始变，即身体发热；六十四天第二变，并伴着蒸，症状是端正睡卧；九十六天第三变，定者候丹孔出而泄；一百二十八天第四变，伴着蒸，孩子能够咳笑；一百六十天第五变，心机灵性已生成；一百九十二天第六变，伴有蒸，五脏已长成；二百二十四天第七变，能够匍匐前行；二百五十六天第八变，伴着蒸，开始学习说话；二百八十八天第九变，孩子可以站了。二百八十八天有九变四蒸，在变的日子里，不可妄加施治，避免加重病证；变且伴有蒸的，则是小孩的送迎月份。蒸表现为脉象乱且热、出汗，短的五天消，长的八九天就消。在蒸的日子里，不能妄用艾灸针刺治疗。

◎ 黑散

治疗小孩在非变蒸期间患时下流行热病，或在变蒸期间伴有时下流行温病

大黄六铢，麻黄半两，杏仁半两。

以上三味，先将大黄、麻黄捣成散，再将杏仁研成膏，细细放入散捣至调和，收入密闭容器中。一个月大的小孩用乳汁拌和服下如小豆大一枚，然后抱紧使其出汗，汗出以后扑上温粉，避免见风。根据孩子大小决定药量，如百日大的小孩儿则服枣核量。

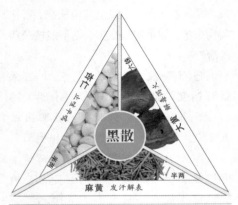

黑散

蜀椒 去汗消痰汁

大黄 下泻泄热

麻黄 发汗解表

半两

煎药方法

将三药调和成膏状，放入密封容器中即可。

服药时间	服药次数	服药温度
酌情而定	一日两次	常温

主治功效

本方能解毒发汗、散寒凉血，可治小儿流行病。

◎ 紫丸

治疗小孩儿变蒸，发热不退，且挟有伤寒温壮，汗出后热不消退，肋腹下有积块，以及腹中有痰癖（乳食内积生痰），脾胃不顺，吃乳则吐，哺乳不进，食病，乳食不节，乳食滞结化痰生热，上扰神明所致，嗳吐酸馊，病发时眼睛上视，四肢抽搐等，先冷后热

赤石脂、代赭各一两，杏仁五十枚，巴豆三十枚。

以上四味，前两味研末，杏仁和巴豆另研成膏，调匀再捣二千杵。如较硬则加少许蜂蜜同捣，然后收入密闭容器。三十天用少许乳汁给孩子服麻子大一丸，一会儿再喂少量乳汁，至日中热即会消退。如果未能全消，第二天早晨再喂服一丸。若小孩已满百日则服用小豆子大小一丸，其余以此为准增减。夏季气温高，每二三十天服一次，可避免发疹，效果也挺好。无所不治的紫丸，能导下而且不会使人虚弱。

◎ 择乳母法

乳母的乳汁都由血气生成，五情善恶，也是如此，所以哺乳婴儿，应当慎于喜怒。适合做乳母的特征有很多，不能求全求备，没有狐臭、癣瘙、潘唇、癫头、瘿瘘、咳嗽、耳聋、疡疮、鼻齆、癫痫等病的妇女，都可以哺育婴儿。有经验的医生看到她身上的灸瘢，就可知她以前疾病的根源。

🌀 初生出腹第二

小儿刚生下来，在发啼声之前，赶紧用棉布缠住手指，拭去他口中和舌上如青泥样的恶血，称为玉衡。若不赶紧拭去，等啼声一发，便会吞入腹中而滋生百病。由于难产少气的原因，如果小儿生下来不作声，可在他身上向后捋捋

脐带，让气吸入腹内并呵他百多次，或用葱白慢慢鞭打他，便立即会有啼声。

另外也可取热水少量灌进去，一会儿便哭出声来。小儿一生下来应立即举起，否则会使他感受寒邪，以致腹中如雷鸣。同时要先洗，然后才能断脐带。反之如果先断脐带后洗身，脐中会进水即水毒，就会腹痛。小儿要及时断脐，因为如果捋汁不尽，会让暖气慢慢衰微而寒气自生，而患脐风。断脐带须让人隔着单衣咬断，不能用刀子割断，同时向它呵七遍暖气后打结，至于所留脐带的长度，应长六七寸，达到小儿足背即可，过短会伤脏，容易感受寒邪，使其腹中不调而经常下痢；过长会伤肌。小儿脐带断后，应赶紧剔除多有虫的连脐一节，否则，虫进入腹中会滋生疾病。生小儿最好不用新帛布来包裹，生男孩用他父亲的旧衣服包裹，反之则用母亲的旧衣服包裹。婴儿穿绵帛衣物，最忌又厚又热，如果衣物过厚，则会伤及婴儿皮肤和血脉，以致患杂疮发黄；他的肌肤还未生长坚实，如果过暖就会使筋骨缓弱。凡是小儿初生，皆应穿上旧棉衣，时常接受阳光照射和微风吹拂，避免肌肤脆弱和中伤。风和日丽的日子，母亲和孩子到阳光下嬉戏，接受风吹日晒，孩子就会血凝气刚、肌肉坚实，同时不容易生病。反之，如果经常将孩子藏在帏帐之中，穿厚重的衣物，不见风日，则会软脆不堪，不能抵抗风寒的侵袭。

裹脐的方法：关闭窗户，放下帐子，燃起炉火让帐中温暖，然后用半寸厚新棉布或帛布等包在四寸见方、柔和、捶治过的白练上，松紧合适地裹住，因为过紧小儿会呕吐。如果裹脐十多日见小儿怒啼，像衣服中有刺，那或许就是脐带干燥刺在腹上了，此时应当解开，换上衣物另行包裹。冬天寒冷时换衣服要注意保暖防风，再用温粉扑身。小儿生后二十天，便可解开白练看一下脐带，如果脐未痊愈，可烧绛帛灰擦拭。如果过一个月不痊愈，并且脐处有液状分泌物，应烧蛤蟆灰扑在上面，一天三四次。如果肚脐中水或中冷，小儿腹中绞痛，啼哭不止，屈曲拘急，面目青黑，或大便很清，应当炙粉絮来熨。如果不及时护治而肚脐发肿的，灵活施治：轻的只有液态分泌物流出，脐处肿得不大，时常啼叫的，用捣成末的胡粉和当归敷，天天炙絮熨脐，到第一百天即可痊愈，或以小儿停止啼呼为痊愈标志；重的用艾灸，可灸八九十壮。

小儿洗浴、断脐并且包裹完毕之后，适宜喂些甘草汤，不能喂朱蜜。打碎如一节中指大小的甘草，加二合水煮取甘草汤一合，用棉布蘸取，让小儿连续吮吸，估计吸进一蚬壳便停下，之后小儿会很快吐出心胸之中的恶汁，可使其心神智慧没有疾病；如还未吐出，可估计他有了饥渴感且气息平静时，再喂与甘草汤；吐出，就不必再喂药。喝完一合甘草汤还不吐的，则证明小儿心胸中没有恶汁，就不要再喂了，而可以喂他朱蜜，安定魂魄，镇定心神。小儿初生三日内便喂给朱蜜，但不宜多，多了会使小儿腹胀，脾胃冷，寒邪雍闭经脉，容易患阴痫（四肢偏冷、不抽搐、不叫、脉沉，多由慢惊之后，痰入心包引起，呼吸急促变为噤痉）小儿病，症状有目呆不省、背项强直、腰身反张、噤口不语、摇头瘛疭等甚至可导致身亡。

喂朱蜜的方法：用一蚬壳的赤蜜，加如大豆大小的飞炼过的朱砂调和，然后用棉布缠筷子头蘸取，让小儿吮吸，不过吸上三次就应停止，一天吃完即可。不要过量，否则会损伤小儿。另外也可喂上三天，朱砂则需三粒豆子左右。喂完朱蜜后，可喂能祛除热邪、补益肝胆的牛黄，量与朱蜜一样多即可，避恶邪、定精神、止惊悸，祛小儿百病。出生三日后小儿应开肠胃，助谷神，可将米研制成如乳酪一样的厚饮，一日喂三次，每次连吞上如豆子大小的三粒即止。小儿喂食过早，肠胃不胜谷气，头脸身体易生疮，而且疮好后易复发，会滋生百病，使小儿瘦弱难养。如果喂给小儿食物是出生三十天后，可使小儿不生病，而且喂食也不宜多，尤其是不要强行喂他，如果小儿不嗜食，强喂不消化，反倒再生疾病。喂奶不进的小儿，腹中都有痰癖，应该节制喂奶的量，同时用四物紫丸来治疗，几天后可自然病愈。如果小儿微寒发热，应当立刻施以泄泻下痢，即能痊愈。给小儿喂奶的方法：首先不要太饱，否则会使其呕吐，补救方法可用空乳房来喂他，一天四次即可；肚脐未愈时喂奶，不要喂得太饱，否则容易中脐风；母亲有热疾不要喂奶，否则会使小儿不能进食、面黄；母亲发怒时不要喂奶，容易使小儿受惊发疝气，甚至气逆癫狂；夏天要挤去热奶，防止小儿呕逆；冬天挤去寒

草甘

甘草

益气补中、清热解毒、祛痰止咳。

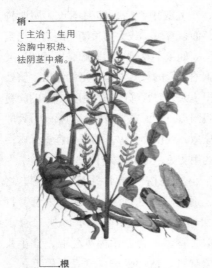

梢

［主治］生用治胸中积热、祛阴茎中痛。

根

［性味］味甘，性平，无毒。
［主治］心气不足，脾气虚弱，痰多咳嗽。

甘草

用于治疗脾胃虚弱、倦怠乏力、咳嗽痰多等症，另外甘草还能缓解药物毒性、烈性。

乳，避免小儿咳嗽下痢；母亲刚行房后不要喂奶，否则会使小儿羸瘦而很久不能行走；不要刚呕吐下痢后喂奶，会使小儿消瘦虚弱；酒醉不要喂奶，会使小儿腹满身热。新生小儿，也可一个月内经常饮用猪乳。喂奶时为避免小儿受哽，乳母应先尽量揉搓，让乳房热气先散去，防止乳汁涌出，而且喂一会儿应夺去乳头，等他气息平定以后再喂，根据小儿饥饱的节度，反复十次五次，也可以固定一天中喂奶的次数，形成规律；晚上给小儿喂奶，如果小儿是卧着，乳母应让乳头与小儿头部齐平，用手臂枕着小儿喂他。如果乳母想睡觉应夺去乳头，防止乳房堵住小儿口鼻。

浴儿法

给小儿洗浴的水，一定要保证冷热调和，否则会使小儿受惊，甚至导致小儿五脏生病。另外无论在冬天还是夏天，小儿都不能久浴，冬天洗浴时间长了容易伤寒，而夏天则会伤热，洗上几次会使背部受冷而发为癫痫。

但是如果不洗，小儿又会毛发脱落。新生儿洗浴，不要用杂水，可取一枚猪胆，将胆汁倒入水中，用此水洗浴后可使小儿终生不患疮疥。小儿生后三天，宜用桃根汤来洗浴，可以驱凶邪，使小儿终身不生疮疥。具体方法如下：取桃根、梅根、李根各二两（枝条也行）研细，加三斗水煮二十沸，去渣后即成。

母亲在妊娠期间嗜吃糯米，或小儿在胞胎中受到的谷气很旺盛，那么小儿初生就容易有鹅口，舌上有如米粒般大小白屑，严重的鼻子外也有。治疗的方法是，用头发缠筷子头蘸取井花水擦拭，三天后便可脱去。如不能除去，可煮取栗蒲米浓汁，在筷子头上缠棉布蘸取擦拭，如果没有栗蒲，可用栗木皮代替。小儿生来有连舌，即舌下有如石榴子般的膜隔在中间且连在舌下，会导致小儿言语不发或言辞不清，可以用手掐断。微有血属正常，但如果出血不止，可敷头发灰止血。六七天后，他的血气收敛成肉，口舌喉颊里也就清净了。如果此时喉里舌上还有异物，像芦竹皮盛水或悬痈胀起的样子，可用棉布缠住长针，只留粟米长短的针锋在外，一下刺破它，让气泄出并挤去汁液以及青黄赤血，等它自然消散即可。一天未能消的，可第二天再刺，最多刺三次，就会自然消尽，即使余下很小未消的也应停止，它会自然消散。另舌下有如此异物的重舌、生在颊里和上腭的重腭以及生在齿龈上的重龈，都应刺破并挤去血汁。

小儿生辄死治之法

当看到小儿口中悬痈及前上腭有血包，应用手指抠出悬痈和血包上部，务必刺破它们让血汁流出，同时千万要谨慎，不要让血进入小儿咽喉，防止恶血入咽有伤小儿。

刚生下来的小儿，骨肉还未收敛，肌肉还仍是血，血经凝固才能坚实，才成为肌肉。口面部拘急挛缩、口中干燥、面目及环鼻口左右全部发黄、啼哭、眼睛紧闭、四肢不能伸缩，这些都是血脉不能收敛的缘故，如果小儿的血脉败坏而不能收敛成肌肉，不容易长大成人。用龙胆汤洗浴，可治疗此类症状。

栗

滋阴补肾、消肿止泻。

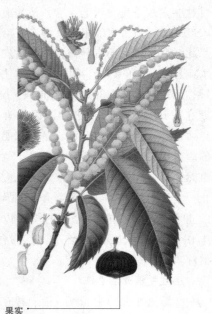

果实

[性味] 味咸，性温，无毒。

[主治] 益气，厚肠胃，补肾气，令人耐饥。

栗

本品主要用于治疗腹泻、赤白痢疾、久泻不止、小儿消化不良、瘰疬瘿瘤等病证。

相儿命长短法

啼声散乱的，不成人。

啼声深的，不成人。

脐中无血的，好。

脐小的，不长寿。

小儿刚生下来叫声连绵相连的，长寿。

声音断绝而后又高扬急促的，短寿。

汗中带血的，多厄短寿。

不流汗的，不成人。

通身软弱像没有骨头的，不长寿。

鲜白长大的，长寿。

眼睛自开的，不成人。

目视不正的，不停转动的，长大不佳。

头部四破的，不成人。

常摇手足的，不成人。

小便凝如脂膏的，不成人。

早坐早走，早生齿早说话的，生性邪恶，不是好人。

头上周围不长发的，不成人。

头发稀少的，耳听不明。

小孩儿在三岁至十岁，他夭寿的大概，看他的气质性情的高下便可知道。小时候聪敏过人的，多会夭折，即使长大也多像颜回一样短命。小儿骨法，成就威仪，回转迟舒，稍稍费力，精神细琢的，长寿。那些回旋敏锐迅速，能预知人意的，像杨修、孔融之辈，也会夭折。所以说夭寿的大概是可以知晓的，晚成是长寿的征兆。就像梅花早开，还未见天气寒冷；甘菊晚开，也会完成一年的花事。

🌀 惊痫第三

少小时候有痫病以及痉病，都是由于脏气不平。如果小儿的五脏没有收敛，五脉不流通，骨节未长成，血气不会聚，发育不完全，刚生下来就会有痫病。反之如果在一个月、四十天以上至一周岁生痫病，则是由于感受风邪，血气不和，乳养失调等。所谓痉病是不常醒来，身体强直，像角弓反张。此处要注意"反张"，只要小儿脊下可容得三指的，大人可容得侧手通过，都不可救了。而所谓痫病，指发病时身体发软，时时醒来。通过脉象的沉浮，即可判断病在里还是在表，在阳还是在阴。施治的时候，尤其要注意脉象的浮沉，还有虚实、迟快、大小、滑涩等症状。发病时先是身冷，既不啼呼也不惊掣，脉象沉的是阴痫，此时病在五脏，内在骨髓，极难救治；而发病时先有身体发热，瘈疭惊叫，脉象浮的是阳痫，此时病在六腑，外在肌肤，容易救治。《神农本草经》中记载：小儿惊痫共有一百二十种，只要证候稍异于常病，都是痫病的证候。刚出生的小儿，因其发育未完全，喂养稍有失宜，就会生病，导致不能按时长大成人。经过变蒸之后小儿如果有病，一般都可放心，但要防止的是突发中风。小儿如果发作痫病，到变蒸日满了还未消除的，适合用龙胆汤洗浴。小儿有三种痫证：惊痫、风痫和食痫。惊痫应按图艾灸；风痫应喂猪心汤；食痫用紫丸取下就愈。然而惊痫、风痫经常都可能有，但食痫十人之中没有一二，往往先发寒而后发热。小儿衣服穿得过暖而出汗，风邪侵入就会得风痫，刚患时，手指屈节像在计数；得惊痫的，刚发时惊恐大叫，继而发作。惊痫发作较轻的，应立刻抚慰小儿，不要让他再受惊吓，或许可以自然痊愈；食痫指先不吃奶，吐后发热，而后发痫的。为避免虚弱，可用四味紫丸驱逐癖饮，早点下泻就能痊愈。病重的人用赤丸治疗，很快就会痊愈。凡是小儿不能用乳喂养，就应喂以紫丸来泻下。初生小儿生气旺盛，稍有恶邪最好立刻取下，这样既可避免损害，病愈后又会有更大好处；反之如取下不及时，则会酿成大病，病一旦生成就难治了。而取下恶邪最好用四味紫薇丸，不但不会损人，而且可以祛除疾病；不能泻下的，用赤丸；赤丸不能，用双倍赤丸。如果已经泻下还有余热未尽的，应当稍喂一点儿按方制作的龙胆汤，并且抹上赤膏。风痫用猪心汤取下；惊痫不能猛烈取下，患惊痫的小儿气心不定，取下会导致内虚，导致虚上加虚，所以只能抹生膏及按图艾灸。严重的惊痫特别难治，因此喂养小儿时，不要让他听到大的声音而受惊，抱持时也应当慢慢安放不要使其受到恐惧。打雷时，塞住小儿的耳朵，并要用缓慢细微的声音干扰雷声。

凡是喂养小儿，微惊都可长血脉，但大惊就应该灸惊脉，出生后百天，灸惊脉就会好，但如果在出生五六十天后灸，惊痫会更加严重。初期痫病的症状：小儿有热不想吃奶，屡屡惊悸，卧不安宁，此时服用紫丸即可痊愈，如不愈再喂即可。小儿睡觉时受小惊，一个月就可喂紫丸一粒下惊，让小儿不得痫病，还能减去过盛之气。立夏的时候小儿有病，不能妄肆艾灸和催吐取下，只用除热汤洗浴再扑上除热散、抹上除热赤膏，然后在小儿脐中也涂上赤膏，喂他新鲜水并让他处在凉爽的地方。所谓癖病，即饮食不节、血气瘀阻、寒痰凝集、血气饮食与寒邪相搏而导致的病。由于小儿衣服很薄，导致腹中乳食不消化，进而大便酸臭，此时需要紫丸来稍稍消食。可先少吃一点儿，让大便保持清稀，但不要大泻，大便变稀减少且不再醋臭时，停药即可。小儿有病，就要取下，但不能妄肆轻下。冬月取下容易，夏季取下则难痊愈，而取下后其腹中肯定会稍稍胀满，这几天喂奶应当节制。喂养小儿，喂量最好保持一个定数，并随着他的长大而稍稍增加。如果腹中不调、食量减少时，就不要喂他食物而需稍喂些药和奶汁，轻的五六天最多十多天都可痊愈，喂食再恢复即可。如果只想吃奶，不肯吃任何食物，那就

是有癖病。病轻时容易痊愈，而且对小儿没有耗损；严重的，需立刻取下，避免寒热或呕吐而发为痫病、下痢，从而难以救治。龙胆汤治疗小儿腹中有伏热，大便发黄发臭；紫丸治疗腹中有宿寒未消除，大便白得像蜡。病轻的可让寒邪内消，少喂一些；病重的小儿稍加药量，稍稍下泻。但无论取下还是内消，为让胃气平和，都要调节几天乳食，防止病情复发而损伤胃气、腹中胀满，因为取下超过两次就伤害身体了。防止痫病，更需关注小儿脉象。小儿有癖病且脉象大，那必定要发为痫病——食痫，但只需取下即可，如不及时，则一旦发作就难以治愈，为避免痫病脉象出现，应经常审察掌中及三指脉象。脉象在掌中还可以早治疗，如果在指上那病势就已加重了。凡小儿腹中有病，就会身体发热发寒，接着会血脉扰动、心不定和容易受惊，而一旦受惊则痫病就会很快发作。

候病法

痫病，是小儿的恶病，如果医治不及时易导致困厄。然而气发于体内，任何病前期都会有征兆，想要捕捉到就应经常观察小儿的精神。

痫病的证候有：

眼睛不明，眼睛上视。

口鼻干燥，大小便不利。

手白肉鱼际脉黑的；鱼际脉呈赤色的，受热。脉象青大的，受寒；脉象青细的，为平脉。

身体发热，目视不明。

吐痢不止，厥痛时起。

爱打呵欠，眼睛上视。

身体发热，小便困难。

弄舌摇头。

耳后完骨上青络旺盛，睡卧不安静。针刺青脉，让血流出。

眼睛瞳子猛然放大，黑于平常。

小儿头发上逆，啼哭面暗，脸色不变。

目闭发青，不时小惊。

身体发热，头常出汗。

鼻口发青，不时小惊。

身体发热，呕吐气喘。

嗳气频发，停止就妄自发怒。

卧时猛然发惊，手足振摇。

睡梦发笑，手足摇动。

身体发热，眼睛不时直视。

咽乳不利。

见到以上各种痫病初发时的症状，就用力掐小儿阳脉中那些应当艾灸的地方，包括脚上绝脉，使小儿突然啼哭，同时配合汤药。痫病严重的证候：眼睛直视、瞳子转动、角弓反张、脊背强直，腹中胀满转而鸣叫，出汗发热，下血，身体发热，口紧闭不能吃奶，手足抽搐、昏睡不醒、容易惊悸等八条。如有这些证候应当立刻艾灸，而不再是喂汤药和掐穴位。

医生碰到刚发病的病人，都会有节度、有步骤地按次序去祛病救人。但如果病人已经有过杂治，而且不仅未抑制病情反而使证候变异，那医生就弄不明

白先前证候的虚实，单纯依照后来的证候施治，病就难痊愈了。当然此时关键在于精心问诊观察，从前面的药方里找寻疾病的踪迹，那就不会有逆。医生按照诊断开了数剂药来治愈病人，但有些着急的病人或家人，往往在一两剂后，如果不见成效，就会说不灵验而另求名医，打乱治疗的顺序。后面的医生就必须探寻前人治疗寒温的次序，例如，如果以前病没有祛除、治疗寒温失度或者没有取下，后面的医生应当调治，才能减轻病情；反之如果前面医生已经取下，后面就需平和治疗。只有顺着以前的次序施治才不会有危害，更能避免严重的后果。

◎ 大黄汤

治少小风痫，屈曲腹痛，积聚，二十五病

大黄、干姜、人参、当归、甘皮、细辛各三铢。

以上六味研细，加一升水煮取四合

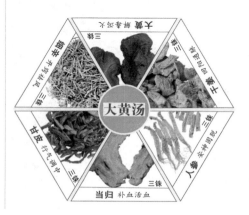

煎药方法

将上述药物放入锅中加一升水，煮至四合药汁即可。

服药时间	服药次数	服药温度
饭后	一日三次	温

主治功效

本方能开窍安神、回阳固脱，适宜治疗小儿风痫。

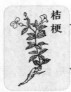

桔梗

宣肺利咽、祛痰排脓。

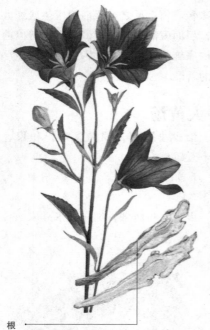

根

[性味] 味苦、辛，性平，有小毒（一说无毒）。
[主治] 本品主要用于治疗咳嗽痰多、咽喉肿痛。

桔梗

本品主要用于治疗咳嗽痰多、咽喉肿痛之症，对于胸满胁痛以及痢疾腹痛也有治疗缓解作用。

药汁，一日三次，每次服如枣子大小。

◎五物甘草生摩膏

治疗新生儿及少小儿中大风，手足惊掣，或因肌肤幼弱，易中风邪，身体壮热

防风、甘草各一两，雷丸二两半，白术二十铢，桔梗二十铢。

以上药研细，将未沾水的一斤猪脂煎成膏，在微火上煎药成稠浊状药膏，去渣后取一枚如弹丸大，炙后再用手抹几百遍，热者转寒，寒者转热。即使无病的小儿，早起常在手足心及囟上抹上膏并来回摩掌，也能避寒风。

灸法

新生小儿没有疾病，最好不要用针灸，因为如果用针灸，定会惊动小儿的五脉，容易生成痫病。关中及河洛地区，土地多寒易生痉病，小儿初生三日，应该先用针灸来预防，刺破舌下去血，同时灸双颊预防口噤（证候：舌下脉急，牙床筋急）。吴地和蜀地，土地多温，无此疾病。古方虽然得以流传，但如果不了解南北地理气候的差异，生搬硬套药方，多会伤害小儿，所以说任其自然就可以了。小儿睡眠中四肢掣动、变蒸还未消除和惊啼，不能掐穴位或用针灸，否则会惊动百脉而生成痫病，只有口噤、阴痫和痉病适合用掐抓或针灸。用针灸治痫病，应当乘虚灸治，先给小儿取下使其内虚，否则如果体中有实而针灸，前后不通又实气逼

迫，严重者可丧人性命。以下是痫病发作时的位置、时间和针灸位置的对应关系：痫病在夜半时发作的，病在足少阴；在夜深人静时发作的，病在足阳明经；在黄昏发作的，病在足太阴；在日中发作的，病在足太阳；在晨朝发作的，病在足厥阴；在早旦发作的，病在足厥阴；在早晨发作的，病在少阳。

◎ 龙胆汤

治婴儿初生，四肢惊掣，寒热温壮，血脉盛实，大呕吐及发热。如果已能进食，害食实不消，受客人鬼气中伤，壮热及变蒸不消和各种惊痫。小儿龙胆汤是婴儿的药方，十岁以下皆可服用；年龄稍大的，可参照以下标准：确

定是有魃气和中客忤的，可加入与龙胆一样多少的当归、人参；一百天小儿加三铢，两百天加六铢，一岁加半两，其余的药以此为准。

龙胆、黄芩、茯苓（一方作茯神）、桔梗、钩藤皮、芍药、柴胡、甘草各六铢，大黄一两，蜣螂二枚。

以上十味药研细，加一升水煮取

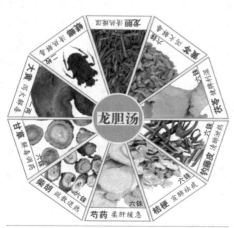

煎药方法

将上述药物研成细末，加一升水煮至五合药汁即可。

服药时间	服药次数	服药温度
饭后	酌情而定	温

主治功效

本方能清热解毒、利水退热，主治婴儿热证。

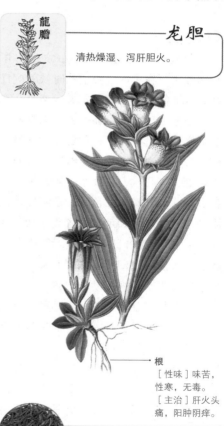

龍膽

龙胆

清热燥湿、泻肝胆火。

根

[性味] 味苦，性寒，无毒。

[主治] 肝火头痛，阳肿阴痒。

龙胆

本品主治湿热黄疸、小便淋痛、湿热带下之症，另外对于肝胆实火所致的头胀头痛、目赤肿痛、耳聋耳肿、胁痛口苦、热病惊风抽搐也有缓解的作用。

五合药汁。药有虚有实，虚药宜饮足合数的药水。初生一天到七天的小儿，分三次服用一合；初生八天到十五天的小儿，分三次服用一合半；初生十六天到二十天的，分三次服用二合；初生二十天至三十天的，分三次服用三合；初生三十天至四十天的，分三次服用五合；得下就立刻停药。

◎灸法

痫病分六畜之痫和五脏之痫，可在四肢也可在腹内，灸治的时候就应仔细分辨证候，找到病的位置，略灸几次就会痊愈，反之则可能有害。五脏痫病的证候如下。心痫病：面色赤，气息短微，心下有热，巨阙穴（心下第二肋端下陷处）灸几次，再灸手少阴及手心主各三壮。肝痫病：面色青，手脚摇动，眼睛反视，厥阴和足少阳各灸三壮。肺痫病：面目发白且口吐沫，灸肺俞三壮、手太阴及手阳明各二壮。肾痫病：面色黑，眼睛直视不动像尸体，灸心下二寸二分处三壮，再灸肘中动脉、足太阳及少阴各二壮。脾痫病：面黄腹大且易下痢，灸胃管（中脘穴）三壮，再灸胃管两旁、足太阴和足阳明各二壮。肠痫病：不动摇，按岁数灸两承山、足心、两手劳宫穴、两耳后完骨，还是有几岁灸几壮，最后再灸五十壮脐中。膈痫病：四肢不举且目翻，按岁数灸风府和顶、上人中、唇下的承浆，即有几岁灸几壮。

六畜痫病的证候如下。猪痫病：爱吐沫，灸七壮完骨两边各一寸处。犬痫病：手拘急痉挛，灸两手心、肋户和足太阳各一壮。马痫病：角弓反张，张口摇头，作马鸣，灸脐中、颈部风府二壮，病在腹中时，烧马蹄并研末，服后效果好。牛痫病：腹胀，眼正直视，灸大椎、鸡尾骨各二壮，烧牛蹄并研末，服后效果好。羊痫病：易吐舌扬目，灸三壮大推。鸡痫病：爱惊掣自己摇动，摇头反张，足诸阳各灸三壮。

女孩突发痫病灸乳下二分；男孩则灸两乳头。小儿突患痫病，腹中雷鸣，身体僵直像死尸，灸脐中、太仓及上下两边各一寸处共六处；再灸背部（正对腹部的位置）：把绳子绕在脖子上向下量到脐中，再把绳子转到背部并顺着脊柱往下，绳子尽头即是灸处，灸两旁各一寸处五壮。小儿面色白，啼哭时颜色不变，灸足太阴、足阳明；眸子转动，眼睛上翻，灸顶门。关键是找对位置，取位方法是：以两嘴角和鼻的两边为准，分别横向测量口和鼻下宽度，然后将各折取一半的两长度相加，从发际向上量出相同的长度，就是应灸的位置，即随手而动的囟门上未合的骨中。再灸与鼻尖正对的额上入发际二分左右的地方；然后灸它的两旁，即正对瞳子而入发际二分左右处；接下来灸顶上旋毛中部和客主人穴（眉后动脉处）；再灸开口时骨缝张开并下陷的两耳门；再灸耳朵卷起时最顶端处的两耳，另一方法是取耳上横三指处，小儿自己用手指取位；灸两耳后完骨上的青脉或直接用针刺出血；再灸颈后高骨的玉枕穴；再灸耳后两大筋外发际内陷的两风池穴；再灸在颈后发际中央风府穴；再灸头顶旋毛两边的起骨的头两角。以上十九处头部位置，初生十天的小儿可灸三壮，三十天可灸五壮，五十天可灸七壮。

病轻的只灸风池、顶门和玉枕三穴，重的需通灸一遍。要想火势达到病灶处，就要把艾制熟并炷弄平正后才接触皮肉。否则白白地灸许多炷后，也不会有效果。

如果腹满气短转致发鸣，灸肺募（用悬线来定位，在两乳上第二肋间下陷与瞳子正对处）、脐中、膻中、薛息（两乳下方，第一肋骨间下陷处）、胸膛、胃管、巨阙穴（大人的离鸠尾下行一寸，小儿从脐中到鸠尾六等份处，即鸠尾下一寸处）及其两旁、金门（在从肛门前到阴囊下的中分处也就是阴囊后肛门前的正中央处）。以上的腹部十二处，巨阙、胸膛以及胃管，小儿十天可灸三壮，一个月以上的可灸五壮，阴下缝中的可灸三壮或有几岁灸几壮。

角弓反张、脊背强直，灸大椎、各脏俞和督脊正中。督脊：取大椎到骶骨长度的一半，再从大椎开始向下测，尺子尽头即是。以上的背部十二处，小儿十天可灸三壮，一个月以上的可灸五壮。

手足瘛疭受惊的，灸尺泽，再依次灸阳明、少商、劳宫、手心主、合谷、三间和少阳。这是手部十六处，关键部位是阳明、尺泽、合谷、心主、少商、少阳，壮数和前面相同。接着灸伏兔，再依次灸足三里、腓肠、鹿溪、足阳明、少阳和然谷。这是可以灸的足部十四处重要穴位，壮数也和前面相同。小儿惊痫的应灸手足阳明，即人的四指或四趾；风病剧烈发作、手足瘛疭的，则需要灸遍手足十指（趾）尖，再灸本节（指或趾与掌交接处的骨节）后面的部位。

客忤第四

少儿小孩患上客忤（又称中人）病，是因为受外人的气息忤逆。家人或别房异户从外面回来，衣服有牛马气息或侵染鬼神粗尸暴气，皆可导致客忤，而孩子表现出乳气未定、喘息不定。一定要注意，乳母不要在房劳喘息或者喝醉之后给小儿喂奶，否则可能生杀小儿。乘马或身上附有马汗气味，而没有换衣和盥洗就走向小儿的，可能会让他中马客忤；这时小儿如果突然闻到马的气味、听到马的鸣叫声或看到有马来，也都可使他中马客忤，特别是一岁小儿，一定要细心呵护。小儿穿的布帛绵衣和鞋中都不能有头发。青衣白带或白衣青带也会让小儿中忤。若从外面来的陌生人或事物进入室内，应立即抱走小儿，不要让他看见，防止惊动小儿而患病；若避不开就烧牛屎，使屋前常有烟气萦绕，即会好转。

凡是中了客忤的小儿，以后经常有这种病，然而秋初所有的小儿都患病，难道他们都中客邪了？小儿秋夏多病而春冬少病，是因为秋初夏末时早晚经常有暴冷，而小儿血脉嫩弱、阳气在外，容易受伤害而损折阳气，进而阳气阻结发壮热、胃受冷而下痢，所以夏末秋初，小儿的壮热下痢，未必都是受了鬼邪或客邪。治疗方法是在夏末秋初经常注意天气的冷暖，如果有暴寒、暴冷的，小儿多患下痢及壮热，应先行杀毒而后取下，一定不能先行取下。《玄中记》中道：天下有一种雌鸟，喜欢在阴雨的夜晚边飞边叫，回旋进村且唤得来，它的名字叫姑获（又名天帝女、夜行游女、钓星鬼、隐飞鸟）。姑获是阴气毒化而生成，全是雌性且不生产，喜欢将羽毛抖落到人家院落中。如果毛落到小儿衣服上，就会使小儿发痫病，而且一旦发作必死无疑，死后化作姑获的后代。所以小儿从出生到十岁间，被子衣服都不能露在外面，尤其是七八两月。

客忤的证候与痫病相似，都上吐下泻黄、青、白色物，大便不实，水谷杂下，腹中拘急屈痛，面色改变，只是脉象弦急，眼睛不上翻。应该喂龙胆汤取下，还要加入和龙胆等份的当归、人参。

中了客忤的小儿，应立即察看他口中悬雍的左右，当有核如麻豆大小的青黑、白、赤或青色肿脉，就应掐破它或用针迅速将其刺破除去，用棉缠的钗头擦净污血。小儿中客忤发病应及时救治，时间稍长就难以治疗。治疗的药方：用数合香豉，加水拌湿并捣熟，做成鸡蛋大小的丸子，在小儿手足心以及顶门滚摩五六遍后，再摩小儿肚脐和心，上下辗转滚摩约一顿饭工夫，破开丸子查看，此时里面应当有细毛，立刻甩到路中，疼痛便止。

灸手心主、大都、隐白、间使、三阴交各三壮，治小儿中马客忤而呕吐不止。

◎川芎散

治疗小儿夜啼，天明才安寐

川芎、防己、白术各半两。

以上三味药治后过筛取末，加乳

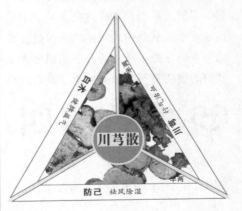

煎药方法		
将三味药调和成膏状，放入密封容器中即可。		
服药时间	服药次数	服药温度
酌情而定	一日两次	常温
主治功效		
本方能健脾利湿，和血安神，可治小儿夜啼。		

汁调和喂予小儿，斟酌服用。母亲的手可掩在小儿脐中，并抚摸头和脊，有灵验。二十天的小儿如果不能服散，要用乳汁调好，喂予如麻子一丸；稍大能服药的，则斟酌服用。

◎ 一物猪蹄散

治疗小儿赤气中人以及寒热

把猪后脚悬蹄烧成粉末，捣后并过筛，用乳汁送服一撮即可见效。

◎ 一物前胡丸

治疗少小儿夜啼

取前胡不拘多少，捣末后加蜜制成如大豆一般的药丸。一天三次，每次服一丸，以后可稍加到五六丸，以治愈为度。

◎ 龙角丸

治疗小儿五惊夜啼

龙角三铢，牛黄（如小豆）五枚，牡蛎九铢（一作牡丹），蚱蝉二枚，黄芩半两，川大黄九铢。

以上六味药研末，制成如麻子的蜜丸。褓中婴儿服用二丸，同时根据孩子大小，酌情增减（崔氏名五惊丸）。

🌀 伤寒第五

小儿未经历过霜雪，就不会生伤寒病。但是若不按自然运行的节气规律，人也会受伤害。病疫流行的时节，小儿一生下来就患有斑的，和大人一样按照流行疾病的节度治疗，不过用药量稍有不同，药性稍冷而已。

◎ 麻黄汤

治疗少小儿伤寒，发热咳嗽，头面发热

麻黄、黄芩、生姜各一两，杏仁十枚，石膏、甘草、芍药各半两，桂心半两。

以上八味研细，加四升水煮取一升半药汁，分两次服用，孩子太小的话可酌情减少。

治疗小儿伤寒方

淡竹沥、葛根汁各六合。

将以上二味药混合，百天小儿斟酌服用，二三岁分三次服，煮后服效果佳，不宜生服。

治疗小儿时气方（时气即季节性、流行性、传染性兼有的病邪）

取三两桃叶捣烂，加五升水煮十沸后取汁，每天遍淋五六次。

◎ 二物茯苓粉散

治疗少小儿头汗

茯苓、牡蛎各四两。

以上二味治择捣筛，取八两粉合捣成药散。有热就上药粉，汗便自然停止。

麦门冬

养阴润肺、清心除烦、益胃生津。

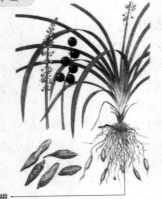

根

[性味] 味甘、微苦，性微寒，无毒。
[主治] 心腹结气，肺阴不足，热伤胃阴。

麦门冬

本品主要用于治疗咳嗽痰多、咽喉肿痛之症，对于胸满胁痛以及痢疾腹痛也有治疗缓解作用。

◎ 大黄汤

治疗小儿肉中长期有宿热，瘦瘠，热消热发没有定时

大黄、芒硝、甘草各半两，石膏一两，桂心八铢，大枣五枚。

以上六味研细，加三升水煮取一升药汁，每次二合。

◎ 麦门冬汤

治疗小儿未满百日而伤寒，身体发热，鼻中流血，呕逆

麦门冬十八铢，桂心八铢，甘草、石膏、寒水石各半两。

以上五味研细，加二升半水煮取一升药汁，一天三次，分服一合。

🙾 咳嗽第六

二百天左右的小孩子，身上和头长小疮，稍稍治愈但不久却再次复发。一百五十天时突然有点咳嗽，用温和的药物治疗，导致痫病。背脊屈曲拘急，四肢挛缩，直翻白眼，一天发作二十多次，甚至没有了呼吸，许久又会醒过来。连续几天用治痫病的药，让他尽快呕吐取下，再慢慢单饮竹沥汁，二十四小时共服一升左右。这样，病情开始缓

解，发病间隔也会延长，再服竹沥汤使他吐下，进一步延长发病间隔。等他不吐时，让他慢饮一些竹沥汁。

◎ 桂枝汤

治疗少小儿十天至五十天，突然昼夜不停地顿咳，呕逆，吐乳汁

桂枝半两，紫菀十八铢，麦门冬一两十八铢，甘草二两半。

以上四味研细，用水二升煮取半升药汁，一夜四五次，用棉布沾药汁滴入小孩的口中，同时节制喂奶。

◎ 麻黄汤

治疗恶风侵犯了小儿肺，喘气时肩部起伏，呼吸不安宁

麻黄四两，生姜、半夏各二两，桂心五寸，甘草一两，五味子半升。

以上六味研细，用水五升煮取二升药汁，百日内的孩子每次服一合，其余根据孩子的大小斟酌用量，就会痊愈。

◎ 八味生姜煎

治疗小儿轻微咳嗽

生姜七两，干姜四两，紫菀、款冬花各三两，甘草三两，杏仁一升，桂心二两，蜜一升。

以上八味研末，微火煎成饴脯状，

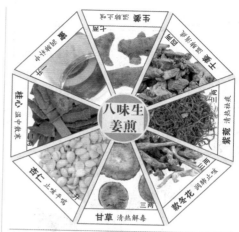

八味生姜煎

煎药方法

将除蜜以外的诸药研末，放入锅中煎熬成饴膏状即可。

服药时间	服药次数	服药温度
饭前或饭后	一日四五次	温

主治功效

本方诸药有温肺、止咳、祛痰、清热的功效，可用于治疗小儿咳嗽痰多之症。

百日内的小儿每天四五次，每次含化如枣核大一枚。

癖结胀满第七

◎ 地黄丸

治疗小儿面黄肌瘦，胃气不调，不爱吃饭

干地黄、大黄各一两六铢，杏仁、当归、柴胡各半两，茯苓十八铢。

以上六味研末，加蜜调成如麻子大的丸。每日三次，每次五丸。

治疗小儿肚子大且硬，便秘方

猪脂和韭根汁一起煎后慢服。

◎ 藿香汤

治疗毒气使孩子腹胀，下痢，呕吐，逆害喂奶

藿香一两，甘草、青竹茹各半两，生姜三两。

以上四味研细，用水二升煮取八合药汁，每日三次，每次一合。发热的话，加半两升麻。

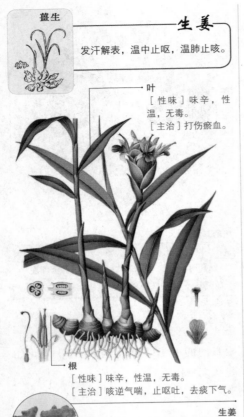

姜生

生姜

发汗解表，温中止呕，温肺止咳。

叶
[性味]味辛，性温，无毒。
[主治]打伤瘀血。

根
[性味]味辛，性温，无毒。
[主治]咳逆气喘，止呕吐，去痰下气。

生姜
适用于外感风寒所致的感冒、痰饮、咳嗽、胃寒呕吐等。

治疗十五岁以下孩子饮食减少，热结多痰，自下方

柴胡、大黄、黄芩各三两，生姜十八铢，杏仁二两，枳实一两十八铢，竹叶（切）一升半，知母、升麻、栀子、芍药各二两半。

以上十一味研细，用水六升半煮取二升药汁，十到十五岁的孩子分三次服用。

◎桂心橘皮汤

治疗小儿气逆，五六天不吃东西

桂心半两，橘皮三两，人参半两，黍米五合，成䕩蒌五两。

以上五味研细，用水七升煎取二升药汁，再下米、蒌，米熟即成，慢服。

治疗小儿瘦削、羸弱，不妨喂奶，适合常服的处方

五两甘草研末，加蜜和丸。一岁小儿每天三次，每次服豆大的十丸，服完了继续做。

✿ 痈疽瘰疬第八

治疗小儿半身甚至全身发红自下方
甘草、牛膝各等份。

以上二味共五升研细，用水八升煮三沸，去渣后与伏龙肝末一起敷患处。

治疗小儿身体红肿自下方

将米粉熬黑后加唾沫调和敷在患处。

治疗小儿被烧后全身长如麻豆大的疮，时痛时痒，有的还流脓

黄芩、芍药、白蔹、黄连、黄檗、甘草、苦参各半两。

以上七味药研末，加蜜调匀后，白天两次夜间一次抹患处，也可调汤清洗患处。

◎五香连翘汤

治疗小儿风热毒肿且肿得发白，或者间有恶核瘰疬，附在骨上的痈疽，关节不能举动，全身发白丹，白疹奇痒难忍

薰陆香、鸡舌香、青木香、沉香、黄芩、麻黄各六铢，麝香三铢，竹沥三合，大黄二两，海藻、射干、连翘、枳实、升麻各半两。另一方无麻黄。

以上十四味研细，用水四升煮剩一半，再加竹沥煮取一升二合。百日至二百日的小儿每次三合；二百日至一岁的每次五合。

治疗小儿肚皮突然青黑

用胡粉与酒调和敷在患处，须尽快治疗，否则会死。此外，鸠尾骨下一寸和脐左右上下各半寸这五处，各灸三壮。

治疗小儿热毒过盛，气血内搏，外现于皮肤的溺灶丹，一开始从两股至脐间，随后使阴茎头都红肿

切桑根皮一斗，加二斗水煮取一斗来清洗患处。

治疗小儿丹毒

捣慎火草取汁涂患处，疗效佳。

治疗小儿赤游丹毒，如果全身都长，至心腹部时就可能死亡

把伏龙肝研末，用鸡蛋清调和敷在患处，保持干燥。此外，把白豆研末，加水调和后敷患处，保持湿润。

治疗小儿熛疮（也叫烂疮），初起像火疮流汁水

捣熟桃仁，加面脂调匀敷疮，兼治全身红肿。

治疗小儿全身生疮方

黄芩、芍药、黄连各三两，蛇床子一升，大黄二两，黄檗五两，苦参八两，菝葜一斤。

以上八味研细，用水二斗煮取一斗药汁后给小儿洗澡。

◎苦参汤

治疗小儿全身长疮不愈

苦参八两，竹叶二升，王不留行、艾叶、独活、地榆、黄连各三两。

以上七味研细，用水三斗煮取一斗药汁后洗疮，洗完后再抹黄连散。

治疗小儿不长头发

把鲫鱼烧灰，加酱汁调匀后抹患处。

治疗小儿黄水疮

烧艾灰抹在疮上。

治疗小儿疥疮

把胡粉和臭酥调匀后抹患处。

治疗小儿湿癣

捣枸杞根成末，加腊月猪膏调和后涂抹患处。

治疗小儿生瘑疮

把桑根、乌羊角烧灰，一起调匀后抹患处。

治疗小儿随月死生的月蚀疮

将胡粉和醋调匀后抹疮，五天便能痊愈。

治疗小儿头面长疮疥

将五升麻子研末，加水调匀再绞取，

最后加蜜调匀涂在疮上。想良加白狗的胆汁敷疮。

治小儿手足、身体肿

五十枚去皮和心的巴豆，用水三升煮取一升，用棉布蘸取擦洗患处，也可以治瘰疬。

治疗小儿头长疮

黄连二两，胡粉一两。

以上二味研末，把疮洗干净除痂，擦干后抹上药末，即可。复发则如前法抹用。

◎泽兰汤

治疗长入肚中就会致人死亡的丹及瘾疹

泽兰、藁本、附子、莽草、茵芋、川芎、细辛各十二铢。

以上七味药研细，用水三升煮取一升半药汁后分四次服。服用后再用其余疗疮法。

🌸 小儿杂病第九

治疗小儿鼻塞、流浊涕

附子、蜀椒、细辛各六铢，杏仁半两。

以上四味研细，用醋五合浸一夜，第二天用猪脂五合煎至附子变黄，膏成后去渣冷却，每天两次，抹在棉花上塞入鼻中，并按摩鼻外。

治疗小儿呕吐

牛乳、生姜汁各五合。

以上二味煎取药汁五合，分两次服。

治疗小儿脐红肿

猪颊车髓十八铢，杏仁半两。

先把杏仁研成脂状，调和髓后抹在脐中肿处。

治疗小儿重舌

研赤小豆为末，加醋抹在舌上。也可灸行间，即足大趾歧中穴，病人几岁就灸几壮。

治疗小儿脐中生疮

把桑汁抹在母乳上，给孩子喂奶。

治疗小儿脐风引起恶疮，多年不愈

将干蛴螬虫研末放在脐处，三四次即愈。

治疗小儿脐不合

烧蜂房灰研末后抹在脐上。

治疗小儿口中流涎

在孩子口中抹桑白汁。

治疗小儿不能饮乳，生鹅口疮

用黍米汁抹患处。

治疗小儿口中生疮，心中发热，鹅口疮、重舌

柘根研磨成五升，也可用无根弓材，用水五升煮取二升药汁，去渣后再煎取五合，细敷几次即好。

治疗小儿忽然壮热、不能吃奶，得喉颈毒肿

射干、升麻、大黄各一两。

以上三味研细，用水一升五合煮取药汁八合，一岁的孩子分五次服用，大孩子可斟酌加量，另将药渣敷在患处，凉即更换。

◎升麻汤

治疗小儿喉咙痛和大人咽喉不利，如果毒气过盛，则难以下咽

升麻、射干、生姜各二两，橘皮一两。

以上四味研细，用水六升煮取药汁二升，去渣后分三次服。

治疗小儿舌生疮

在母亲的乳头抹桑白汁，给孩子喂奶。

治疗舌肿强满

满口含糖醋即可治愈。

治疗小儿不能吮乳，口中生疮

黄连十二铢，大青十八铢。

以上二味研细，用水三升煮取药汁一升二合，白天两次夜间一次，每次一合。

治疗小儿喉痹

杏仁、桂心各半两。

以上二味研末，用棉布裹如枣子大，然后含化即可。

治疗小儿脑门下陷

灸鸠尾、足太阴和脐上下各半寸各一壮。

治疗小儿睾丸肿大

取六茎鸡翅烧灰服下。

治疗小儿阴肿

捣熟芜菁敷患处即可。

連黃

黄连

清热燥湿、泻火安神。

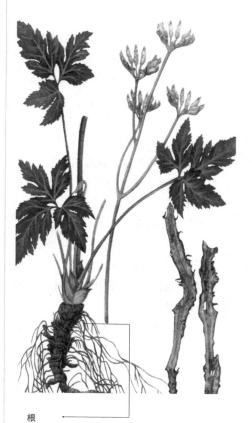

根

[性味] 味苦，性寒，无毒。

[主治] 热盛火炽，治目眦伤流泪，能明目。

黄连

本品主要用于治疗痞满、呕吐吞酸、黄疸、高热神昏，以及心火亢盛所致的心烦不寐、目赤、牙痛、消渴之证。

治疗小儿气瘕

芍药、土瓜根、当归各一两。

以上三味研细，用水二升煎取药汁一升，每天两次，每次五合。

治疗气瘕

灸足厥阴大敦穴一壮，患病在右灸左，患病在左则灸右。

治疗小儿脱肛

灸三壮顶上旋毛中，后肠即会缩入。

治疗小儿疳疮

将胡粉、猪脂敷五六次患处。

治疗小儿有蛔虫，赢瘦

二两藿芦，用水一升米二合，米熟后去渣服下。

治疗小儿湿疮

每天两次，浓煎地榆汁洗患处。

除热结肠丸治小儿发热，泄下物如鱼脑杂血或呈赤、黄汁沫，肛门疮腐烂，坐蜃生虫

阿胶、鬼臼、黄连、橘皮、苦参、槲皮、独活、芍药各半两。

以上八味研末，加蓝汁和蜜调如小豆的丸，每日三至十丸。春天用蜜调和，冬天没有蓝汁，可用一合蓝子。

小儿疳湿疮

灸七壮第十五椎侠骨两旁，如未愈则再灸七壮。

治疗小儿长期下痢而脓痢，患湿蜃

五升艾叶，用水一斗煮取药汁一升半，分三次服。

治疗小儿淋沥

二升水，一升车前子，煮取药汁一升后分次服。

治疗小儿小便不通

小麦、车前草（切）各一升。

以上二味，用水二升煮取药汁一升二合，去渣，每天三四次煮粥喝。

治疗寸白虫

桃叶捣烂，然后服下绞取的汁水。

治疗小儿尿血

按年龄大小，灸第七椎两旁各五寸相应壮数。

治疗小儿遗尿

桂心、龙胆、瞿麦、皂荚各半两，车前子一两六铢，石韦半两，鸡肠草一两，人参一两。

以上八味研末，加蜜调成如小豆的丸，每天三次，每次饭后五丸，可加至六七丸。

治疗小儿吐血

取一分酒和三分油调和后分次服。

治疗小儿鼻塞生瘪肉

细辛、通草各一两。

以上二味捣末后取如豆大的一粒，每日两次，把药用棉布裹住塞入鼻中。

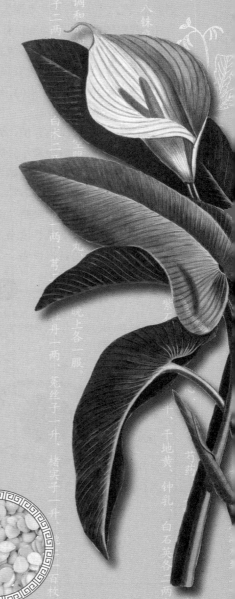

【卷四】

七窍病

雌鸡汤

三十铢、青竹茹、橘皮各十八铢，茯苓二两，以上五味药分别切细，用六升水煮取二

鸡一只，治如平时吃法，吴茱萸一升，茯苓二两、芍药、白术各三两、阿胶二两、甘草一两、麦门冬五合、人参三两，去除鸡后下药煎取三升，加入三升酒，并将阿胶烊化尽，取三升，放温，每

黄芩、茯苓各十铢、半夏三十铢、人参、芍药、橘皮、细辛、芎、旋覆花、桔梗、甘草各十二铢、生姜

七味药研为粉末，用蜜调和成如梧桐子大的药丸。饭后用米汤送服七丸，逐渐增加到十丸，直至显药效为止。

破如米豆、柴胡、熬黑、朴硝各一升、芎五两、蜀椒二两、干姜一升、茯苓如鸡子大、一枚

大黄十铢

十四味药研为粉末、用蜜调和

女多年不孕

防风、人参、细辛、秦

柏子仁、干姜、干漆、䗪虫各十五枚、吴茱萸十八铢

一两、覆盆子一升、五味子二两、白术三两、亮丝子一升、蒲黄一两、桂心一两

一两、干地黄、钟乳、白石英各一两、鼠妇半两、牡丹、蛴

黄一两、桂心一两

稍微感到有异样即停服

微微感到有异样即停服

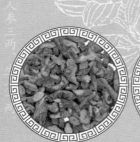

黄芩

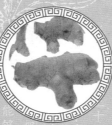

生姜

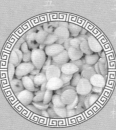

杏仁

🌀 目病第一

四五十岁以后,人就会感觉到眼睛逐渐昏花,而六十以后,甚至渐渐失明。治疗方法:若眼睛昏暗是因为肝中有风热,应灸肝俞,再服用几十剂除风汤丸散即可。眼中无病,只补肝即可;如果有病,则要敷石胆散药等。另未满五十岁的,可服泻肝汤;五十岁以后则不宜再服。

如果按照方法谨慎养护,到白头之时也不会患眼病,但如果年轻时不慎将息,到了四十岁,眼睛就开始发昏。因此四十岁以后,须常闭目养神,没有要紧的事,不宜总是睁大眼睛,此乃护眼极要。要想治愈因下棋、读书过度而患肝劳的,需三年闭目不读书、下棋。若

只是泻肝或其他治法则无效。患风疹的人,眼必然多昏,攻克风疹后他的眼昏就会痊愈。养性的人要注意,眼睛失明的原因有很多,但主要有以下十六种:长期从事抄写工作、雕刻精细的艺术品等手工工作、生吃五种辛味的食物、夜晚读细小的字、月下看书、吃喝时热气冲触眼睛、性交过度、久居烟火之地、过多流泪、极目远望、长久地注视日月、吃烫的面食、酗酒、夜晚注视星星或灯火、无休止的赌棋、刺头流血过多、驰骋打猎而被风霜所侵、日夜不休的迎风追捕野兽等是失明的间接因素,不要图一时之快而导致产生痼疾!

眼睛的经区划分

许多疾病的发生都会在眼睛上表现出来,这是因为眼睛与脏腑和经脉有着密切的联系,通过观察眼睛的变化了解自身健康,对身体保健很有帮助,图中所示为眼睛的经区划分。

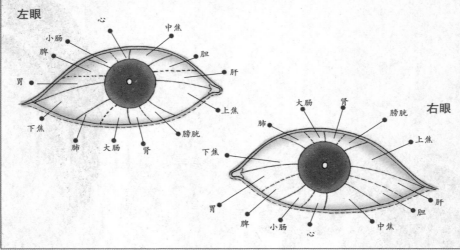

足阳明胃经、足太阳膀胱经、手少阳三焦经脉引起的眼病如下：

黄帝问道："我曾经登上高台，在中间的阶梯后望，再匍匐前行，则因眩晕而惑乱不清。我觉得奇怪，就闭一会儿眼，再睁开来看，并安定心神、平息躁气以求镇静，但仍感到头晕目眩。于是披发久跪放松精神，但当我又向下看时，仍旧眩晕不止。但忽然这种现象却自动消失了，原因是什么呢？"

岐伯回答说："人体五脏六腑的精气向上输注于眼睛，使眼睛能视物。脏腑的精气输注于眼窝；肌肉之精输注于上下眼睑；心之精气输注于血络；骨中之精输注于瞳仁；气之精输注于眼白；筋之精输注于黑睛；囊括了骨、血、筋、气等的精气，眼睛与脉络合成为目系，向上连属于脑，向后出于颈部中间。所以如人体虚弱，又遇颈部中邪，邪气就会随眼系入脑，导致头晕，进而出现眼目眩晕的症状。当人过于疲劳时，便会意志紊乱，魂魄飞散。由于睛斜不正、精气分散，就会出现视线模糊、视一为二的视歧。五脏六腑的精华汇聚之处和营、卫、魂、魄经常潜伏的地方是眼，而其视物的功能也来自神气的生养。心主血藏神，因此目能视物，主要还受心的支配。人的赤脉和白睛是阳脏精气所生，黑眼和瞳仁则是阴脏精气所生，阴阳精相互传合，眼才能清晰视物。人在突然见到异常的情景而精神散乱时，阴阳精气不能传合，就会魂魄不安，发生眩惑了。"

黄帝说："我有些怀疑你所说的。每次我去东苑都会发生眩惑，离开后就恢复正常。难道我只有在东苑才会劳神吗？"

岐伯说："非也。心神也有所喜恶，当遇到异常情景，喜恶突然相互交感使精神散乱，而导致视觉失常发生眩惑。离开后精神意识转移了，于是就恢复正常。这种情况，较重的称为惑，较轻的叫作迷。"

向下的、在内接近鼻梁的，为内眼角；向上的、眼角向外裂口于面部的，为外眼角。

眼睛呈黄色的，病因在脾脏；呈白色的，肺脏是病因；呈黑色的，病因在肾脏；呈红色的，病因在心脏；呈青色的，病因在肝脏；呈说不出的黄色的，病因在胸中。

眼睛中发痛的赤脉进行诊断，手少阳三焦经引起的，是从外往内的；足太阳膀胱经引起的眼病，是从上往下的；足阳明胃经引起的，是从下往上的。

足太阳膀胱经通过颈项入于脑，属于目系。目、头痛时可灸其经，位于颈项中两筋之间，入脑后分行。阴、阳跷脉，阴阳之气上行并相会，然后阴气出而阳气入，相会于外眼角。如果阴气竭绝，会入眠；阳气旺盛，就会睁大眼睛。

胆逆热气上行，移热于脑，导致鼻梁内感觉辛辣、恶浊的鼻涕下流不止成为鼻渊，日久病变而鼻塞、目暗不明。

悬颅：足阳明胃经经由鼻两边入于面部，属口对，入目系。有损视力的可灸其经，补其不足，损其有余。若用反补泻之法则会更严重。

治疗稻、麦、芒等入目中

取生蛴螬，用新布盖在眼上，拿蛴螬在布上摩，芒即粘着布而出。

治疗砂石、草木入目不出

用鸡肝来灌眼。

治疗眼睛被外物所触伤而致青黑色

将羊肉或猪肝煮热，不要太热，熨敷太阳穴或眼睑。

治疗眼睛疼痛而无法入睡

傍晚时把新青布炙热，熨太阳穴或眼睑；将蒸熟的大豆装入布袋，保持温热枕着入睡。

◎十子散（又名瓜子散）

补肝，治疗眼迷蒙不明

冬瓜子、枸杞子、牡荆子、芜菁子、决明子、菟丝子、地肤子、蒺藜子、青葙子、茺蔚子、柏子仁各二合，牡桂二两、蕤仁一合（另一本说：二两），蔓荆根二两，车前子一两，细辛半两（另一本说：一两半）。

以上十六味药治择捣筛后做成散剂，每日两次，饭后每次以酒送服一方寸匕，效果佳。

◎大枣煎

治疗目中瘜肉急痛，目热眼角红，生赤脉侵睛，眼闭不开，像眼睛受芥子

刺激而引起的一种不适感觉

去皮核大枣七枚，淡竹叶，切，五合，黄连二两，碎，以药棉裹住。

以上三味，先用水二升熬竹叶取汁液一升，澄清后得八合再加黄连、枣肉熬取四合，去渣澄净后细细地敷在眼角。

治疗目中瘜肉

石盐、驴脂研末。

以上二味合匀，白天三次夜晚一次，注入两眼角中，即可痊愈。

◎补肝丸

治疗眼暗，每次受寒即流泪，由于肝痹（由于筋痹不愈而又邪气内驻于肝，主症为喝水多，小便频，腹大如怀孕，睡觉多惊，循肝经自上而下牵引小腹作痛）

二具兔肝，五味子十八铢，甘草半两、茯苓、乾地黄、细辛、蕤仁、柏子仁、枸杞子各一两六铢，车前子二合，川芎、防风、薯蓣各一两，菟丝子一合。

以上十四味研末，调成如梧桐子大的蜜丸，每天两次，每次用酒送服二十丸，可加到四十丸。

◎泻肝汤

治疗眼赤漠漠不见物，瘜肉生

芍药、柴胡、大黄各四两，枳实、升麻、栀子仁、竹叶各二两，泽泻、黄芩、决明子、杏仁各三两。

以上十一味研细，加水九升煮取汤药二升七合，分三次服。体壮热重者，须加大黄一两；年老瘦弱者，去大黄而加五两栀子仁。

◎ 补肝散

治疗失明迷蒙

一具青羊肝，除去上膜切薄片，纳于擦拭干净的新瓦瓶子中，炭火上炙烤至汁尽极干后研末；蓼子一合，炒香；决明子半升。

以上三味治择捣筛后做成散药，每日两次，饭后用粥送服方寸匕，可加至三匕，不要超过两剂。

— 莨莠 —

散风明目、下气行血。

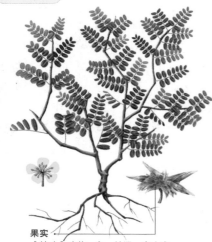

果实

[性味] 味苦、辛，性温，有小毒。

[主治] 去恶血，破腹部肿块，治喉痹乳难。

— 莨莠

本品主要用于治疗头痛眩晕、胸胁胀痛、乳闭乳痛、风疹瘙痒等病证。

治疗人马白膜漫睛（白色翳膜漫侵黑睛）

截断鸡翎，吮其当白睛及近黑睛处，膜自聚后用钩针钩挽割去，即可见物，使用药棉在眼上着血处断开，三天痊愈。

治疗热病后，眼赤痛有翳

将青布盖眼上，用冷水渍布，更换几次。

治疗目突然痒痛

把削圆滑的干姜放入眼角，若有汁就取出拭掉，再纳入至味尽时换另一片。

治疗外受风邪，热邪侵入五脏，上冲眼内，使目痛不明

地肤子、青葙子、莨莠子、菟丝子、茺蔚子、瓜子仁、蓝子、蕤仁（《千金翼》作车前子）各二合，决明子五合，细辛一两六铢，大黄二两，柏子仁一合半，桂心一两十八铢，黄连一两半，萤火六铢。

以上十五味研末，制成如梧桐子般大的蜜丸，每日三次，每次饭后服三十丸。(《千金翼》没有柏子仁)

治疗热病后生翳

豉十四枚，烧后研末，装入管中吹入眼中。

治疗目痛及泪流不止

削附子如蚕屎般大，放入目中即睡觉，效果佳。

治疗目突然肿

每日四五次用醋浆水作盐汤来洗眼。

治疗眼暗赤冷泪方

波斯盐、蕤仁。

以上两味各等分，治择捣筛后做成散药，用驴生脂调和，每晚用一粟米大的药末抹四只眼角，在密室中静养一月即可痊愈。失明者连续敷三十日。忌五辛。

治疗目不明，泪出方

用乌鸡胆汁在临睡时敷眼。

治疗雀盲（又名雀目、夜盲）

决明子一升、地肤子五两。

以上二味药研末，用米汤和成药丸，每日两次，饭后服二十至三十丸，直到病愈。

🍀 鼻病第二

治疗鼻流血不止

栀子、干地黄、甘草各等分。

以上三味治择捣筛后做成散药，每天三次用酒送服方寸匕。鼻子如果有风热，用葱汁调成如梧桐子般大的丸药，服用五丸；如果鼻疼，则加一合豉。也可喝三升捣楮叶汁。另可灸四壮风府一穴或涌泉二穴各一百壮，至血止即可。

治疗鼻塞（冷风伤了肺气，鼻气不通，鼻腔堵塞的病证，又名鼻窒），脑冷（冷风入侵脑部），项背、后头枕部冷疼，且出清涕

附子、细辛、桂心、甘草（或写作甘遂）、川芎各一两，辛夷、通草各半两。

以上七味研末，调成如大麻子般大的蜜丸，拿药棉包住放到鼻中，塞住不要漏气。拿白狗胆汁调和良。

治疗由脏气虚、膈气伤或惊悸导致衄血、吐血、溺血

生竹皮一升，桂心、川芎、甘草、当归各一两，芍药二两，黄芩二两。

以上七味研细，用水一斗来熬竹皮，减三升后再加余药，熬取汤药二升，分三次服用。

治疗齆鼻（鼻塞流清涕，有瘜肉而呼吸困难）

瓜蒂十四枚，矾石六铢，附子十一铢，藜芦六铢。

以上四味药分开捣筛后再合和，每天两次，用小竹管吹入鼻孔中，量像小豆般多即可，然后用药棉塞住，以愈为度。《古今录验》载有葶苈半两。

治疗鼻齆（冷风伤肺，邪气在鼻聚合，使鼻气不宣，津液堵塞，发音重浊，不辨香臭）

附子、通草、细辛。

以上三味各取等分研末，加蜜调和后用药棉包一点，放到鼻中。

治疗衄血

如鸡子大伏龙肝二枚，桂心三两，干姜、白芷、吴茱萸、芍药、甘草各三两，生地黄六两，川芎一两，细辛六铢。

以上十味研细，用酒七升、水三升熬取汤药三升，分三次服。

治疗鼻痛

常用油或酥涂鼻内外。

治疗食物突然从鼻缩入脑中，痛又取不出，使人不安心

拿像指头大的羊脂或牛脂，放到鼻中吸取，一会儿食物随脂消融而出。

鼻涕不止

灸七壮鼻柱相平的位置与鼻两孔。

治疗鼻中瘜肉

把猬皮炙烤成末，用药棉包住塞鼻孔三天。

鼻中瘜肉

灸三百壮上星穴（正对鼻入发际一寸处）。再各灸夹对上星两旁相距三寸处一百壮。

治疗鼻中生疮

捣杏仁用乳汁来敷。

治疗疳虫咬鼻生疮

烧铜筷子头，用醋淬几遍，然后蘸醋敷。

病人面色白、鼻头微白的是失血。鼻头微赤且与时季相违，则是死证。流行病导致的鼻出血，不要阻断它，除非流血一二升以上者，可把龙骨末吹入鼻孔断之。九窍出血者，也用此法止血。

治疗鼻衄

用地黄汁五合熬取汤药四合，忌肉、忌酒，需空腹服用。可暂服粳米汤。

细辛

祛风散寒、化湿通窍、温肺化饮。

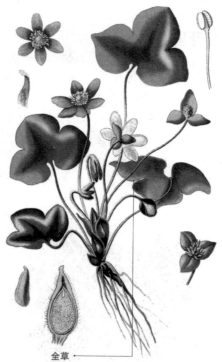

全草

[性味]味辛，性温，有毒。
[主治]咳逆上气，头痛脑动，鼻渊牙痛，风湿痹痛。

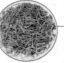

细辛

本品有开窍散寒之功效，适宜治疗风寒表证、头痛、牙痛、风湿痹痛、痰饮咳喘以及鼻塞、口疮等症。

口病第三

治疗口疮的神药是角蒿、蔷薇根。口疮或牙齿有病，应禁酸、醋、腻、油、酒、酱、面、咸、干枣，而且病愈后仍应长期慎食，否则复发后更难治愈。

◎升麻煎

治疗膀胱灼热，咽喉肿痛口舌生疮

升麻、蔷薇根白皮、玄参、射干各四两，蜜七合，黄檗、大青各三两。

以上七味研细，用水七升熬取汤药一升五合，去渣后加蜜再熬两沸，细细含咽。

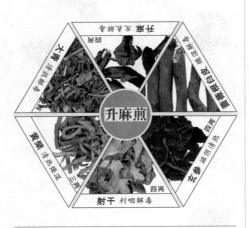

升麻煎

煎药方法

将诸药研细加七升水，煮至一升五合后去药渣，加蜂蜜熬两沸。

服药时间	服药次数	服药温度
饭后	一日两次	温

主治功效

本方清热解毒功效甚强，对咽喉疼痛、小便短赤之症有妙效。

治疗口中疮烂，疼痛不下饭

甘草一寸、杏仁二十枚、黄连六铢。

以上三味研末后合和，白天三次夜间一次，用药布包杏仁般一点含在口中。

治疗唇口生疮，胃中客热

栝楼根十八铢，甘草、大黄、茯苓、蔷薇根、黄芩各三十铢，桂心半两，杏仁、枳实、黄连各二两。

以上十味研末，每日两次饭前用浆水送服方寸匕。

治疗口疮长期不愈，而传入胸中生疮三年以上

夏季用茎和叶、冬季用根，熬取蔷薇根浓汁，白天三次晚间一次，慢慢口含咽下。

又一方烧角蒿灰敷口疮，一两夜即痊愈。有汁的话不能咽下要吐出。

◎百和香

沉水香五两，鸡骨香二两，丁子香二两，兜娄婆香二两，薰陆香二两，甲香二两，白檀香二两，熟捷香二两，炭末二两，青桂皮一两，零陵香一两，甘松香一两，藿香一两，白渐香（柴也）一两，青木香一两，苏合香半两，安息香半两，雀头香半两，麝香半两，燕香半两。

以上二十味研末，洒酒使其柔软，两夜后酒气挥发用白蜜调和，放到瓷器中，用蜡纸密封至冬月取用，效果佳。

治疗因打呵欠等导致下颌脱位，开张不合，方法是用手指牵住病人的下颌，慢慢往里推至恢复原位。为避免误咬伤手指，推后应迅速取出手指。一方用水和消蜡来敷。另方一天灸十四壮背第五椎棘突下，满三天未愈的，再灸二百壮胸前喉下甲骨中的气冲穴（又名气堂穴）；也可灸足内踝上三寸宛曲中或三寸五分处的三阴交穴一百壮，重复三次即可。

治疗口噤突然不开

把附子捣成末，放进管中后强制性地吹入病人口中。

治疗口热生疮

黄连十八铢（《古今录验》用黄檗），升麻三十铢。

以上二味研末，用药棉包住含在口中吸汁，或者吐掉。

◎甘草丸

治疗口中热干

枣膏二两半，乌梅肉二两半，生姜二两半，半夏二两半，甘草二两半，人参二两半。

以上六味研末，制成弹子大的蜜丸，每日三次含而咽汁。

◎五香丸

治疗口臭、身臭，止烦散气而留香

青木香一两，藿香一两，丁香一两，零陵香一两，豆蔻一两，白芷一两，桂心一两，香附子二两，当归半两，甘松香半两，槟榔二枚。

以上十一味研末，加蜜调成如大豆般的药丸，白天三次夜间一次，含一丸咽汁。五天后口香，十天后体香，甚至二十八天后洗手的水落地也香。下气去臭，忌五辛。

治疗燕吻疮（口角干裂生白色疮，开口即燥痛，且遇风开裂流清血，因热

蔻豆

豆蔻

温中散寒、行气止痛、燥湿健脾。

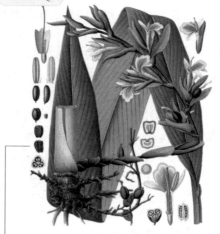

仁

[性味]味辛、涩，性温，无毒。
[主治]温中，治疗心腹痛，止呕吐，除口臭。

豆蔻

本品主要用于湿浊中阻所致的不思饮食、胸闷不饥、胸腹胀痛、食积不消等病证。

邪从外侵入脾胃并留滞引起）

把白杨枯枝在铁上烧取汁液，趁热敷在疮上即可。

治疗口干

取鸡蛋大一团的猪脂或羊脂，剖开后放入半升醋中浸泡一夜，口含绞汁。

治疗虚劳口干

大枣（肉）三十枚，麦门冬（末）二两。

以上二味，加一升蜜调匀，放在五升米下蒸，随时服用。

治疗口烂，热病，咽喉生疮而不能喝水的膏药方

附子半两，射干、当归、升麻各一两，白蜜四两。

以上五味切末，把四两猪脂先熬成膏，散热后再加余药，用微火熬附子至黄色，去渣再加蜜熬一两沸，混合均匀后冷凝，每天四五遍，取杏仁大一块含咽。

舌病第四

治疗因心脏有病而导致舌头上发黑，并且有筷子头般大的几个孔，出血如涌泉

戎盐五两，黄芩（或写作葵子五两），黄檗五两，大黄五两，人参二两，桂心二两，甘草二两。

以上七味研末，加蜜调成如梧桐子般大药丸，一天三次，每次用汤水送服十丸。也可用烧铁来烙。

治疗舌上血如涌泉方

烧铁篦灼烫血孔，效果佳。

◎升麻煎泄热方

治疗因心火旺，而使受制于心的舌裂破、生疮或红唇外翻

蜀升麻三两，射干三两，生芦根五两，蔷薇根白皮五两，柏叶（切）一升，赤蜜八合，生玄参汁三合，大青二两，苦竹叶（切）五合，地黄汁五合。

以上十味研细，加四升水熬取汤

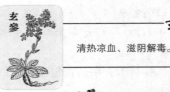

玄参

清热凉血、滋阴解毒。

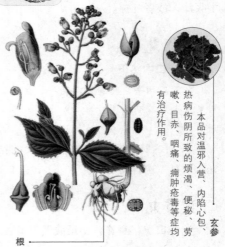

根

本品对温邪入营、内陷心包、热病伤阴所致的烦渴、便秘、劳嗽、目赤、咽痛、痈肿疮毒等症均有治疗作用。

玄参

[性味] 味苦、甘、咸，性微寒，无毒。

[主治] 治疗腹中寒热积聚，女子产乳余疾，令人目明。

药一升，去渣后先后加玄参汁和地黄汁各熬沸两次，最后加蜜熬取汤药一升七合，用药棉蘸取药汁，用舌头细细地含咽。

治疗因心脾有热或血虚引起的舌肿、胀满口腔、舌头僵直

满口含醋、糖，待疏通心脾之热后即可消除。

治疗舌根僵硬，不能灵活说话

桂心、矾石。

以上二味各等分研末，放在舌下后即可病愈。

治疗因心火上冲、痰随火上注而使舌突然浮肿，胀满口中且溢出（就像猪胞被吹胀），呼吸不畅，易导致死亡

急速用手指或铍针刮破舌头两边，使痰汁流出，再敷上疮膏即可痊愈。也可刺舌下两边大脉（不是中央脉）使其出血。如果已出数升血却不愈，就烧红铁箆熨几遍以止血，避免血不止而死人。

治疗舌头肿得像猪胞

用醋调和饭锅下的墨灰，重复地厚敷在舌头上下，肿一会儿就能消；若先划破舌头使之出血再敷，良。凡是这种病证，人们都不知道它，有的人治疗方法错误，则更加严重，很快就会死人。治疗此病要先看病人的舌底，如果有像蝼蛄、卧蚕子的噤虫形状，而且有微白的头也有尾，可烧铁针烙熟那虫子头上，舌肿就会自然消退。

唇病第五

治疗紧唇（因唇疮导致唇紧难开）

把白布或旧青布缠成像指头大的灯芯，放在斧刃上烧，等到斧刃出汁时，每天二三次蘸汁抹在口唇上。也可治沉唇（唇部湿疮）。另可男左女右的灸虎口穴，或者灸承浆穴三壮。

治疗沉唇

把干蛴螬烧成末用猪脂调和，临睡时敷用。

治疗口唇生疮

将胡粉敷在口疮上。

◎甲煎唇脂

治疗口臭、唇裂

先把麻捣成泥，抹在两口好瓷瓶上，各厚半寸且能够容一斗以上，晒干即可。

甘松香五两，零陵香四两，藿香三两，苜蓿香一两，艾纳香一两，茅香一两。

以上六味先用水五升、酒一升调成汤药，洗净各种香后分别研细，再用一升水和一升酒各浸泡一夜，第二天早上都放到一斗五升乌麻油里，然后微火熬沸三次，去渣后装到之前备好的一口瓷

瓶里，不要装满留下少许空隙。最后再拿以下药物：

上色沉香三斤，丁香一两，麝香一两，白胶香五两，雀头香三两，苏合香三两，白檀五两，甲香一两。

以上八味加酒、水调成汤药，洗净再分别捣成药末，然后用一升酒、二升蜜来调和，装满之前备好的瓷瓶，并用药棉包住瓶口，用绳索绑住封口，防止香气逸出。先挖地把油瓶埋了，让瓶口和地面平行，然后将香瓶和油瓶口对口放置，用捣成的麻泥厚半寸左右封

口，再用厚五寸的糠瓮垫瓶上，不断烧糠三天三夜，总共十二石糠烧完后，停三天冷却取出。另外炼八斤蜡，熬沸几次；加十二两紫草，再熬沸几十次；可取出一茎紫草，如果在指甲上研试颜色已变白，那就取出药。用药棉过滤后和前面熬的药混合，再加入六两朱砂粉，搅拌均匀，趁着还没凝固时倒入用纸裹住的竹筒中，用麻缠好至凝固即可随意取用。一共可以得到五十挺（挺：量词）。

治疗冬天口唇干裂出血

用猪脂调和捣碎的桃仁来敷唇。

治疗因外出而口唇面部皲裂

在外出的当天晚上用熬熟的猪脂敷面而卧即可。

◎ 润脾膏

治疗由脾热导致的口唇焦干

生地黄汁一升，蕤蕤四两，生麦门冬四两，生天门冬（切）一升，甘草二两，川芎二两，白术二两，细辛二两，升麻三两，黄芪三两，猪膏三升。

以上十一味研细，各用苦酒泡一夜，再用药棉包住，临熬时加猪膏和生地黄汁，熬至水蒸尽为止，去渣后取药膏细细地含咽。

治疗几年不愈的唇边生疮

用十斤八月蓝叶绞出的汁来洗唇，三天内即痊愈。

治疗口唇黑肿痛痒难忍

用竹弓弹至出恶血即痊愈。

紫草

紫草

清热解毒、凉血活血。

[性味] 味苦，性寒，无毒。

[主治] 心腹邪气，五疸，能补中益气。

根

紫草

本品具有凉血活血、解毒透疹的功效。主要用于治疗斑疹、麻疹不透、疮疡、湿疹、尿血、血淋、血痢、疮疡、烧伤以及便秘等病证。

齿病第六

常因多种慢性疾患或月蚀症引起的牙龈宣露又名牙宣、齿挺，指牙龈先肿，接着牙龈肉萎缩，进而牙根宣露、齿间出血或流脓，表现为牙龈肿痛、腐烂、口腔黏膜溃疡。想治愈，只要忌油，晚上用角蒿灰敷满龈间，两三晚之内即可，但不能吃干枣、桂心和油，否则会复发。凡是牙龈宣露的人，牙齿一般不能吃蔬菜、水果。要使牙齿牢密，每天早晨将一捻盐放到口中用温开水含化，同时不间断揩齿和叩齿百遍，五天之内必愈，效果神奇。无论大人还是小孩，在日蚀、月蚀时都应谨慎，切忌饮食，否则必然常患牙病。

治疗牙痛塞，口噤不开方

黄连十八铢，一枚较大的附子，矾石一两。

以上三味研末，放到管中，强制打开病人的口细细地吹入喉间。

治疗牙齿间出血方

用苦竹叶熬浓汁，等温度适宜时加少量盐含在口中，冷了吐掉就行。

风齿疼痛

灸三壮高骨之前外踝之上的交脉处。

治疗龋齿和虫牙方

高良姜十二铢，川芎十二铢，白附子六铢，细辛六铢，知母六铢。

以上五味研末，一天两次，用药棉包一点放到牙齿上，有汁即吐出。此方还能治口臭。

治疗牙齿有洞，厌食脸肿方

莽草十叶，七枚长四寸的猪椒附根皮。

以上二味研细，用浆水二升熬取汤药一升，每天二三遍满口含，倦了吐掉即可。

治疗牙根肿方

一把松叶（切），一合盐。

以上二味用酒三升熬取汤药一升，含口中即消肿。

治疗虫牙

取三合莨菪子（葱子、韭子也可），先烧红七文青钱，然后放到肚大口小的瓶子内，把一撮莨菪子安放在青钱上使其有炮制裂开，淋半合左右的水，然后立刻用口含住瓶口，让气来熏牙齿，口中津液多时就吐出。等冷了之后再重复，直到三合药尽。这样不仅可以治愈虫牙，连风齿（因头面有风，风趁着阳明胃脉虚流入牙齿，微疼而根浮）、龋齿和各种牙病都能治。

◎ 含漱汤

治疗牙痛方

独活三两，当归三两，细辛二两，荜拔二两，黄芩二两，川芎二两，丁香一两。

以上七味药研细，用水五升熬取汤

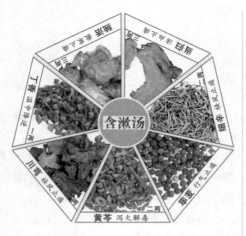

含漱汤

三两 青木香 理气止痛

两 莨夫 散风止痛

两 独活 祛风散寒

丁香 温中降逆 一两

川芎 祛风止痛

莽草 行气止痛

黄芩 泻火解毒 二两

细辛 祛风止痛

煎药方法

将上述药物放入锅中，加五升水熬至二升半药汁即可，漱口用。

服药时间	服药次数	服药温度
饭后	一日三次	温

主治功效

本方的清火止痛功效较强，尤宜内火旺盛所致的牙痛患者漱口用。

药二升半，去渣后漱口，一段时间后吐掉再含。《古今录验》同，有二两甘草。

🌀 喉病第七

患猝喉痹（中风失语）不能言语的，服小续命汤（方见第八卷中），加一两杏仁。

治疗突然咽喉痛

每日三次取悬木枸烧的末，每次用水送服方寸匕，每日三次。

治疗突然受风邪的面部和咽喉肿

用鸡蛋黄调和杏仁末，捣后抹在患

治疗口齿疼痛难忍、头面风症

蜀椒二合，崔李根二两，独活二两，莽草十叶，川芎一两，细辛一两，防风一两。

以上七味研细，用酒二升半熬三五沸，去渣后含在口中，不要咽汁，冷后就吐掉。张文仲方有二两白术。

治疗牙龈间不断出血和津液

用口含住用生竹茹二两和醋熬的药汁即可止血。

治疗阳明胃火上炎而导致疳虫蚀牙根，牙龈肿痛甚至流脓、穿破唇颊的病症

把地龙放在石头上，放一撮盐使其化为水，用面展取至凝厚，放到病齿上，然后再把去皮的皂荚抹在病齿上，虫就会出来了。

治疗牙根活动欲脱落

每日四五次，咬住包着生地黄的药棉，同时再将生地黄研细用汁水浸泡牙根然后咽下，十天后就会痊愈。

处，若流肿汁，就熬伏龙肝和醋来敷。干后即换，重复七八遍。

治疗咽喉痛痒

吐不出，咽不下，像患了虫毒。口含生姜五十天即痊愈。

◎ 乌翣膏

治疗喉咙肿（脾胃热的外在表现）气

不畅通

生乌羹十两，通草二两，生地黄，切、五合，升麻三两，艾叶六铢，羚羊角二两，蔷薇根（切）一升，芍药二两，猪脂二斤。

以上九味研细，用药棉包好放到苦酒一升中浸泡一夜，再放入猪脂后在微火上熬，等苦酒熬尽去渣成膏，把大杏仁一般大的一块膏，放到喉中细细吞下即可。

治疗因外感风热、风寒，内伤阴阳，气滞肝郁，气血虚损等原因所致的喉痹（咽喉肿痛、声音嘶哑、吞咽困难

升麻

清热解毒、发表透疹、升举阳气。

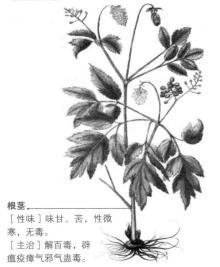

根茎

[性味]味甘、苦，性微寒，无毒。

[主治]解百毒，辟瘟疫瘴气邪气蛊毒。

升麻

本品能清热解毒，治疗风热头痛、齿痛、口疮、咽喉肿痛；能升举阳气，治疗脱肛、子宫脱垂之症。

的病证），慢慢咽下荆沥即可。

治疗喉痹和毒气

桔梗二两，加水三升熬取汤药一升，一次服完。

喉肿胸肋支满

灸一百壮尺泽穴。

治疗喉咙因患瘰疬而肿，以及风毒不能下咽

升麻四两，杏仁三两，葛根三两，麻黄三两，射干三两，枫香三两，芍药四两，甘草二两。

以上八味研细，用水八升熬取汤药二升半，分三次服。

治疗喉痹

依次刺左右手小指爪纹中，出血如三粒大豆样。慎用面、酒、毒物。

治疗喉痹深肿连颊吐气数者方

拿一握未受风马鞭草根，去掉两端，捣汁服用。

治疗喉肿痛、风毒冲心胸方

豉一升半，栀子七枚，羚羊角一两

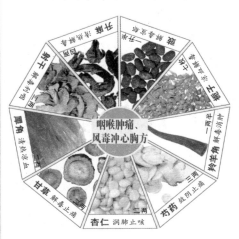

咽喉肿痛、风毒冲心胸方

煎药方法

将除豉外的药物放入水中熬煮，取汤药三升，后去渣加豉熬一沸。

服药时间	服药次数	服药温度
饭后	一日三次	温

主治功效

本方清热解毒的功效较强，对于咽喉肿痛、风毒过盛之症有治疗作用。

半，芍药三两，杏仁二两，甘草二两，犀角二两，射干二两，升麻四两。

以上九味研细，用水九升熬除豉外的八药，取汤药三升，去渣再加入豉熬一沸，分三次服。

治疗咽喉受伤而声音不亮

酒一升，干姜二两半，研末，酥一升，通草二两，桂心二两和石菖蒲二两都研末。

以上六味合和，每日三次，每次服一匕。

治疗喉突然肿痛难下咽

捣碎一把韭，炒后把药物涂敷到患部，冷后换新的。

◎母姜酒

治疗咽门

胆腑寒，咽门破而声音嘶哑；肝脏热，咽门就含闭而气塞。

母姜汁二升，川芎一两六铢，桂心一两，秦椒一两，酥一升，油一升，牛髓一升，防风一两半，独活一两六铢。

以上九味研末，放到姜汁中熬，等到姜汁淹没所有药时，再加入髓、酥、油等调和，用微火熬沸三次即止。白天三次夜间一次，把二合膏放入温好的一升清酒中，细细地吞下。

治疗多由火毒炽感所致的悬痈

患悬痈的上腭肿起，发红且疼，不方便吞咽，或身体发寒热，舌苔发黄、口渴，咽喉热且肿胀。

取半夏、干姜各等分研末，慢慢地把少量药末敷在舌头上。

多由热毒之气集于喉间引起的马喉痹（又称走马喉痹），主要症状是咽喉肿痛，甚至严重的肿连颊腮，发热烦懑，甚至危及生命。

治疗咽喉痛，逆气不能吃喝

把一升酒淋入一升炒黑的麻子中取汁，每次空腹服一升，渐至二升，避风盖被子捂汗。此方兼治产妇、男子中风，与紫汤相等药力。

🌀 耳疾第八

治疗聤耳

捣熟桃仁，用旧绯绢包好放到耳中，一天换三次至痊愈。

治疗耳聋，干耵聍（又称耳屎、耳

垢，是耳内津液结成。若被风热侵袭，也能硬结成核堵塞耳朵，导致耳聋）出不来

把捣好的自死的白颈蚯蚓放到葱叶

中，以面封住两端蒸熟，化水后把汁滴满耳中，几遍即容易挑出了；好转后再用头发包盐塞耳。《肘后》用此方治疗蚰蜒入耳。

治疗百虫入耳

用半升醋调和一撮蜀椒末，灌到耳中，走二十步的时间虫子即出。

治疗蜈蚣入耳

用炙香的猪肉掩耳，蜈蚣即会出来。

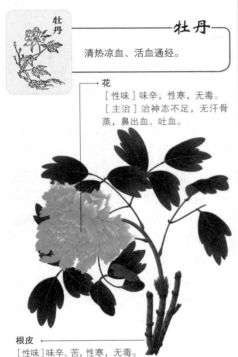

牡丹

清热凉血、活血通经。

花
[性味]味辛，性寒，无毒。
[主治]治神志不足，无汗骨蒸，鼻出血、吐血。

根皮
[性味]味辛、苦，性寒，无毒。
[主治]中风瘛疭，瘀血留舍肠胃，能安五脏。

牡丹
本品主要用于治疗女性月经不调、痛经；另外对出虚汗、盗汗也有调理作用，同时还是女性护肤养颜之佳品。

治疗蚰蜒入耳

用葛袋装捣碎的炒胡麻，耳朵倾侧枕在袋上，蚰蜒即出。

治疗耳朵化脓流血、生肉肿塞听不见，背急挛痛肾热

甘草一两，葱白一升，生麦门冬六两，磁石五两，生地黄汁一升，白术五两，牡蛎五两，芍药四两，大枣十五枚。

以上九味研细，用水九升来煮取汤药三升，分三次服。

治疗风聋（聋兼头痛，多由风邪入耳，宗脉虚，而经气堵塞导致），虚聋（肾虚引起的耳聋），劳聋（因气血真元亏虚引起的耳聋），毒聋（脓毒瘀血壅塞耳窍引起的耳聋），久聋（血虚、气虚、肝肾阴虚等引起的长期耳聋），气聋（因气虚引起的耳聋，按病机病因可分为气逆耳聋和气虚耳聋），耳鸣（由中气下陷或肾阴亏虚导致的虚证耳鸣和由肝火、血瘀或痰火上逆导致的实证耳鸣）

远志、蛇床子、石斛、牡丹、附子、山茱萸、干地黄、当归、桂心、菟丝子、干姜、巴戟天、细辛、苁蓉、芍药、人参、甘草、泽泻、黄芪各二两，防风一两半，菖蒲一两，羊肾二枚，茯苓三两。

以上二十三味研末，做成像梧桐子大的蜜丸。每天三次饭后服十五丸，可渐加至三四十丸。以上证候皆由肾虚导致，要痊愈还要敷通利九窍的药。

治疗耳鸣，阴阳微弱，腰脊苦痛，肾虚寒

白蜜、生天门冬汁各三升，生地黄汁二升，羊肾一具炙，黄芪四两，当归三两，麦曲一斤，甘草、干姜、地骨皮各八两，桂心、杜仲各四两，白术一斤，五味子三两。

以上十四味研末，放到盆里用前三种药物的汁调和，将盆在微火上加热研磨至干燥。每天两次，每次用酒送服方寸匕。

治疗由肾寒引起的一二十年也不愈的耳鸣耳聋流汁

天门冬酒，服百天即痊愈（处方见第十四卷）。

治疗卒耳聋（突然发生之耳聋，又称风聋、突发性聋，多属实证。由于忧思郁怒，血郁气血壅塞，导致窍闭不通；或因外邪壅滞经络、气机升降不利；或因外伤等导致）

杏仁十铢，菖蒲六铢，细辛六铢，曲末十铢。

以上四味药捣做成丸药，可加少许猪脂，用药棉包住枣核大一丸放到耳中，药一天换一次；稍好转后，二天换一次药，晚上拿掉凌晨再塞上。

◎ 赤膏方

治疗耳聋、齿痛

巴豆十枚，川芎、大黄、白术、细辛、桂心各一两，丹参五两，蜀椒一升，干姜二两，大附子两枚。

以上十味研细，用苦酒二升浸泡一夜，加三斤煎猪肪在火上熬沸三次，去渣后服用或摩涂，齿冷痛的把药放到牙

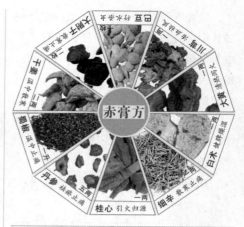

赤膏方

煎药方法		
将上药用苦酒浸泡一夜，后用三斤猪肪熬沸三次去渣涂抹即可。		
服药时间	服药次数	服药温度
饭后	酌情而定	温

主治功效

本方能止痛消肿，对于牙痛、耳痛之症均有疗效，如腹痛还可内服。

齿间；耳聋的用药棉包住放到耳中；其余疼痛的症候可涂抹；咽喉痛，吞下枣核般的丸；腹中有病，则用酒调和送服两丸如枣核般的丸。

治疗耳聋

磁石、石盐、菖蒲、桃仁、通草、杏仁各三分，附子二分，薰陆香、松脂各十分，蜡八分，蓖麻仁五合，巴豆一分。

以上十二味，先捣细草石药，单独研各种药仁成脂状，然后加入蜡、松脂，合捣几千杵调成如枣核大的丸药。一天四五次，用药棉包住塞到耳中，在耳中转捻后又塞入，三四天即可换药。

治疗耳聋有脓的散药方

伏龙肝、乌贼骨、龙骨、釜底墨各半

两，禹余粮六铢，附子一两。

以上六味研末，取如皂荚子般大的颗粒，用药棉包好放到耳中，一天换一次至痊愈为止。若因为有虫不痊愈的，即加一豆多的麝香。

治疗耳聋、耳鸣

防风、细辛、当归、川芎、附子、白芷各六铢。

以上六味研末，加鲤鱼脑八两合熬沸三次，膏成后去渣，凌晨把枣核那么多的药灌到耳孔中，用药棉塞住。

治疗如流水声耳鸣，若久不治必聋

掘取生乌头趁湿削成如枣核大，放到耳中，一天换一次，三日内即能痊愈。此方也治耳痒和猝风聋症。

治疗因水入而耳鸣

细辛、通草、桂心各十八铢，当归、甘草各十二铢，菖蒲一两，矾石、附子各六铢，独活一两半。

以上九味研末，用白鹅脂半合慢慢调成像枣核大的丸药，每天三次用药棉包住放到耳中。每次重新调制药。

治疗聤耳（又称底耳，脓耳。多因洗澡时水进入耳中，争气血而蕴结成热、出脓汁，或肾、肝火热上冲于耳。长期不愈会耳聋）出脓汁

黄连、矾石、乌贼骨、赤石脂。

各取以上四味等分研末，每天三次，每次用药棉包住如枣核多放到耳中。《小品》无赤石脂。《千金翼》与《姚氏》加一两龙骨。

治疗耳聋有脓、有虫

醋三合、鲤鱼肠（切）一具。

一起捣以上二味药，用药棉包好放到耳中，两顿饭的时间后会感觉闷痛，去掉粘在药棉上的白虫后再换新药，直到虫尽。去虫后药棉还可以用。

面药第九

治疗面部严重粉刺

冬瓜子、冬葵子、茯苓、柏子仁。

各取以上四味等分研末，每日三次，每次饭后用酒送服方寸匕。

治疗面部有热毒恶疮

炙黄檗、炒胡粉、黄连各等分。

以上三味研末，敷在热毒恶疮上至痊愈为止。若疮干，就用面脂调和，每天三次。

◎五香散

治疗面黑气、黑痣、粉刺、雀斑、黑晕赤气，让面色光泽，白皙滋润

猪胰二具、暴晒干，黄芪、杜若、蕤蕤、商陆、白茯苓、大豆黄卷各二两，蜀水花、藁本、皂荚、杜蘅、防风、旋覆花、白芷、当归、土瓜根、辛夷仁、冬瓜仁、香附子、白僵蚕、丁子香、白附子、杏仁、梅肉、酸浆、木兰、川芎、白胶、水萍、天门冬、白术各三两，豌豆四两。

捣筛以上三十二味后制成散药，用来洗面部，面色十四天后转白，一年后效果明显。

◎栀子丸

治疗酒糟鼻、粉刺

栀子仁、豉各三升，大黄六两，木兰皮半两，川芎、甘草各四两。

以上六味研末，加蜜调成如梧桐子大的丸药，每天三次，每次服十丸，渐加至十五丸。

治疗雀斑、粉滓、面黑气

白石脂六铢，白蔹十二铢。

捣筛以上二味后用鸡蛋清来调和，晚上睡觉时把药涂在脸上，早晨用井花水洗掉。

消除瘢痕

各取半夏、禹余粮等分研末，用鸡蛋黄调和，每天两次，先用新布擦红瘢痕，将药涂上后避风，十天即会痊愈，能治好十年的瘢痕。

治疗全身及面部印纹

用针刺破所文的字，用醋调红土敷上，干后更换新，至消除尽黑文为止。

◎白膏

治疗面部有疥、痈、瘟、疱、恶疮

野葛一尺五寸，附子十五枚，蜀椒一升。

以上三味研细，用醋浸泡一夜，加猪膏一斤熬至附子变黄时，去渣涂在面部的疥、痈、瘟、疱、恶疮上，每天三次。

敷鼻疱

豉、蒺藜子、栀子仁各一升，木兰皮半斤。

以上四味研末，用醋浆水调和成泥，晚上涂在鼻疱上，在日出前用温热水洗掉。此方也治瘢痕。

治疗面上雀斑

用鸡蛋清调和李子仁末，敷面一夜雀斑即会脱落。

治疗面部游风

白附子三两，蜜陀僧、玉屑、珊瑚各二两。

以上四味研末，加酥调和，晚上敷于面部，早晨洗掉。此方也可消除瘢痕。

葳蕤

葳蕤

滋阴润燥、生津止渴。

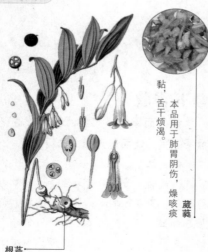

本品用于肺胃阴伤，燥咳痰黏，舌干烦渴。

葳蕤

根茎

[性味] 味甘，性平，无毒。
[主治] 主干咳少痰，阴虚外感。

【卷五】 诸风

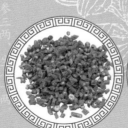

防风

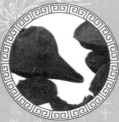

附子

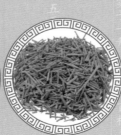

麻黄

🌀 论杂风状第一

岐伯说基本有四种中风：一是偏枯，即半身不遂；二是风痱，即四肢软瘫，但神志较清晰或稍乱，病轻的能说话，病重的则不能；三是风懿，即突然昏迷不认人，同时舌头强直，喉中有窒塞感，严重的有嗯嗯声等；四是风痹。中了风邪的病大多急且易突然发生，刚患病时症状较轻微，易被人忽略，但此时应立刻服续命汤，再依次灸治腧穴。百病之中以风邪最为厉害，而岐伯所说的这四种情况，又是重中之重。

偏枯（半身不遂）的患者，一侧的肌肉不能运动而且疼痛，神志清楚，语言正常，病在分腠之间的，可在温暖的地方睡觉取汗，消损病邪，补益不足，即可康复（《甲乙经》言：温卧取汗则多取点汗）；得风痱的全身不疼，但四肢不灵活，神志稍微模糊，如果语声微弱但可辨别的可以治疗，反之病重不能言语的，则不可医治；得风懿的，突然不知人事，咽喉中有窒塞感（《巢源》作嗯嗯有声），不能言语，舌头僵直，此时病在脏腑，且病邪先后入脏、腑，应先补脏，后泻腑来治疗。先让病人发汗，身体转动柔软的人可生存，而身体发直不出汗的，七天即亡（《巢源》言眼下和鼻人中附近发白的可治疗，而黑红各半且口中吐沫的则不可治）；风痹、脉痹、肌痹、筋痹、皮痹、骨痹、

湿痹、周痹、胞痹，虽然都各自有证候，但都类似中了风邪，可以通过诊脉来鉴别，比如脉象微涩的是身体不仁。

风邪通常从五脏的背俞穴进入五脏而致病，因为肺主气息，而且覆盖在其他四脏上面，所以五脏中以肺犯病最为急迫。肺中风邪的病人，典型症状是喜欢仰卧，胸闷气短，头昏目眩且出汗。鼻孔与眼睛之间两侧下行到口的部位，发白的应及早灸百壮肺俞穴，再服续命汤治疗（小孩酌情减量）；但如果此部位颜色发黄了的病人，则会胡言乱语，用手或拾物、指地或妄动，说明肺受伤已化血，几天即死。如果中了急速的风邪，会胡言乱语，神思恍惚，或疲惫短气，不立即治疗，一昼夜就可能死亡。一经发现此类患者，就应灸肺俞穴、肝

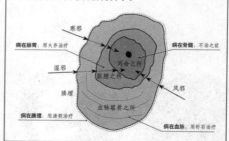

疾病的发展与治疗

痹病的发展都是由体表向体内扩展，发现越早越容易治疗。如果等到疾病发展到骨髓再求医，即使神仙也无能为力了。

俞穴和膈俞穴几十壮，并且尽快服续命汤。如果涎水、唾液流出而不收的，须立刻用针灸和饮用汤药。和肺中了风邪类似，六腑受了风邪，也会胡言乱语，神思恍惚，但如果拖延治疗，一段时间就会死去。

肝中了风邪的症状：坐着须有依靠且不能低头，眼圈与额上的颜色微呈青色。嘴唇、脸色青黄的可以医治，及早灸肝俞穴百壮，服续命汤；而脸色青黑或一黄一白的，说明肝已被伤害，几天后即死亡。

心受了风邪的症状：患者身体只能仰卧，不能侧卧或转侧，心中闷乱出汗。若嘴唇呈赤色的还可以治疗，需及时灸心俞穴百壮，服续命汤；而如果嘴唇呈青色、白色、黄色或黑色，说明心已腐坏成水，肌肉抽搐，面目呆滞，神色恐惧，则五六天（一说十天）后即会死去。

肾感受了风邪的症状：患者腰痛并且只能靠着坐。如果胁左右有黄色块如米饼大的，尚可救治，即尽早灸肾俞穴百壮，服续命汤；而如果脸呈土色、牙齿黄赤、鬓发发直的，不能再治疗了。

脾受了风邪的症状：患者需依靠而坐，同时感觉腹中胀满。全身发黄而又吐出咸汁的，如果及时灸脾俞穴百壮，服续命汤，还可以治疗；但若眼下发青、手足发青的，则无药可救了。

大肠感受了风邪的症状：肠鸣不止，且只能睡在床上。治疗需灸大肠俞穴百壮，服续命汤。

在外的六腑最容易被四季不正的邪气所伤。邪气首先侵犯皮肤，进而传入细小的孙脉（经络诸脉的旁支），等盛满孙脉后再传至络脉，盛满后接着传至大经中而形成病，邪气伤害六腑时的表现为热象，不能按时休息，晚上睡觉不安宁甚至啼哭，脉象坚硬而充盈，重取觉得疼痛。

人体一旦被风邪伤害，表现为麻

风邪对人体的伤害

风邪对人体的伤害是六淫之中最厉害的，它们侵入人体，阻塞毛孔，在身体上下窜行，导致人体经脉不通，使人发冷或发热。

❶ 当毛孔张开的时候，阳气外散，身体发冷。

❷ 当毛孔闭合时，阳气不能外出，身体发热且心中烦闷。

风邪

风邪

风邪

❸ 风邪侵入人体，潜藏于肌肤之间，阻塞毛孔，导致内外不通。

❹ 风邪侵入人体，在体内窜行，与卫气相抗，使经脉阻滞不通。

风、寒中、热中、半身不遂或贼风。虽然同样被风邪所伤，但在春天甲乙日的是肝风，在夏天丙丁日的是心风，在夏天戊己日的是脾风，在秋季庚辛日的是肺风，在冬季壬癸日的是肾风。各个脏腑的风即风邪侵犯至五脏六腑的腧穴，然后各自进入门户，形成偏风。

长期有风邪同时在房事时再受风邪的成为肠风；行房事流汗时受了风成为内风；刚洗完澡时受风，成为首风；风邪沿着风府经脉上行至脑，即形成脑风；进入头部，又成为目风（又称眼寒）；醉酒而又感受风邪的成为酒风；而当其停在外部腠理时，即是泄风。总而言之：风，是百病之首，而且在体内变化多端，一定要辨证施治。

风常常根据人的举动，而改变性质，当处于肌肤中时，内不能泄出，外不能发散。所以同时受了风邪和寒邪的，就会饮食不下；同时受了风邪和热邪的则会肌肉消瘦而发热发寒；感受风邪又遇到阳盛的则不能出汗，而且碰到阴盛还会自行流汗。肥胖的人受了风邪，邪气难以泄出，易形成热中病，主要症状就是眼黄；瘦人受了风邪，邪气能够透过腠理而随汗流出，身体中了寒邪后，眼中常有泪水。受了风邪又遇到体虚的症状：风邪因腠理敞开而外泄，身体感觉像被水淋过，凄冷犹如中了寒邪；受了风邪又遇到体实的症状：风邪

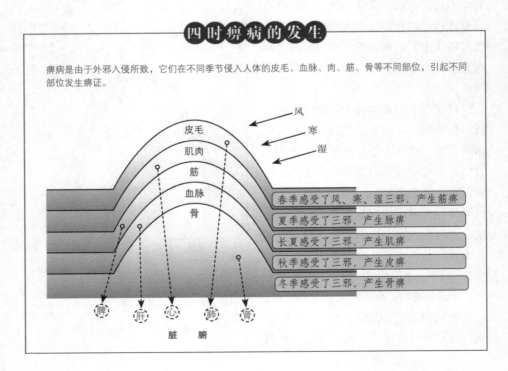

四时痹病的发生

痹病是由于外邪入侵所致，它们在不同季节侵入人体的皮毛、血脉、肉、筋、骨等不同部位，引起不同部位发生痹证。

皮毛
肌肉
筋
血脉
骨

风
寒
湿

春季感受了风、寒、湿三邪，产生筋痹
夏季感受了三邪，产生脉痹
长夏感受了三邪，产生肌痹
秋季感受了三邪，产生皮痹
冬季感受了三邪，产生骨痹

脾　肝　心　肺　肾

脏　腑

因腠理关闭而内伏于体内，使人感觉闷热。

漏风即醉酒后又被风邪侵犯而形成，它的症状为恶风，不能穿衣，身体一接触衣服就如火烤，多汗少气，口干多渴，一见饮食就大量流汗，全身骨节松懈，不能做事。

胃风是刚吃完饭而被风邪侵犯形成的，它的症状是恶风，膈下阻塞，不下饮食，颈部多汗，形体瘦削而腹满，因形成郁积而壅满，所以原先的衣服都不合身了；饮食寒冷就会得洞泄病；刚吃了热食就洗浴的，则会使人腹部变大，而成为水病。内风是刚行完房事再被风邪侵犯而形成，它的症状为：恶风，大量流汗。首风是刚洗浴完后又被风邪侵犯而形成，它的症状为恶风、多汗、头痛。劳风病是因劳累过度而感受风邪形成的，常病在肺脏之下，主要症状为咯吐痰涎，眼睛上翻，寒战不休。三五天后仍不精明，七八天后有少许青黄脓涕从口鼻中流出的还算好，否则容易伤及肺脏。

如果风邪滞留在肌肤，因体虚发痒会形成风疹瘙痒的疮；风邪随即深入达至腠理，寒邪热邪相互搏结会使肌肉枯萎；邪气滞留在某一侧身体并进入腠理，真气尽失就会发生偏枯；邪气滞留在关节会发生痉挛，邪气滞留在筋中也会这样。邪气侵袭五脏，会梦见五脏大而形体小；邪气停留在六腑，会梦见五脏小而形体大。邪气随目系进入脑，

会使目昏眩；邪气中于眼睛，会散视，把一物看成两物。风邪侵入五脏，寒气滞留在其中，若不能发散出来就会发生暗哑、喉咙麻痹而舌动缓慢，不及时服药并用针灸治疗，风邪随着脉络流入五脏，就会使人忽然失声，缓纵噤痉而致死。风邪侵入阳经会使人出现狂乱，侵入阴经会使人发生癫痫。侵入阳经形成的病转入阴经，病人会表现得很安静；

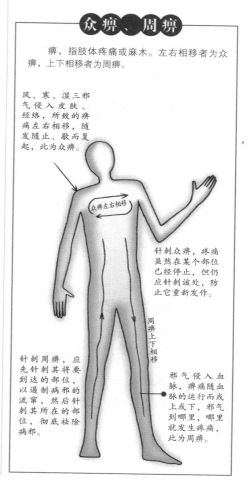

众痹、周痹

痹，指肢体疼痛或麻木。左右相移者为众痹，上下相移者为周痹。

风、寒、湿三邪气侵入皮肤、经络，所致的痹痛左右相移，随发随止，歇而复起，此为众痹。

众痹左右相移

针刺众痹，疼痛虽然在某个部位已经停止，但仍应针刺该处，防止它重新发作。

周痹上下相移

针刺周痹，应先针刺其将要到达的部位，以遏制病邪的流窜，然后针刺其所在的部位，彻底祛除病邪。

邪气侵入血脉，痹痛随血脉的运行而或上或下，邪气到哪里，哪里就发生疼痛，此为周痹。

侵入阴经形成的病转入阳经，病人则会发怒。

如果刚吃完热食流出大汗而进行洗浴，通达的腠理开泄，风邪会自然泄出，但不久后会感觉肉中如有针在刺，急速步行流汗后，也会出现这种情况。凡是感到肌肉中如有针在刺，都是由于腠理关闭，邪气被闭塞在肌肉中，想泄出来的缘故，适宜服用解肌汤即可安宁。如果眼睛眨动，口唇翕动偏歪，都是因风邪侵入了经脉，所以必须尽快服用小续命汤、八风散、摩神明白膏、丹参膏，并循经脉进行针灸。

各种痹病都是由于风、寒、湿三种邪气被滞留在分肉之间，邪气逼迫深入，遇寒就使水气聚结，水气一旦聚结就会排挤分肉而致肌肉裂开，而肌肉一旦裂开就会发生疼痛，疼痛一旦发生就会使正气趋向并聚集在患处，正气一旦趋向并聚集在患处就会产生热，一旦发热就会使疼痛缓解，疼痛一旦缓解就会发生厥逆，一旦发生厥逆就会诱发痹，痹的发生就是这样。

它是在内未深入五脏，在外未散发于皮肤，仅留居在分肉之间，使真气不能周流循环于全身，所以叫作痹。其中感受风邪的情况最多，不仁则肿，叫行痹，而且它周身游动无固定之处；患者感受寒邪较多的叫痛痹；患者感受湿邪较多的叫着痹；冷汗多，病邪随着血脉上下移动，不能左右流动，就叫周痹。痹发生在肌肉中，时而发作时而停止，痹在左边就在身体的左边有反应，痹在右边就在身体的右边有反应，这就叫偏痹。

凡是得了痹病，体内阳气虚而阴气盛的人，往往身体发冷；阳气盛而阴气虚的，痹痛时身体会发热。凡是风痹容易痊愈，痹在皮肤间的也容易痊愈，在筋骨的就难以痊愈。得痹病的时间太久深入筋骨，会使营卫之气坚涩，因营卫气凝滞导致经络时时空疏不充实，就不会感觉到痛。风痹病不能治愈的，往往就像脚踩在薄冰上弱不胜力，时时如放在热水中，大腿股胫酸痛无力，心烦头痛，是伤在脾肾；时时呕吐眩晕，时时

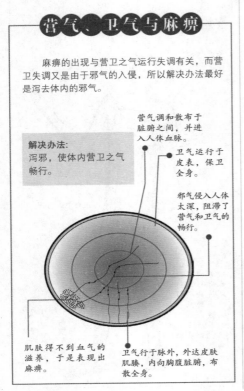

营气、卫气与麻痹

麻痹的出现与营卫之气运行失调有关，而营卫失调又是由于邪气的入侵，所以解决办法最好是泻去体内的邪气。

营气调和散布于脏腑之间，并进入人体血脉。

解决办法:
泻邪，使体内营卫之气畅行。

卫气运行于皮表，保卫全身。

邪气侵入人体太深，阻滞了营气和卫气的畅行。

肌肤得不到血气的滋养，于是表现出麻痹。

卫气行于脉外，外达皮肤肌腠，内向胸腹脏腑，布散全身。

出汗，是伤在心；目眩，是伤在肝；悲恐，短气不快乐，是伤在肺。不出三年就会死，一说三天必死。

足太阳经感受了风邪，加上被寒、湿邪伤得太重就会变成痉病，患者表现为口噤不开，脊背强直，犹如癫痫发作的症状，摇头如马鸣，腰反折，在很短的时间内就发作多次，气息好像断绝了一样，汗如雨下，时时发生虚脱。容易患这种病的，往往是刚生产的妇人以及金疮导致血脉虚竭的患者。小儿本来得了脐风，大人因受了凉、湿，如果再患

了风痉都很危险。患温病后热邪太盛侵入肾，以及小儿患癫痫病后热邪太盛都会变成痉病，痉、失声、厥、癫病症状都比较相似，所以久厥必成癫，应仔细审察，病情严重的人耳中响如落叶并觉得疼痛，都是因风邪侵入了肾经，若不及时医治，当风邪流入肾后就会忽然身体痉直如同死人一样，都适宜服用小续命汤两三剂，如果耳朵痛肿，流出脓汁而形成痈疖的，就不会有危害，只是不要让耳朵受风，针刺耳前动脉及风府，效果奇佳。

☁ 诸风第二

◎ 西州续命汤

治疗中风痱（又称风入脏），身体失去知觉，伸缩困难，不能说话，昏冒郁昧不认人，拘挛引急背痛，不能转侧

麻黄六两，杏仁三十枚，石膏四两，桂心二两，干姜、黄芩、甘草、川芎、当归各一两。

分别将以上九味药研细，先加水一斗二升煮麻黄二沸，去沫后加入余药煮取药汁四升。第一次服一升，还有知觉的病人，可以先卧在床上，盖厚被稍发汗，然后慢慢减少衣被，再入睡。但如果没有出汗，需再服一升，至稍稍出汗安稳后再服五合，不要一次服下，出汗后即痊愈，不要再服用，饮食上没有禁忌，但出汗不能见风。另外还能治上气

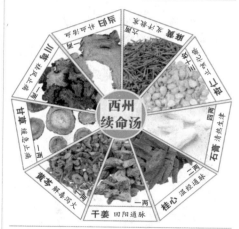

煎药方法

先用一斗二升水煮麻黄，开两沸后去沫加其余药，煮至四升药汁。

服药时间	服药次数	服药温度
酌情而定	酌情而定	温

主治功效

本方能清热解毒、止痛、回阳救逆，适宜急症患者服用。

咳逆、面目浮肿，只能卧床。凡是服此药还不出汗的病人，用口吹他的背部即可。但如果病人先流出冷汗，则禁服此药。体质虚弱的人，稍服五合即可。服用此药，必须先澄清，再慢慢服下后稍微取汗，效果才佳。如果用量过多，比如一次服用三升，再加上药汤浑浊，那产妇和羸弱的人服用后，易导致昏迷、失去知觉。《胡洽方》《古今录》名大续命汤。

防风

祛风解表、逐湿止痛。

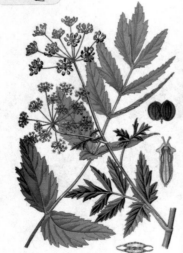

防风

本品对风湿痹痛、外感风寒具有很好的治疗缓解作用。现代医学研究发现，本品还具有镇静、抗炎、抗惊厥的作用。

◎ 大续命汤

治疗肝厉风，突然失声。按照古方用大、小续命二种汤，可完全治疗五脏枯竭和贼风

麻黄八两，杏仁七十枚，石膏四两，川芎、桂心、干姜各二两，黄芩、当归各一两，荆沥一升。

分别将以上九味研细，先用水一斗煮麻黄两沸，去沫后加入余药煮取药汁四升，去渣再下荆沥（加后良）煮数沸，分四次服。如果未痊愈而只能说话，再服小续命汤。《千金翼》中有甘草。

◎ 小续命汤

治疗因受风邪引起的头昏目眩，麻木没有感觉，拘挛引急，身体僵直，大小便失禁。更偏重于产后失血的产妇和老人、小孩等，功效和大续命汤相同

生姜五两，麻黄、甘草、桂心各二两，防风一两半，防己、白术、芍药、人参、川芎、附子、黄芩各一两。

分别将以上十二味药研细，加水一斗二升煮取药汁三升，分三次服。《古今录验》名续命汤，没有桂心；胡洽《千金翼》同。

扁鹊说：治疗突然中了恶风，心中闷烦难耐，应立刻灸足大趾下横纹处，几岁就灸几壮，即可痊愈。

内踝筋急不能走路：灸内踝上四十壮。

外踝筋急：灸外踝上三十壮。

不认识人：灸季肋头（即章门穴）七壮。

腹中切痛，口噤眼反白：阴囊下第一横理处灸十四壮，对于突然昏死患者效果也很好。

患戴眼（病证名，眼睛不停地仰视，是太阳经绝症）目精上翻：灸两眼角后十四壮。

不能说话：灸第三椎上百壮。

突然发作久风、中风等缓急诸风；或半身不遂、心腹胀满、口噤不语，涎唾自出，眼闭耳聋、全身冷直、恍惚烦闷，喜怒无常、口白唇青戴眼，角弓反张，感觉刚开始发动：灸当鼻直上发际之处的神庭穴七壮。

次　灸神庭两旁各一寸半之处的曲差穴二处各七壮。

次　灸耳前起骨上廉凹陷的中间处的上关穴（又叫客主人）二处各七壮。

次　灸耳前下廉动脉凹陷的中间处的下关穴二处各七壮。

次　灸曲颊凹陷的中间处的颊车二穴各七壮。

次　灸下巴直下骨后凹陷的中间处的廉泉一处七壮。

次　灸神庭上二寸处的囟会一处七壮。

次　灸当顶上正中央的百会一处七壮。

次　灸耳正直上入发际二分处（又作四分）的本神二处各七壮。

次　灸项后两大筋外、入发际凹陷中间处的天柱二处各七壮。

次　灸大椎节下关处的陶道一处七壮。

次　灸第二椎下两旁各一寸半处的风门二处各七壮。

治风：灸上星穴二百壮，前顶穴二百四十壮，百会穴二百壮，脑户穴三百壮，风府穴三百壮。

治大风：灸百会穴七百壮。

治百种风：灸脑后项大椎平处两厢（按病人的指寸量二寸三分）各百壮。

治中风导致耳鸣：从耳后量八分半许有孔，两耳门前后各灸一百壮，治一切风。

治因突患病恶风而变哑将死，以及肌肉麻痹：灸第五椎（即心俞穴）一百五十壮，三百壮即可痊愈。

灸二三百壮正对心横向三寸、在第五胸椎处（一说第七胸椎处）的心俞穴：治心风，腹胀满，不思饮食，饮食不消化，吐血酸削，四肢瘦弱，流鼻血，目眩昏暗，肩头、胁下疼痛，小腹急等。每三天灸百壮大肠俞穴（在十六椎两侧，相隔一寸半）：治风，腰脊强直，肠澼泻痢，腹中雷鸣，饮食不消化，小腹绞痛，大小便艰难，不能饮食等。

灸百壮外踝上三寸处的绝骨穴：治风，足胫疼痛，身重心烦等证。

灸五十壮腋门穴（穴在腋下攒毛中一寸处，又叫太阳阴、腋间）：主风。

贼风第三

◎ 川芎汤

治疗突然中风，四肢麻木，狂笑不止

川芎一两半，麻黄、桂心、黄芩、干姜、甘草、石膏（一方用黄连）、当归、秦艽各一两，杏仁二十一枚。

分别将以上十味药研细，加水九升煮取药汁三升，分三次服。

◎ 干姜附子汤

治疗心虚寒风，骨节欲裂，缓弱难收缩，半身不遂，便利无度，口面歪斜

附子八两，干姜八两，麻黄四两，桂

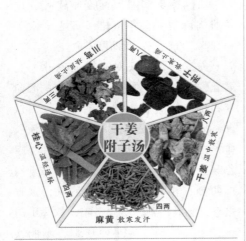

干姜附子汤

桂心 温经通脉

干姜 温中散寒

麻黄 散寒发汗

煎药方法

将上药放入锅中，加九升水煮取药汁三升即可。

服药时间	服药次数	服药温度
饭后	一日三次	温

主治功效

本方温中、散寒、止痛功效很强，尤其适宜受风寒骨痛者服用。

心四两，川芎三两。

分别将以上五味药研细，加水九升煮取药汁三升，每三天服用一剂，分三次服。

◎ 桂枝酒

治疗肝脏虚寒，突然失声但耳朵能听，不能盘腿坐卧，面目呈青黑色，四肢缓弱，大便失禁小便淋漓，被厉风损伤

桂枝、牛膝、薯蓣、川芎、独活、甘草各三两，防风、白术、蒴藋根、茵芋、茯苓、天雄、杜仲各四两，干姜五两，附子二两，踯躅一升，猪椒叶根皮各一升，大枣四十枚。

分别将以上十八味药研细，用酒四斗浸泡七日，每日两次，每次服四合，可渐加至五六合。

肝风占候的病人不要言语，先灸鼻下人中穴，再灸大椎穴，然后灸在第九椎下的肝俞穴五十壮，其他穴按年龄确定灸的壮数，灸二三百壮即可使人的眼睛由昏暗变明亮。

◎ 当归丸

治疗脾虚寒，身体沉重，抬举困难，说话如重鼓，如果被厉风伤害，会下利无度，要安胃补脾，调气止痛

当归、干姜、酸枣仁各八两，黄芪、地骨皮各七两，天雄、川芎、干地黄各六

两，白术、防风、桂心、附子各五两，甘草、秦椒叶、厚朴、秦艽各四两，大枣二十枚，吴茱萸五合。

以上十八味研末，加蜜调成丸像梧桐子大，每天两次，每次用酒送服三十至四十丸。

脾风占候的病人不能言语，先灸左右手十根手指头，再灸人中穴、大椎穴，然后灸距离耳门上下一寸之处的两耳门前脉，最后各灸七壮两大指节上下。

治疗脾风

脾风，是八风之一。要治疗得法，需根据四季中不同时间相应的病情，及时灸背部的脾俞穴两边各五十壮。

茵芋酒

治疗口歪耳聋等病。方见第七卷。

◎ 八风防风散

治疗肺受寒而虚伤，病证：肢体瘦削而怠缓无力，哆嗦颤抖，声音嘶哑，拖气费劲，厉风进入肺中

防风、附子、秦椒、干姜、独活、川芎、黄芪各四十二铢，石膏、天雄、麻黄、五味子、山茱萸各三十六铢，薯蓣、细辛、杜仲、防己、秦艽、桂心、当归、人参各三十铢，紫菀、甘菊各二十四铢，甘草十一铢，贯众二枚。

将以上二十四味药研末并过筛取末，每天两次，用酒调每次服方寸匕，可加至两匕。

治疗肺寒：灸百壮肺俞穴。

治疗肾寒：灸百壮肾俞穴。

◎ 肾沥汤

治疗被厉风所伤导致的肾寒虚，病证：半身不遂，头僵直，脚胫偏跛，行动困难，口歪耳聋，言语混浊，下痢体虚，腰背强直疼痛。此药可随病用药，根据病情增减药量

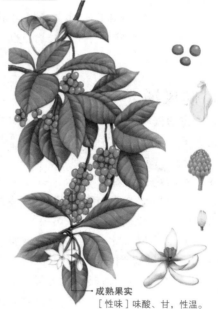

五味子

收敛固涩、生津益气、安神宁心。

成熟果实

[性味]味酸、甘，性温。

[主治]久咳虚喘，用于津伤口渴，消渴。

五味子

本品主要用于治疗久咳虚喘、梦遗滑精、遗尿尿频、久泻不止、自汗、盗汗、心悸失眠等病证。另现代医学认为，本品能增强心脏功能。

羊肾一具，生姜八两，磁石五两，芍药、玄参、茯苓各四两，桂心、当归、黄芪、川芎、五味子、人参、甘草、防风各三两，地骨皮二升（切）。

分别将以上十五味药研细，加水一斗五升煮羊肾，煮至七升时放入余药煮取药汁三升，去渣后分三服，可服用三剂。

偏风第四

◎杜仲酒

主治腰、脚不遂疼痛和风虚

杜仲八两，大附子五枚，羌活四两，石南二两。

分别将以上四味药研细，放到一斗酒中泡三晚上，每日两次，每次二合，也可治妇女的冷病。

◎防风汤

主治偏风，是甄权处给安平公治病的方子

防风、草薢、白术、川芎、狗脊、白芷、牛膝各一两，石膏、桂心、薏苡仁各三两，麻黄四两，生姜五两，附子（《外台》作人参）、羌活、葛根、杏仁各二两。

分别将以上十六味药研细，加一斗二升水煮取药汁三升，分三次服。服一剂后如果感觉有好转，就再服一剂，穿插实行针刺，连服九剂同时针刺九次（也可灸），即可痊愈。针刺共七穴：风池穴、五枢穴、阳陵泉穴、肩髃穴、曲池穴、支沟穴、巨虚下廉穴。

一位仁寿宫的备身（隋代官名，掌管宿卫侍从）得了脚气，针刺环跳穴、

葛根

葛根

解表退热、升阳止泻。

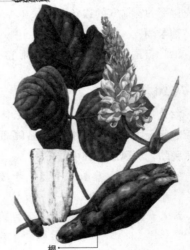

根

[性味]味甘、辛，性凉，无毒。
[主治]外感发热、头痛项强；用于麻疹透发不畅；用于热病烦渴，内热消渴；用于热泄痢疾，脾虚久泻。

葛根

本品主要用于治疗外感发热所致的头痛、口渴、消渴以及麻疹不透、泄泻等症。现代医学研究认为，葛根还能对高血压、高脂血症有一定的抑制作用。

阳陵泉穴、巨虚下廉穴和阳辅穴等，即可行走。

◎ 独活寄生汤

治疗腰背疼痛及其并发症。腰背疼痛都是因为肾气虚弱，同时所卧之处当风又寒冷、潮湿，应及早治疗，否则会流注到膝、脚，出现偏枯冷痹、缓弱疼重；或者腰脚疼痛挛急的重痹

独活三两，当归、芍药、干地黄、寄生（《古今录验》用续断）、桂心、防风、杜仲、牛膝、茯苓、细辛、秦艽、川芎、人参、甘草各二两。

分别将以上十五味药研细，加水一斗煮取药汁三升，分三次服，同时保持温暖避免受冷。身体虚而下痢的人，需去掉干地黄而服汤药。用火燎蒴叶，然后厚厚地铺在席上一层，趁热睡觉，冷后可再用火燎。冬季用蒴根、春季用茎熬汁，躺好后用热汁熏蒸，比薄熨的效果还好，此法还可治疗各种风湿病。刚生产的妇人如果腹痛难耐、腰脚挛痛、伸屈困难，也适合服用此汤，可以消血除风。《肘后》方中有大附子一枚，而没有人参、寄生、甘草和当归。

◎ 葛根汤

治疗身体不遂疼痛，四肢缓弱，产后妇人中了柔风（病症名，风邪乘产后气血虚损而致）和气满等

葛根、桂心、羌活、干地黄、芍药各三两，生姜六两，麻黄二两，甘草二两。

分别将以上八味药研细，加清酒三升和水五升煮取药汁三升，每日三次，每次温服五合。

🌀 风痱第五

风痱的表现：突然不能说话，闭口难开，手足不遂、强直。治疗这种病，可取五升伏龙肝末和八升冷水搅匀，取汁饮用，最好一次饮完。《肘后》载此方可以治心烦、神思恍惚和腹中胀痛，另外可使气绝的人复苏。以下几个处方都是主治风痱的，可斟酌选用。

治疗风痱必须要按先后顺序，抓住治疗机会，否则容易转变为痼疾。治疗时应先取三味竹沥饮，稍稍好转时再饮用一剂。竹沥饮子，主治热风，制伏病人体内的热毒。

◎ 荆沥方

主治受了风邪并发热

荆沥、生姜汁、竹沥各三合。

将以上三味药用火加至温热，搅匀后作为一服。

每天早晨服用煮散，中午服用荆沥汤，直至痊愈。

古人开处方，都是建立在掌握疾病根源和寒、热属性的基础上，所以效果好；而现在的人多鲁莽行事，照搬挪用，往往不灵验。所以说要开处方，首先要确定疾病的寒、热属性，才能对症下药，无论汤、酒还是丸、散都一样。具体地说，由风邪侵入导致的热盛，就应用竹沥、葛汁等性寒的药；只有在严密的房间内，才能为患者治疗风病。因为健康强壮的人在不密实的房中都可能中风，何况病人呢？现在学医的人应引以为戒。

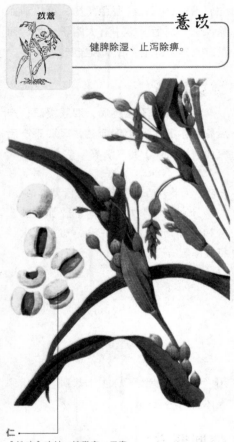

薏苡

健脾除湿、止泻除痹。

[性味] 味甘，性微寒，无毒。
[主治] 主筋急拘挛、不能屈伸，风湿久痹，用于水肿，小便不利；脾虚泄泻。

薏苡仁

本品常用于治疗脾虚所致的腹泻，另外对肌肉及关节疼痛、水肿、脚气也有治疗功效。现代医学中还常用薏苡仁调治阑尾炎。

◎煮散

如果服用以上药方将风痹痊愈后，可以常服煮散，去除余风

防风、独活、厚术、天门冬、五加皮、防己、秦艽、黄芪、芍药、丹参、甘草、川芎、远志、升麻、石斛、人参、白术、茯神、牛膝、羚羊角、桂心、黄芩（《千金翼》作薯蓣）、地骨皮各一两（一方以上各药量四两），石膏六两（一说三两），橘皮、麻黄、干地黄、生姜各三两，乌犀角（《千金翼》作山茱萸）、槟榔（《千金翼》作甘草）、藁本（《千金翼》作附子）、杜仲（《千金翼》作麦门冬）各二两，薏苡仁一升。

将以上三十三味药捣烂过筛后取粗末，然后搅拌均匀。每日一剂，每次用三升水和三两药煮取药汁一升，去渣并一次服下，然后捂汗。如果感觉心中烦热，可用竹沥代替水来煮药。

◎竹沥汤

主治四肢纵缓不能屈曲，心神恍惚不认人和不能说话

竹沥二升，生姜汁三合，生葛汁一升。

和匀以上三味药，在火上加至温热，早晨、黄昏和晚上分三次服下，以四肢有异样的感觉为好，然后再服用后面的汤方。

麻黄、防风各一两半，石膏六两，生姜四两，羚羊角二两，川芎、黄芩、甘草、防己、附子、人参、芍药、桂心各一两，竹沥一升，生葛汁五合，杏仁四十枚。

分别将以上十六味药研细，先加七升水煮到一半，然后加入竹沥和生葛汁煮取药汁二升五合，分三次服，以汗出为度，隔五天服一剂，连续服用三剂至感觉有好转后，再服用后方。

竹沥三升、麻黄三两，川芎、羚羊角、防己、升麻、桂心、防风各二两。

分别将以上八味药研细，加四升水和竹沥煮取药汁二升半，分三次服，每两天服一剂，可连续服用，每次最好加三两独活。此方效果明显，可连续服用三剂。病人的手足如果发冷，则加五两生姜和二两白术。如果未见效，可再服汤方：

防风、麻黄、芍药各一两半，生姜、石膏各二两，防己、桂心、黄芩、川芎、独活、白术、附子（一本作杏仁四十枚）、羚羊角、甘草（一本作葛根二两）、人参、升麻各一两，竹沥一升。

分别将以上十七味药研细，先加水八升煮取药汁四升，然后加入竹沥煮取二升半，分三次服，每次间隔三小时。气滞的病人，加一两橘皮、一两牛膝和一两五加皮。

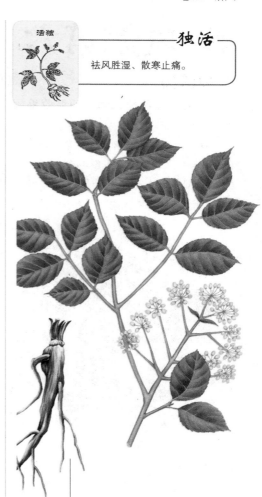

独活

祛风胜湿、散寒止痛。

活独

根

[性味] 味辛、苦，性微温，无毒。
[主治] 外感风寒，风湿痹痛。

独活
本品辛散苦燥、气香温通，善于祛风湿、止痹痛，是治疗风湿痹痛主药，对风寒湿邪所致之痹证，有理想的疗效。

风懿第六

◎独活汤

主治风懿不能说话，四肢收缩困难，手脚拖曳软弱

独活四两，生姜六两，甘草三两，芍药、栝楼根、桂心、生葛各二两。

分别将以上七味药研细，加五升水煮取药汁三升，一日内分三次服完。

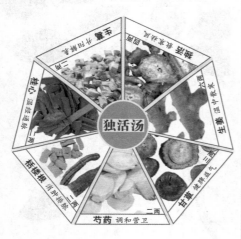

独活汤

煎药方法

将上述药物研细，放入五升水中，煮至三升药汁即可。

服药时间	服药次数	服药温度
饭后	一日三次	温

主治功效

本方能温中散寒，对受风寒所致的肢体收缩困难、手脚软弱有疗效。

脾脉和胃相连并且上行至咽、舌根，散布在舌下，同时心的别脉也系在舌本，如果心、脾同时受风邪，就会舌强直而不能说话。

◎枳茹酒

主治各种疑难杂症，比如口歪眼急和风急等

刮取枳实表面至实心的青末，然后将得到五升枳茹放在微火上炒干，加一斗酒浸泡，最后再用微火炒至有药味，按自己的酒量饮用。《肘后》载用来治身体强直难屈伸的，而且也可以用枳树皮。

治疗突然中风口歪、耳病等

将一根五寸长的苇筒一头刺入耳孔，塞严避免泄气，另一头加入一颗大豆，然后用艾烧，灸七壮即痊愈，右边患病就灸左边，左边患病则灸右边。另外也可以灸手交脉三壮，灸法如上，灸炷横放起来，两头下火。

◎防己汤

主治中风和口噤不能说话

防己、麻黄、桂心各二两，芍药、甘草、防风各一两，生姜四两，葛根三两。

分别将以上八味药研细，加六升水煮取药汁二升半，分三次服，也可以治疗失声。

◎石南汤

治疗六十四种风注（病证名，因体虚受风，邪气长久郁积于营卫，在皮肤中如虫爬，腰脊强直，手足拘急，隐疹搔后成疮），风尸（病证名，因风邪侵

袭经络，淫溢四肢而致）发痒，突然中风而肿脸，手不能抬举，口噤失语等

石南、细辛、人参、干姜、黄芩各一两，桂心、川芎、麻黄、当归各一两半，甘草二两，食茱萸三十铢，干地黄十八铢。

分别将以上十二味药研细，加六升水和三升酒煮取药汁三升，分三次服，服后可能出大汗。

◎附子散

主治中风，手臂麻木和口脸歪斜

附子、桂心各五两，防风、人参、细辛、干姜各六两。

将以上六味药治择捣筛后做成散药，每日三次，每次用酒服一方寸匕，可渐增加药量。

🐏 角弓反张第七

◎秦艽散

主治半身不遂，说话错乱，悲喜异常，角弓反张，皮肤风痒等

秦艽二两，黄芪二两，人参二两，独活（胡洽用乌头）二两，甘菊花（胡洽用蜀椒）二两，远志（胡洽用防己）一两，麻黄一两，天雄一两，桂心二两半，山茱萸二两半，防风二两半，石斛（胡洽用草薢）二两半，当归三十铢，五味子三十铢，附子三十铢，干姜三十铢，白鲜皮（胡洽用白蔹）三十铢，川芎（胡洽用桔梗）三十铢，细辛三十铢，甘草三十铢，白术三十铢，茵芋（胡洽用莤草）十八铢。

以上二十二味治择捣筛后制成散药，每天两次，每次用酒送服一方寸匕，可渐加至二匕，另言治疗风邪不管新久，都有补益作用。

◎仓公当归汤

主治贼风口噤，角弓反张，痉挛等

当归、防风各十八铢，麻黄三十铢，独活一两半，细辛半两，附子一枚。

分别将以上六味药研细，加五升酒和三升水煮取药汁三升，每次服一升，如果嘴不能张开的可撬开灌下，服后就可苏醒，两次后会出小汗，三次后则会出大汗。

◎八风续命汤

治疗突然半身不遂，身体发冷，手脚拘急，屈伸困难，神志迷糊，或身体强直，角弓反张，不能说话，有时厌食，有时大小便不利等

人参、黄芩、当归、干姜、桂心、独活、甘草各十八铢，杏仁四十枚，石膏一两半。

分别将以上九味药研细，加九升井华水煮取药汁三升，分三次服，每日两次，服后盖被捂汗，如果不出汗的话，可加五两麻黄再饮一合。

🌀 风痹第八

养尊处优的人肌肤实盛、骨头萎弱，疲劳出汗后，再加上睡觉时摇摆，容易感受微风，而患上血痹病，症状类似中风。一旦出现脉象寸口部位微涩、关上部位紧的，就应该用针引导阳气，使脉调和而不紧让病邪流出即可。

◎ 汉防已汤

治疗风湿、脉浮、身体沉重和恶风出汗

汉防已四两，黄芪五两，白术、生姜三两，甘草二两，大枣十二枚。

分别将以上六味药研细，加六升水煮取药汁三升，分三次服，服后盖被捂汗，感觉皮肤中像有虫爬行为邪气解散之象，然后再卧床取汗。

◎ 海藻汤

治疗体内游风，在腹背、臂上或脚上肿如盘大或小碗大

海藻、附子、独活、白术、防风、茯苓各三两，大黄五两，鬼箭二两，当归（一本作当陆）二两。

分别以上九味药研细，放到二斗酒中泡五天，第一次服二合，逐渐加量，有效为止。

◎ 黄芪汤

治疗血痹，阴阳脉、寸口、关部脉

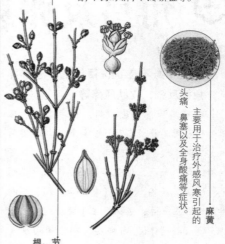

麻黄

麻黄

发汗散寒、宣肺平喘、行水消肿。

茎

[性味] 味辛、微苦，性温，无毒。
[主治] 治伤寒，头痛，咳嗽气喘，风水水肿，风寒痹证等。

头痛、鼻塞以及全身酸痛等症状

主要用于治疗外感风寒引起的

麻黄

根、节

[性味] 味甘，性平，无毒。
[主治] 能止汗，夏季用杂粉扑上。

都很微弱，而尺部脉却稍紧，症状为身体不仁，像中了风一样

蜀黄芪、芍药、桂心、人参各二两，生姜六两，大枣十二枚。

分别将以上六味药研细，加六升水煮取药汁二升，每天三次，每次七合。《要略》中只有五物，而没有人参。

【卷六】

伤寒

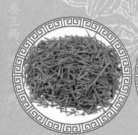

麻黄

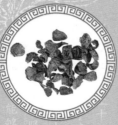

川乌头

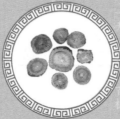

甘草

伤寒例第一

《易经》载"天地变化，各正性命。"变无定性，难以预测，四季八节（即立春、立夏、立秋、立冬、春分、夏至、秋分、冬至）中也是如此，人又岂能无事。所以每个人有不同的遭遇，不同的命运。吉与凶、爱与憎、存与亡、苦与乐、安与危、喜与怒、忧与畏，每个人都会经历。不过对于这些变化，我们虽然不能废掉它，却能通过掌握自然规律来驾驭它。善于保养身体，懂得克制；用天地所生的物类来防备，使病邪无法侵入身体。另外一旦开始感觉不好时，就须救治，直到病愈，而且应该汤药与饮食一起进，抵消毒势而痊愈。

《小品》说：古今都称伤寒是难

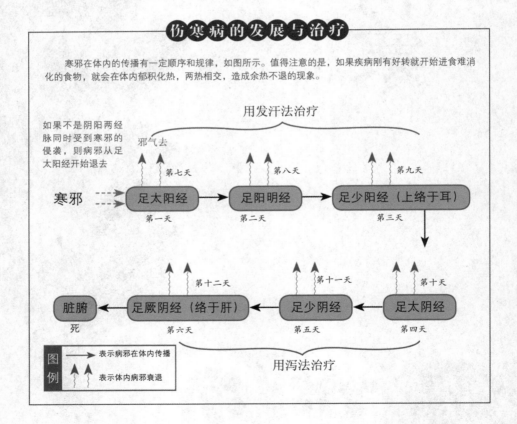

伤寒病的发展与治疗

寒邪在体内的传播有一定顺序和规律，如图所示。值得注意的是，如果疾病刚有好转就开始进食难消化的食物，就会在体内郁积化热，两热相交，造成余热不退的现象。

用发汗法治疗

如果不是阴阳两经脉同时受到寒邪的侵袭，则病邪从足太阳经开始退去

邪气去

寒邪 → 足太阳经（第一天）→ 足阳明经（第二天）→ 足少阳经（上络于耳）（第三天）

第七天　第八天　第九天

脏腑 死 ← 足厥阴经（络于肝）（第六天）← 足少阴经（第五天）← 足太阴经（第四天）

第十二天　第十一天　第十天

用泻法治疗

图例　→ 表示病邪在体内传播　↑↑ 表示体内病邪衰退

治的病，时行瘟疫是毒病之气。我考察各家著作，发现它们的实质是大不相同的，应详加辨别处方与论证。经书上说：四季正常的气候顺序是春天的气温和，夏天的气酷热，秋天的气清凉，冬天的气严寒。冬天严寒时，万物藏伏，善于养生的人起居也应周密安排，避免被寒气所伤。否则触犯了严寒的冬气，就成为伤寒。其他季也如此，而且被四季之气所伤致病的，最具杀厉之气。对于伤寒病，应该根据染病日程及深浅，来施以不同的治疗。现在人患了伤寒病，或者在病初时不早治，或者治法不对症，或者拖延至病势垂危，都错过了最佳时机，甚至已经为时太晚了。而且对于医生而言，都应临时灵活变通，随证遣药，才能获得治疗的最佳效果。

华佗说：患伤寒证的第一天，邪气在皮里，用灸或用膏药来摩熨就会痊愈；如果没有痊愈，则第二天邪气就会侵入肤里，此时可依法用针，解肌发汗就会痊愈；第三天时邪气会侵入肌里，再发一次汗也可痊愈。如果仍没有解除的，就不要再发汗。第四天时邪气会侵入胸里，应该服用藜芦丸，微微吐出后会痊愈。当然如果病重垂危而不能吐出的，可服用小豆瓜蒂散来吐出，此时要注意，要趁着病人还没有清醒时依法用针刺。第五天邪气会侵入腹中，第六天会入胃，此时可用泻下法，避免滞留在胃中；当然如果热毒没有入胃而在外则

不要用泻下法。如果胃因为实热致病，多半不能治愈；胃中进入虚热，会烂胃；胃中热轻微的，会出现红斑，而只有一成希望得生；如果胃中热剧烈的，会出现黑斑，这种病也只有一成希望得生。但是人有强弱之别，病有难易之

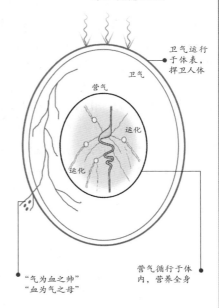

血、气的同一性

食物在胃里消化后被运化至全身，是机体活力的源泉。人体内的血、气都生于水谷，源于脾胃，它们实际都是同一种物质。

身体出汗时，处于体表的卫气也随之而出

卫气运行于体表，捍卫人体

卫气

营气

运化

运化

"气为血之帅"
"血为气之母"

营气循行于体内，营养全身

"津血同源"，气随津脱，所以，人体汗出多了势必会伤卫气，血流多了也会使卫气受损。高明的医生在治疗疾病时必须注意这一点。

别，其治疗效果会悬殊一倍。

患了病但没有发热，只是狂言烦躁，精神失常，答非所问的，不要用火来逼迫它，而应服猪苓散一方寸匕，还应强迫病人饮下新的井水一二升，然后用手指刺喉中，吐出所饮的水，病即痊愈；反之如果不能吐的，就不要强迫给他饮水，为避免结滞于心，应当对症下药，用其他药物来使其吐。

春夏两季不要大吐下泻，秋冬两季不要大发汗。在冬季和初春特别寒冷时要发汗，宜服神丹丸，也可用膏药来摩熨或用火来灸灼；如果在春末、夏天及初秋，则宜服六物青散，此外用崔文行度瘴散、赤散和雪煎，也有很好的治疗效果；如果没有丸药、散药和煎药的，可单熬几两柴胡，伤寒病、时行病都可服用。已经发汗二三次仍不缓解的，应当给病人服汤药，而对于实证者，转而用泻下法。不过要注意，各种与伤寒相似的虚、烦、热病证，如果身体不恶寒，不疼痛，不是伤寒的就不能发汗；头不痛、脉象不紧不数的非里实证，不能泻下。对这种虚烦证，应当服竹叶汤；呕吐及伤寒后虚烦的，都宜服橘皮汤。

陈廪丘说："有人问，患病后接连用汤药发汗，但不出汗的怎么办？"我说："虽然医家经典上说，连续发汗而不出汗的是死证。但可以像治中风一样用蒸法，让湿热之气在外迎合，汗就不得不出。我曾经也问过张苗，张苗说：'曾经有人因劳作过度而出汗，又卧在单层的竹苇席上，结果被冷气侵犯而患病，苦于寒倦。多名医生给他服过散、丸、汤药，四天内共发汗八次，但都不出汗。我叫人在地上铺满桃叶，然后烧桃叶来蒸他，即得大汗，接着在被窝里用粉敷身，极燥之后病就痊愈了。'各种恶寒发热的病，且脉象浮洪的，适合发汗，同时要用温粉来敷，避免遇风；反之如果病人应当发汗时而失血或大下利的，就不能过度发汗，可多服几次桂枝汤，连续几天发微汗，病就会自然消除。"

有病早发现、早治疗，不能只是默默忍受，期望它自然好转，那样只会发展成不易治的病，特别是小孩与女人。此外，尤其是那些急迫的痈疽疔肿、喉痹客忤之类的症候。服药要依照方法，遵照医生的嘱咐。尤其是服药后，应用衣被覆盖，使周身温暖而得汗，才能消除伤寒病。患病之后，病人如果能够喝水，就有希望痊愈，不过也要适度。患病五六天的，如果口渴想喝水，不应当给他很多水，因为本来病人腹中的热量就少，此时多饮水就等于加重病情；到了第七八天，病人特别口渴的，还是应当遵从证候状况，不要使其过度饮水。比如病人说能喝一斗水的，只能给五升。如果喝得满腹，而且小便涩、气喘或呃逆呕吐的，就不能再给他水；忽然出大汗的，则是代表要痊愈了。

寻方治病的关键是快速救人。所以家中应常备成药，以备急用。

🌀 避温第二

◎ 屠苏酒

在正月初一服，可避除疫气，避免温病和伤寒

桂心、白术各十八铢，大黄、蜀椒、桔梗各十五铢，菝葜十二铢，一方有防风一两，乌头六铢。

分别将以上七味药研细，装在绛袋中，在除夕那天中午悬沉到井中，大年初一凌晨取出，再放到酒中熬数沸后饮服即可。开始服用时量宜少，可渐加量。不仅对自己有益，还可惠及他人。饮药酒后三天，可将药渣再放到井中，反复饮用，可终生无病。

◎ 大青汤

治疗心腑脏温病、阴阳毒、恐惧惊动

大青、知母、芒硝、黄芩、栀子各三两，麻黄四两，玄参六两，生葛根、石膏各八两，生地黄（切），一升。

分别将以上十味药研细，加九升水熬取药汁三升，去渣后加入芒硝，分三次服。

治疗疫病

经常在满月之日将向东生长的桃枝锉成末，再熬水来洗澡。

治疗瘴气

将二升青竹茹放到四升水中熬取三升药汁，分三次服。

◎ 桂心汤

治疗肝脏温病、感受疫毒所致的阴阳毒等。症状为牵引颈背的双筋，先冷后热，腰部挛缩僵直，眼睛模糊

桂心一两，柴胡五两，生姜、石膏各八两，白术、大青、栀子、芒硝各三两，生地黄、香豉各一升。

分别将以上十味药研细，加九升水熬取汤药三升，分三次服。

◎ 茵陈蒿汤

治疗肾脏温病，身刺腰疼

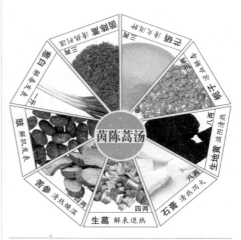

茵陈蒿汤

煎药方法

将除芒硝的诸药放入锅中，加九升水熬煮取药汁二升半放入芒硝即可。

服药时间	服药次数	服药温度
饭后	一日三次	温

主治功效

本方清热解表能力甚强，故可调理肾脏温病所致的腰痛。

茵陈蒿、芒硝、栀子各三两，生地黄、石膏各八两，生葛、苦参各四两，豉、葱白各一升。

分别将以上九味药研细，加九升水熬取二升半药汁，然后加入芒硝，分三次服。

❀ 伤寒膏第三

◎白膏

治疗伤寒头痛时，先摩擦身体千遍，再用酒送服如杏核大的一枚白膏，然后盖上温热的被子捂汗。也治恶疮、小儿头疮和牛皮癣。先用盐汤洗疮，再用布擦干净，将膏敷在痈肿处，然后以火灸摩擦千次，每天两次，就会消肿

天雄、乌头、莽草、羊踯躅各三两。

分别将以上四味药研细，用三升苦酒浸泡一夜，然后打一口露天灶，挖取十二堆一升大小的聚湿土，将三斤成煎猪脂放到灶上火的铜器中，烧苇薪使其熔化，再加入浸泡好的药，沸腾后取下放到土堆上，这样往复十二遍，正好使用完土堆，最后去渣即可。

患伤寒而咽喉痛的，每天三次，每次含如枣核大的一枚。涂抹膏时避免接触眼睛。

◎青膏

治疗患伤寒后头痛颈直，四肢酸疼

当归、吴茱萸、附子、川芎、白芷、乌头、蜀椒、莽草各三两。

分别将以上八味药研细，用醇苦酒

川乌头

祛寒除湿、疏散风邪、温经止痛。

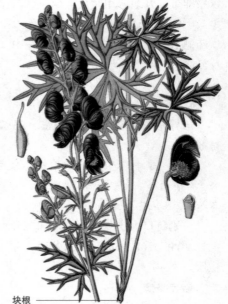

块根

[性味] 味辛、苦，性温，有大毒。
[主治] 用于风寒湿痹，诸寒疼痛。

乌头

乌头是常见的散寒止痛药，它既能祛经络中的寒气，又可散脏腑之寒。但是乌头有大毒，一定要谨慎使用。

浸泡两夜，然后用四斤猪脂熬至药的颜色变黄，去渣，每天三次，每次用温酒送服枣核大的三枚，发汗后若无效，就增加药量，同时可配合摩擦涂抹。如果刚患伤寒一天，只是头痛背僵的，只要摩擦涂抹即可。

◎ 黄膏

治疗得伤寒后呈红色，头痛颈直，贼风走风等

大黄、蜀椒、桂心、附子、干姜、细辛各半两，巴豆五十枚。

分别将以上七味药研细，用醇苦酒浸泡一夜，然后用一斤腊月猪脂熬沸三次即成。伤寒红色发热的，用酒送服梧桐子大的一枚。配合用熔化的药来摩涂身体数百遍，可断绝贼风。如果风邪已侵入肌肤，就摩擦涂抹在风邪之处。

🌀 发汗散第四

◎ 五苓散

主治时行热病，表现为烦躁不安，胡言乱语

猪苓、茯苓、白术各十八铢，泽泻三十铢，桂心十二铢。

将以上五味治择捣筛，然后制成散药，每天三次，每次用水送服方寸匕。多喝热水，出汗后即可痊愈。

◎ 崔文行解散

治疗时气不和而患伤寒发热

桔梗、细辛各四两，乌头一斤，白术八两。

将以上四味治择捣筛，然后制成散药，如果中伤寒，就服一钱五寸匕，再盖上被子捂汗，没有效果的话可稍微增加用量，直到见效为止；如果是时气不和，就在凌晨服用一钱五寸匕。想要祛除恶气或探望病人的最好也用酒送

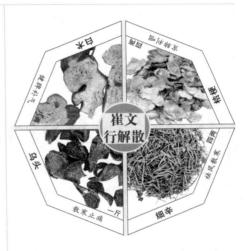

煎药方法		
将上述药物捣碎过筛，制成散剂即可。		
服药时间	服药次数	服药温度
酌情而定	酌情而定	常温
主治功效		
本方能散寒祛风，对伤寒发热有治疗功效。		

一服。

◎ 六物青散

治疗因患伤寒而呈赤色和恶寒

附子、白术各一两六铢，乌头、桔梗各三两十八铢，防风、细辛各一两十八铢。

将以上六味治择捣筛，然后制成散药，每次用温酒送服一钱五寸匕。如果没有效果，可增加用量。服药后不出汗的，可喝一杯温粥来帮助发汗。不过要注意，盖被子不要伸出手足，发小汗即可，不能大汗淋漓。一旦大汗不止，可用温粉来敷在身上。如果出汗但病没好的，就服神丹丸。

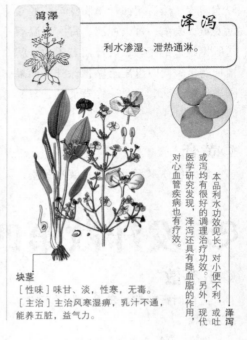

鸿泽

泽泻

利水渗湿、泄热通淋。

块茎
[性味] 味甘、淡，性寒，无毒。
[主治] 主治风寒湿痹，乳汁不通，能养五脏，益气力。

本品利水水功效见长，对小便不利，或泻均有很好的调理治疗功效。另外，现代医学研究发现，泽泻还具有降血脂的作用，对心血管疾病也有疗效。

泽泻

❧ 发汗汤第五

发汗最好在春夏季进行。发汗时，想使手脚都微微出汗而和润，以一小时左右为最佳，不能大汗淋漓。病没有消除的，就重新发汗。但如果出汗过多就会损伤阳气，不宜再发汗。服汤药或丸、散药发汗时，要掌握度，切中证候就停止。不过在所有药中，以汤药的效果为最好。病人患病后无故自汗，又再发汗的，就会病愈，因为他的卫气恢复平和了。

病人脉象浮的，说明病在外，可以发汗，适宜服桂枝汤。

病人阳脉浮大而细数的，也可以发汗，适宜服桂枝汤。

病后常常出汗的，是营气平和、正常而在外之卫气不与之协调。运行时，营气在脉中，卫气在脉外，荣卫不调；如果营卫平和相助时再发汗，则病愈。适宜用桂枝汤。

病人脏腑没有病，阵发性发热汗而不痊愈的，是卫气不和，如果在发热的症状发作之前发汗就能痊愈。也适宜用桂枝汤。

营弱卫强，太阳经发生病变时，发热出汗，应治疗风邪导致的太阳经中风。适宜用桂枝汤。

太阳经产生病变，可先让病人发汗，不得缓解时再用下法，脉象浮的误用下法则不能痊愈。脉象浮说明病邪在表，适宜解表用桂枝汤。

太阳经产生病变，误用下法后，正气与邪气相争，气逆而向上，不能畅达于表而上冲，说明病邪仍在表，可服桂枝汤；但不发生气上冲的，不能服桂枝汤。

太阳经产生病变，头痛、发热、出汗、恶风寒，也适宜用桂枝汤治疗。

太阳经产生病变，表证未得解时，用下法来治疗并且出现微喘证候的，适宜用桂枝加厚朴杏仁汤治疗。

桂枝汤是调和营卫以解除肌表之邪的，病人如果脉象浮、紧，且发热无汗的，不适宜服用。

嗜酒的人，不适宜服桂枝汤，否则必会呕吐，甚至吐脓血。

◎ 大青龙汤

治疗中风伤寒，身体疼痛，脉象浮紧，发热恶寒，烦躁而不出汗

麻黄六两，生姜三两，桂心、甘草各二两，石膏（如鸡子大）一枚，捣碎，杏仁四十枚，大枣十二枚。

分别将以上七味药研细，加九升水来熬麻黄，去沫后加入其他药，熬取汤药三升，每次服一升后盖上厚被子捂汗。不出汗的可再服；但出汗的不可再服，否则会出现惕肉症而筋肉抽搐跳动。

◎ 麻黄汤

治疗因伤寒而头、腰、骨节疼痛，恶寒发热，气喘而无汗

麻黄三两，甘草、桂心各一两，杏仁七十枚（气喘轻的用五十枚）。

分别将以上四味药研细，用九升水来熬麻黄，熬到七升时去沫，加入其他药，合熬取汤药二升半，去渣即成，每次服八合后盖上被子捂汗。

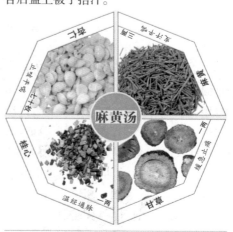

煎药方法		
先下麻黄，熬至七升药汁后放其他药物，煮至二升半即可。		
服药时间	服药次数	服药温度
酌情而定	酌情而定	常温
主治功效		
本方能发汗散寒、止痛温经，主治风寒骨痛、恶寒发热。		

◎ 雪煎方

治疗伤寒

麻黄十斤，如金色者的大黄一斤十三两，杏仁一斗四升。

分别将以上三味药研细，先把麻黄用五斛四斗雪水浸泡三夜，再加大黄搅拌均匀，烧桑薪熬取二斛药汁，去渣后再纳入釜中熬制，同时加入捣碎的杏仁，熬至剩六七斗汁时去渣放到铜器中，另加三斗雪水合熬，搅拌均匀，

最后取二斗四升汤药制为丸。有病的，研一丸放到五合三沸的白开水中，适时服用，可立即出汗。如果不愈就再服一丸。药须密封，防止泄气。

🌀 发汗丸第六

◎ 神丹丸

治疗患伤寒、面色赤，恶寒发热而体疼

附子、乌头各四两，朱砂一两，茯苓、半夏、人参各五两。

分别将以上六味药研末，仿照真丹的标准制成蜜丸。每次饭前用生姜汤送服如大豆般的二丸，每天三次，服后喝二升热粥，盖厚被子捂汗。如果没有出汗或出汗太少，就再照前面的方法

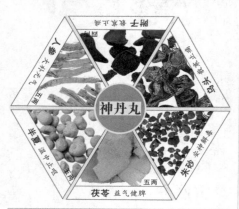

神丹丸

煎药方法

将上述药物制成大豆般的蜜丸即可。

服药时间	服药次数	服药温度
饭前	一日三次	温

主治功效

本方能散寒温中，擅长治疗风寒感冒所致的恶寒、肢痛。

服用；如果出足汗，应当能解表而未解的，应服桂枝汤。这种药有副作用，应让发热和发寒的病人多喝水。另在疟疾发病之前服二丸，也可治疗。《金匮要略》载此方主治寒气厥逆，不用人参，而用细辛，另有像枣大小一枚射罔，叫赤丸。

◎ 麦奴丸（又名黑奴丸、水解丸）

治疗患伤寒五六天以上而不愈的，热在胸中而牙齿紧闭，只想喝水，病人病势溃坏，精魂衰竭像死人，只有心下温热，此时用杖撬开他的嘴，向咽喉中灌药，如果能咽下就能痊愈

麦奴、釜底墨、大黄、黄芩、灶突墨、梁上尘、芒硝各一两，麻黄二两。

将以上八味研末，制成蜜丸，用新汲的井水五合来研一丸，当药消融后服用。病人如果想喝水，就让他随便喝，多多益善；不想喝的，也要强迫他喝。服药一会儿后会发寒而冒冷汗，说明病就消除了。如果服药后不出汗的，就再服药，两三服就有良好效果。

宜吐第七

原则上在春天适宜用吐的方法，不需要服完整剂药，只要切中病就会痊愈。

体内有沉积的痰，证候和桂枝汤主治的症候类似，头不痛，颈项也不僵直，但寸口脉浮，气上冲咽喉，胸中硬满，呼吸困难，适宜用吐的治法。

胸上患寒病，胸痛、吃不下饭，按住疼痛部位时有涎流出，又下利、脉象迟的，也适宜使用吐法。

少阴经病变，厌食呕吐、心中抑郁的也宜使其吐；饮食不消化，停滞在胃腑上部的，适宜用吐法；邪气侵入胸中导致手足逆冷，忽见结脉的，也宜使其吐。

◎ 服酒胆方

治疗得了伤寒温病已经三四天，并且胸中恶心、想吐

醇苦酒半升，猪胆一具。

将以上二味药调匀后饮用，吐后即可痊愈。

◎ 水导散

治疗时气病，症状感觉烦热如火，狂言妄语，想狂奔

白芷一两，甘遂半两。

将以上二味药治择捣筛，然后制成散药，每次用水送服方寸匕，间隔一段时间让病人喝凉水，喝到吐出为止，此时小便应当呈红色。又名濯肠汤，治疗大便急。

◎ 瓜蒂散

瓜蒂、赤小豆各一两。

将以上二味药治择捣筛，然后制成散药，取一钱，加一合香豉和七合熟开水煮成稀粥，去渣后与散药调和，温服一次服完。如果病人不吐，就逐渐增加药量，直到吐。张文仲用三合白开水来调和散药。

甘遂

泻水逐饮、消肿散结。

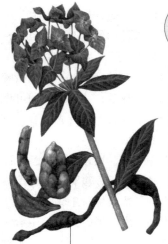

块根

[性味] 味苦，性寒，有毒。

[主治] 能破癥坚积聚，利水谷道。

本品具有较强的泻水功效，故适宜治疗水肿胀满、胸腹积水、痰饮积聚之症，如果将其外用，还能治疗疮疡痈肿。

甘遂

🌀 宜下第八

秋天适宜用下法。下法的原则是汤药比丸、散好，不用服完整剂，病好了就能停止，得了伤寒证，有热而小腹满，但小便反而通畅的，是有血，适宜用抵党丸使其下泻。

阳明经病变，潮热且大便稍稍结燥，可服承气汤；如果没有大便已经六七天了，估计是有燥屎，可服少量承气汤。服汤药后腹中转矢气的，代表有燥屎，可攻；而如果不转矢气的，则不可攻，否则必胀满而不能食。另外，如果想喝水的，就是哕，宜服用小承气汤来调和。

阳明经病变，病人喜忘，虽然其屎燥结，但却容易排出，色黑。适宜用抵党汤来使其泻下。

太阳经病变，身黄而脉象沉结，小腹坚满且小便不利的，是没有瘀血；小便自利，但病人神态失常的，是血证，应该用抵党汤来使其下泻。

太阳经病变，导致热邪郁结在膀胱，病人如果发狂的，其血自下即可痊愈。但应当先解其表，只有先解表，小腹坚结的，才可攻。

阳明经病变，导致脉象迟，出汗但不恶寒，身体沉重，腹满短气且潮热的，要解表，可攻其里。手脚湿润微汗的，说明大便已经结燥，适宜服用承气汤；而如果汗多且微热恶寒的，说明没有解表，适宜用桂枝汤。

阳明经病变，发热出汗的，说明热邪向外发泄。如果只有头上出汗，而身上无汗，且小便不利，口渴难耐的，是瘀热在里，身必发黄，适宜用茵陈汤来使其下泻（方在第十卷中）。

少阴经病变已经两三天，口干喉燥，应尽快用承气汤来使其下泻。

少阴经病变已经六七天，腹满而不大便的，应尽快用承气汤来使其下泻。

是实证的病，就会妄语；而如果是虚证，则会言语重复，声音歪斜。直视妄语、喘满者和下痢者都会死亡。

病人已经得了四五天的伤寒病，脉象沉而胸满气喘的，若误用汗法，使表虚里实，时间长了会胡言乱语。

◎ 大承气汤

主治热盛，胡言乱语和腹中有燥屎

大黄四两，枳实五枚，芒硝五合，厚朴八两。

分别将以上四味药研细，先用一斗水熬厚朴、枳实，熬取药汁五升，去渣后加入大黄，再熬取药汁二升，去渣后加入芒硝，再熬一两沸即可，将药汁分两次服用，即可治愈。

◎ 大柴胡加葳蕤知母汤

治疗得了伤寒病已经七八天，且心烦乱语，腹中有干粪柴胡半斤，生姜五两，黄芩三两，芍药三两，人参三两，蕨蕤二两，知母二两，半夏半升，大黄一两，甘草一两。

分别将以上十味药研细，加一斗水来熬取汤药三升，去渣即可，每天三次，每次服一升，以通利为有效。《集验》载此方用四枚枳实，而不用芍药。

◎ 生地黄汤

治疗因为得了伤寒而有热，且虚嬴少气、心下胀满、胃中有宿食和大便不通利

生地黄三斤，大枣二枚，芒硝二合，甘草一两，大黄四两。

将以上五味药合捣调匀，在五升米之下蒸熟后绞取药汁，分两次服。

◎ 抵党丸

水蛭、虻虫各二十枚，桃仁二十三枚，大黄三两。

将以上四味药研末，加蜜调成四丸药，每丸药用一升水来熬取汤药七合，一次服完。七天后会下血，如果不下的可再服。

🌀 发汗吐下后第九

如果伤寒已经好了半日左右，但心中烦热，而且脉象浮数的，可以再发汗，适宜用桂枝汤。不过应该谨慎，发汗后喝水会气喘。

◎ 白虎汤

治疗患伤寒但吐下后七八天仍没有治愈，表里俱热，恶风大渴，口舌烦燥。此外，白虎汤还可治疗因伤寒而口干心烦，背微恶寒

石膏一升，甘草二两，知母六两，粳米六合。

分别将以上四味药研细，加水一斗将米煮熟，去渣后每天三次，每次一升。在此要注意，各种失血及虚证不能服白虎汤，立秋后和春天三个月时也不

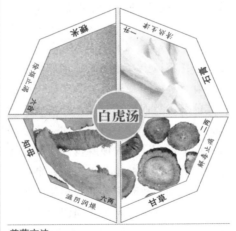

煎药方法

将上药放入锅中，加一斗水煎煮至米熟即可。

服药时间	服药次数	服药温度
饭后	一日三次	温

主治功效

本方具有清热解毒之功效，对伤寒久治不愈有缓解作用。

能服，否则反而会呕利腹痛。

◎ 生姜泻心汤

治疗伤寒发汗后，心下痞坚，胃中不和，胁下有水气而下利

生姜四两，甘草、人参、黄芩各三两，半夏半升，黄连、干姜各一两，大枣十二枚。

分别将以上八味药研细，加水一斗熬取汤药六升，去渣后每天三次，每次一升。

◎ 小青龙汤

治疗伤寒后表证没有解散，心下有水气（水液停留在体内导致的病变），干呕发热并且咳，或渴或下痢，有时咽喉不畅或小便不利，下腹胀满或气喘

桂心、麻黄、芍药、细辛、甘草、干姜各三两，半夏、五味子各半两。

分别将以上八味药研细，加水一斗来熬麻黄，减少二升后去除浮沫，再加入其他药，熬取汤药三升，分三次服。病人如果发渴，就去掉半夏加三两栝楼根；如果微利，就去掉麻黄而加炒成红色的如鸡蛋大小的莞花一枚；如果咽喉梗阻，则加一枚附子；如果小便不利，下腹胀满，则去掉麻黄而加四两茯苓；如果气喘的，去掉麻黄加半升杏仁。

◎ 竹叶汤

治疗发汗后，表里虚烦而不能攻的

竹叶二把，石膏一斤，麦门冬一升，甘草、人参各二两，半夏半升，生姜四两。

分别将以上七味药研细，用一斗水来熬取汤药六升，去渣后加入半升粳米，等米熟后去除即可。每天三次，每次一升。张文仲方中没有生姜。

服用桂枝汤并且发汗后，脉象洪大的，可服桂枝汤。如果同时有规律地出现发热恶寒，就像疟而实非疟，每天发两次汗，而且汗出即消除的，用桂枝二麻黄一汤。

淡竹叶

消热除烦、通利小便。

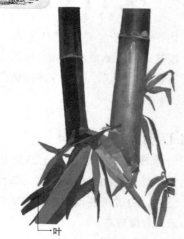

→叶

[性味]味辛、平，性大寒，无毒。
[主治]主治胸中痰热，咳逆上气，热毒风。

→竹

本品能清热清肺，对吐血、热毒风、热证烦闷、中风失语、头痛以及小儿烦热均有一定的缓解治疗作用。

【卷七】

肝脏

三十二味药研为末，用蜜

防风、人参、细辛、秦

柏子仁、干姜、干漆

十四味药研为粉末，用蜜

虻虫各十五枚、吴茱萸十八铢麻

一两、覆盆子一升，五味

黄一两、桂心一两

【祥丸】

女多年不孕

【黄丸】

七味药研为粉末、用蜜调和成如梧桐子大的药丸。饭后引米汤送服七丸，逐渐增加到十九，直至显药效为止。五

茯苓各十铢、半夏三十铢、人参、芍药、橘皮、细辛、芎、旋复花、桔梗、甘草各十二铢

以及服药冷热失候

的去橘皮细辛加前胡知母各一铢，如遇令干呕的去干地黄，加入桂心十二铢，如

【夏茯苓汤】

茯苓丸，使患者依

【雌鸡汤】

雌鸡一只 治如平时吃法 吴茱萸一升 茯苓二两 芍药、白术各三两 阿胶二两 甘草一两、麦门冬五合 人参三两

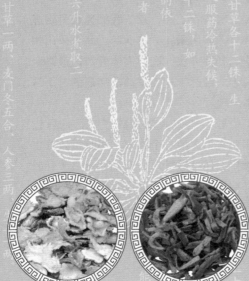

桔梗　　　橘皮

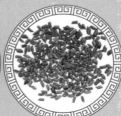

决明

肝脏脉论第一

人是自然界中最有灵气的生命体。人的体内有五脏六腑、骨髓精气及筋脉，体外有四肢、皮毛爪齿、咽喉唇舌及肛门胞囊等。遵循大自然生命运行的机理，人体才能得以调养生息，体内百脉得以顺畅安和。违背肌体运行的基本规律，则必然导致各种病症缠身。如果有药方可以医治，那是再好不过的事

了。倘若没有可以医治的药方，生命则会就此停息。

在本书接下来的几个章节里，将向大家详尽地论述人体血液的循环流转，五脏六腑与血液，血液与九窍的相会相应，以及五脏六腑的运转规律等，同时为大家对应列出了大量的药方及医治方法，比如针灸穴位法、熨法、摩法，而或散药、丸药、煎药、膏药、酒药、汤药等不一而足。这些都是大家可以参考的。

根据虚、实、冷、热、风、气等证候，如果能正确地依照药性来用药，那么人体内外百病就不会惹人心烦了。怎样才能做到对症下药呢？依据人们对自然的认识，在地上有五岳相应，在天上有五星相对，与自然对应的就是五行，而在人体内就是五藏。所谓五藏，就是魂、魄、精、神、意。我们通过辨别虚实，考察阴阳，弄清病源，就可采用相应的补泻方法，疏通人体骨节，最终会通十二经脉。这也是诊治病症的一个基本原理。

肝，作为人体五脏之一，是以代谢功能为主的一个器官，同时扮演着去氧化、储存肝糖原、分泌性蛋白质合成等功能角色。在中医里肝素有"将军"的美称，因为它与胆互为表里，肝脏开窍于眼，肝气与眼睛相通，眼睛调和则能明辨五色。左眼为甲，属阳木；右眼

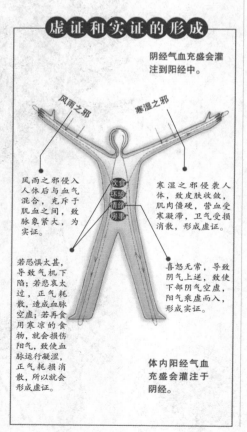

虚证和实证的形成

阴经气血充盛会灌注到阳经中。

风雨之邪

寒湿之邪

风雨之邪侵入人体后与血气混合，充斥于肌血之间，致脉象紧大，为实证。

寒湿之邪侵袭人体，致皮肤收敛，肌肉僵硬，营血受寒凝滞，卫气受损消散，形成虚证。

若恐惧太甚，导致气机下陷；若悲哀太过，正气耗散，造成血脉空虚；若再食用寒凉的食物，就会损伤阳气，致使血脉运行凝涩，正气耗损消散，所以就会形成虚证。

喜怒无常，导致阴气上逆，致使下部阴气空虚，阳气乘虚而入，形成实证。

体内阳经气血充盛会灌注于阴经。

为乙，属阴木。肝气流通循环到紫宫穴（在胸部，当前正中线上），通过爪甲可以察其状况。在外主管筋，在内主管血液。肝脏的结构，左边三叶，右边四叶，总共七叶。魂是五藏之中肝脏的所藏，也称为魂藏。所以与四季节气相呼应，肝藏血，血藏魂。肝在气则话多，在液则泪多。肝气虚会表现出恐惧，肝气实会表现出易怒的情绪。肝气虚则会出现梦见苑中生草；肝气盛则会梦见伏在树下不敢起，或者是梦中发怒；若有逆乱之气侵入，则会出现梦见山林树木的情形。

在人体处于睡眠状态时，血液主要藏于肝。因为血液通过肝脏在人体内循环，这样才使眼睛能看清东西，脚能行走，手掌能握东西，手指能抓东西。

五行当中，肝脏属木，与胆合成腑。足厥阴经（十二经脉之一，每侧十四个穴位，左右两侧共二十八穴）属于肝脏的经脉，与足少阳胆经结为表里。肝脉为弦脉（有琴弦感觉的脉搏，是肝胆病的主脉），因为肝气在冬季生发，春季时旺盛。在春天万物萌生之时，肝气来势缓慢且弱，松缓且虚，所以肝脉为弦。肝气濡（意思是缓慢）则发汗困难，弱则不能泻下。人们常说肝脉要宽（松缓的意思）而虚，这是因为肝气宽则开，开则通，通则利。

下面的论述将从季节、脉象及肝脏结构等方面为大家解开肝脏的奥秘，同时也为大家诠释了春季养生为什么是养肝为先的常识。

春季人体脉弦，属木，方位为东，也是肝脉萌生的主要时节。在万物生发之季，肝气势濡弱，轻虚而滑，端直而长，肝脉即为弦。如果与这种脉象相反，说明体内有病疾。判断肝脉脉象相反的方法是，倘若肝气来势不实而微，这称为不及，表明病疾在内脏；肝气来势实而弦，也称为肝气过盛，说明病在体表。肝气不及常会让人感觉胸部疼痛并牵引至背，两肋腋下胀满；肝气太过则容易目眩头晕而发为癫病，或者容易发怒。

春天肝脉之本在于胃气，从肝脉来势的强弱上看，如果其来势柔弱，犹如竹竿末梢般招动，我们称其为平脉；倘若来势盈实且滑，就像顺摸长竿，则显示有肝病的征兆；当脉象来势急且更加有劲，像按新张开的弓弦一样，这说明肝脏真气已绝，且表现为轻按则弱，重按应手即去，不能复来，或曲如蛇行。当真肝脉来到，就会内外皆急，像按琴弦一样，像摸刀刃一样，面色青白没有光泽，毫毛摧折的就会死去。

春天肝脉称为平脉，是因为人体胃气微弦。当弦多胃气少则说明有肝病；脉象仅有弦而无胃气者为死脉；有胃气而脉毛属于秋病，脉毛若发展更甚者即为时病。

人的精气神全在血液，肝所特有的藏血功能，造就了魂（也就是精气神）的依附。人的喜怒无常会伤魂。魂伤即

邪气在肝对身体的影响

肝主藏血，滋养全身，如果邪气停留在肝脏，其所滋养的部位就会直接表现出疼痛等症状。

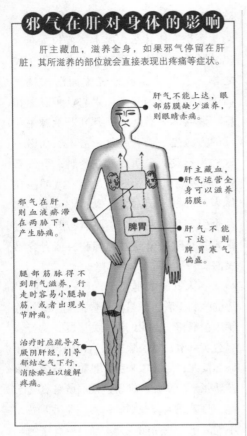

肝气不能上达，眼部筋膜缺少滋养，则眼睛赤痛。

肝主藏血，肝气运营全身可以滋养筋膜。

邪气在肝，则血液瘀滞在两胁下，产生胁痛。

脾胃

肝气不能下达，则脾胃寒气偏盛。

腿部筋脉得不到肝气滋养，行走时容易小腿抽筋，或者出现关节肿痛。

治疗时应疏导足厥阴肝经，引导郁结之气下行，消除瘀血以缓解疼痛。

显狂妄，以至于精气不能常守，甚至出现阴缩而挛筋，两胁肋骨上举，毛发枯焦且面色憔悴，严重者则会在当年秋天离开。

足厥阴经，属于人体十二经脉之一，也称肝脉。如果足厥阴肝经的经气竭绝，其结果便是缩筋，并牵引舌头和睾丸。原因就在于人体筋脉会聚于肝，筋会聚在生殖器上而在舌根结成脉络。人体脉气需要流通，否则就会筋缩挛急，筋缩挛急就会牵引睾丸

与舌头，因此唇青、舌卷、卵缩则表明筋已先死。若在庚日（天干、地支合并记载时间的方法，每隔十天出现一个庚日，如庚子日、庚寅日、庚辰日等）病情很严重，就会在辛日（辛子日、辛寅日或者辛辰日）死去。这是由于庚辛属金，而肝属木，金克木的缘故。

患有肝病的人，若出现肝死脏的脉象，说明脏气已绝，预示着病情恶化。肝失去所藏的魂，就会出现真肝脉（脉学名词，即肝的真脏脉），当用按的手法诊得脉象像绳索不相连续，犹如蛇曲行者，或者用浮的手法诊得脉象为弱是病危的征兆。

春季肝木（五脏合五行，肝属木，故名）旺，肝脉弦细而长称为平脉。如果脉象浮大而洪，则是心邪欺凌肝，心火为肝木之子，子欺母，属于实邪，有病证此时也可能自愈。若肝脉沉濡且滑，是肾邪欺肝，母归子位。五行相克理论认为，因为肾为水，肝为木，水生木，所以肾为母，肝为子。肾水欺凌肝木，就叫作母归子，属于虚邪，即使有病也是很好治愈的。相反，如果脉象微涩而短，属于肺邪欺肝，金克木是为贼邪，两者相抵触，会不治而亡。如果脉象大而缓，属于脾邪欺肝，脾属土，土反欺木属于微邪，虽是病患，但也会立即痊愈。从临床表现上来说，如果心邪欺肝则会上吐下利，肺邪欺肝则会出现痈肿病证。

如果左手关上（中医指寸口脉的三

个部分，即寸、关、尺的三者之一）脉象阴绝，尺脉上不至关的，说明没有肝脉。采用针刺足少阳经上的穴位，可治疗苦于癃闭（以小便量少，点滴而出，甚者闭塞不通为主证疾患），遗溺难言，胁下有邪气，易呕吐的病证。

如果左手关上脉象阴实，属于肝实证。针刺足厥阴经上的穴位，即可治疗肉中疼痛、活动易转筋、呕吐等病患。

肝脉的运行会滑如倚竿，犹如琴瑟弦，而所谓的平脉就是在呼气一次的时间里肝脉搏动两次。如果搏动三次则表明有离经病，搏动四次为脱精，搏动五次人有可能昏迷，搏动六次则会危及生命，这些是从足厥阴脉上说明的病证。

脉特别滑说明患颓疝阴囊肿痛，微滑即有遗溺；若脉极涩易患痰饮证，微涩就会患抽搐筋挛。脉象特别大则生内痈，且易呕血；脉微大会生肝痹，缩咳牵引小腹；脉非常小表明患多饮证，微小即是患消瘅，比如多饮而渴、多食善饮、烦热。肝脉甚急的病症为妄言，微急时表示胁下有肝积，像倒扣的杯子；脉象特别缓则易呕吐，微缓则可能患胸下积水，结聚成形而小便不利。

如果肝脉来时长而坚硬，面色不青，说明患有下坠病证（指便意浓，但便下不畅，似有大便结不完，但又没有多少大便可出）。脉象濡而散，面带光泽，说明患溢饮病。溢饮病证者，常口渴，饮水很多，但是水易溢入肌、皮、肠及胃之外。如果脉象搏，表明血积在胁下，

以至于喘逆。

肝脉来时如果长且左右弹击，说明积气在心下四肢及腋下，也就是我们说的肝痹。这是由于寒湿的缘故，与疝病类似，比如腰部疼痛、头痛且足发冷。

名医扁鹊认为，肝若有病，人会眼神散乱。如果肝虚则生寒，生寒则阴气壮盛，阴气壮盛则易梦山树。相反，倘若是肝实则会生热，生热则阳气壮，阳气壮则易梦中发怒。这些道理是经过临床证明了的。

肝与人的动作紧密相连。比如，表现在动作上为"握"，在声音上为"呼"，在情志上为"怒"。人们常说怒伤肝，精与气归并于肝则会生忧。肝虚则易恐惧，发怒则表明肝实，另外，发怒不已也会生忧。

春天的病证多表现在肝的颜色上，颜色变化者，可取治荣穴（五腧穴的一种，均位于手、足部的远端）。

如果病证源于肝脏，首先则是头目晕眩，胁痛，支撑胀满。病邪传染到脾通常为一天后，这时会感觉闭塞不通，身体疼痛而沉重；腹胀说明病证发展到胃部，时间是在两天后；三天后到肾，此时小腹腰脊疼痛，小腿酸。若十天未愈者，是非常危险的，可危及生命，需要警惕。通常肝脏患病，早上病情稍轻、神气清爽，晚饭时则病情最重，夜半安静。

肝病病证，证候通常为两胁下疼痛

而牵引小腹，以至于人特别容易怒气冲天。若肝虚则耳朵偶尔听不清声音，眼睛会看不清东西，易害怕，像有人在追捕自己似的。此病证可取足厥阴肝经和足少阳胆经来治疗。

如果患者小时候曾有从高处坠堕而受伤的经历，其证候就是用沉的手法诊得肝脉脉象急，与用浮的手法诊得结果相同，病人苦于胁痛有气，支撑胀满

引起小腹疼痛，不时腰背疼痛，小便困难，小便不利，目眩头痛不堪，脚冷，妇女月经不来，且时有时无。这是因为凡是曾经从高处坠堕而受伤者，恶血常滞留体内；或有所大怒，气上逆而不能下行，结果邪气积聚在左胁下而伤肝。

下面给大家特别介绍一些肝病的病证及治疗的具体方法，以供不时之需。

防风竹沥汤、秦艽散，对于肝生

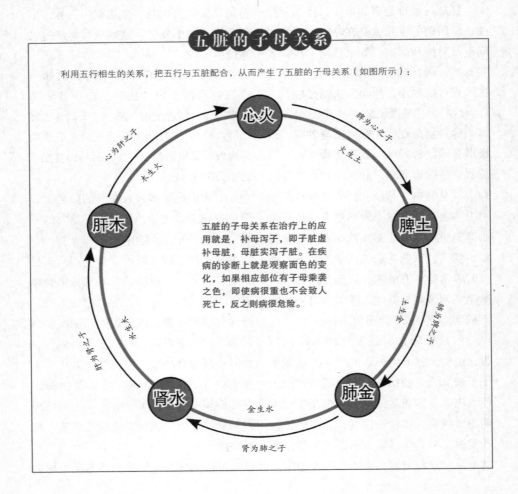

五脏的子母关系

利用五行相生的关系，把五行与五脏配合，从而产生了五脏的子母关系（如图所示）：

五脏的子母关系在治疗上的应用就是，补母泻子，即子脏虚补母脏，母脏实泻子脏。在疾病的诊断上就是观察面色的变化，如果相应部位有子母乘袭之色，即使病很重也不会致人死亡，反之则病很危险。

心火
脾土
肺金
肾水
肝木

心为肝之子
脾为心之子
火生土
木生火
土生金
肺为脾之子
金生水
肾为肺之子
水生木
肝为肾之子

病，手足拘急，面色发青，胁下苦满，或常眩晕，脉象弦长的病证可用治愈。若用针法治疗，建议春天用针刺大敦穴，夏天针刺行间穴，冬天针刺曲泉穴，这些都属于补法。夏季针刺太冲穴，秋季针刺中都穴，这些都属于泻法。同时可适当进行艾灸期门穴一百壮，脊柱第九椎五十壮，效果非常明显。

如果肝脏患病，像体内寒冷，两胁中疼痛，有恶血在内脚胫，易抽，骨节时常发肿的病证应引起重视。建议取治血脉以消散恶血，取行间穴以导引邪气下行来缓解胁痛，同时补足三里来温和胃中，取治耳间青脉可以祛除抽搐证。

若肝中的是风邪，其病症是头眼像被物体拽动，两胁疼痛，行走时弯腰驼背，犹如患上了恶阻病想呕吐一般，同时特别喜甜食。

如果肝中的是寒邪，患者有多怕寒、脸发红、全身微微汗出而连续不断、胸中烦热等症状。另一种症状则是舌根干燥，喜叹息，胸中疼痛能转侧，两臂高举困难，不时盗汗、咳嗽，饭后易吐汁水等。

肝主胸，对于怒骂、气喘等病证，其脉象沉，且胸中窒闷，想让人推按它，体内有热，鼻子窒塞。肝脏若受损伤，症状就是人会明显消瘦，躺着时口想张开着，手足常发青，总想闭着眼睛，且瞳仁发痛。

肝腹水患者，其证候为腹大，身体转侧困难，伴有胁下腹中疼痛，不时生出津液，小便续通。

肝胀患者，病证会由胁下满胀进而导致小腹疼痛。

肝著，又名肝着，因为肝脏气血郁滞，着而不行所致，患者时常按捺捶胸来缓解症状，发病初期且不严重时，只想喝热饮。

肝积，现代医学上把它叫肝硬化。如何诊断这种病呢？首先，患者脉象弦细，两胁下疼痛；其次，邪气在心下积聚，腿脚发寒，胁痛牵引小腹，女子为瘕淋，男子为积疝；最后，人体会显得皮肉消瘦，没有光泽，易转筋，爪甲枯黑，春季病证轻而秋季严重，且脸色发青。

肝积的病因是什么呢？人们通常把肝的积气叫肥气，就在左胁下，形如倒扣的杯子，且有头有脚，像龟鳖。这种病证不易根治，患者久治不愈，进而会演变为咳嗽气逆或疟疾，有时连续几年病情难以好转。此病证易在夏季戊己日患上。这是因为肺先将病邪传给肝，肝就会传给脾，而脾在夏季最旺，脾旺就不会染上病邪，肝再想还给肺，肺又不接受，故只能留结而成为肝积。由此可以判断肥气多发病在夏季时节。

还有一种非常危险的病证，其证候为肝患病，胸满胁胀，易怒或呼叫，体热又怕寒，四肢无力举动，脸发白、身体滑。这时肝的脉象本应弦长而急，这时反而短涩；脸色本应青色，此时反而发白。从五行相克理论解释，这是金克木，大逆常情，十死不治。

诊脉是中医诊断病情的一种非常重要的方法。除此之外，是否可以通过观察患者的音、色就知晓患者的病情呢？对于这个问题，借用扁鹊给襄公的回答，能达到这种水平，是医道的精髓，是老师无法传授的技能。古时黄帝就非常看重观察，认为它比金玉更加珍贵。时至今日，大家都知道中医里的望、闻、问、切，我们通过其中的望和闻，就可以初步判断患者出入吉凶之相。比

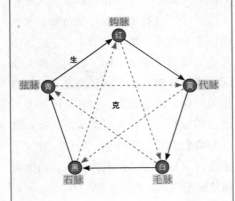

病人面色与脉象的生克关系

如果诊断疾病时，望到的面色与切到的脉象一致，则病人会很快痊愈；如果望到的面色与切到的脉象相生，病人也预后良好；如果望到的面色与切到的脉象相克，病人就很危险了。

钩脉 红

生

弦脉 青   黄 代脉

克

黑   白
石脉   毛脉

例如： 病人面色发青，切到的脉象为弦脉，则病人很快会痊愈。

病人面色发黄，切到的脉象为钩脉，则病人的病情正在好转。

病人面色发黑，切到的脉象为代脉，则病人很危险。

如，在患者发出的呼吸声中，患者发角音，这是主肝之声，呼为肝的声音；琴音则是肝在音上的表现；怒为肝在志意上的表现。足厥阴经是肝的经脉。如果厥气逆少阳经，就会导致荣卫不畅通，阴气外伤，阳气内击，阴阳交杂，阳气内击则生寒，生寒则易致肝虚，肝虚容易突然暗哑发不出声。这种病证属于后风入肝，可以用续命汤治疗，药方可参见第八卷说明。对于踞坐时两膝上耸，低头困难，四肢缓弱，面目青黑，遗失便痢，重者不可医治，应在十天一月内，用桂枝酒治疗，药方可参考第八卷。从五行理论上讲，如果又呼又哭，哭又转为呻吟，这属于阴击阳，金克木。

阳气下伏而阴气上浮，阳气下伏则肝实，肝实生热，生热则会气喘，气喘后便会导致气上逆，气上逆后就会生闷，烦闷则最终导致恐惧畏怕，眼睛看不清，说话声音急切，妄说有人。这些就属于典型的邪热伤肝，重者无药可治。若唇色虽青，向眼不应，则是可以治愈的。比如用地黄煎主治，药方可参考肝虚实篇中的说明。

在声音方面，肝病的证候是人体颜色发青，常叹息且样子如死人般，这是肝经的疟疾的病证。可以用乌梅丸治愈（药方见后面章节论述）。如果患者平时很少有悲愤情绪，忽然嗔怒，且说话反常，忽缓忽急，话未说完，用手指眼，似乎有所害怕，这时，即使病不立

即到来，灾祸也是迟早会来。倘若患者肝实，就是被热气损伤；如果肝虚，则多是被寒风所伤。这是因为阴气所伤就补阴虚，阳气所伤就泻阳实。

青是肝的颜色，肝合筋，颜色青如翠鸟羽毛是健康的表现。人的眼睛连接着体内的肝脏，属于肝脏外延的器官。患者体质为木形的，与上角体形体质相比，肩大，背平，面色青，头小面长，手足小，身直，有才华，好思考，气力小，多忧劳世事，喜春夏、不喜秋冬，所以秋冬感受邪气而生病。足厥阴经纵横交错，胁有坚、脆、广、合、倾、正等情况，任何一种都与肝相对应。青色是其正常色。纹理粗者，肝大，肝大则肝虚，肝虚生寒，寒气逼迫胃与咽，就容易导致胸中阻隔不通，胁下疼痛；肝位偏高者，则胁宽骨交反，位高肝实，肝实就生热，热气上逆到贲门加诸胁下很快会生为息贲。肌肤纹理细的人，肝小，肝小则脏气安定，也不会有胁下的诸多病证。两胁高耸的人，肝脏位置低下，肝低下就会逼迫胃，而使胁下空虚，胁空虚就易受邪气侵袭。胁骨坚的人，肝脏坚，肝坚就会肝气安定难以受伤。胁骨弱的人，肝脆弱，肝脆就容易生消瘅病，容易受中伤。胁骨偏举的人，肝倾斜，肝倾斜就会胁下偏痛。胁腹好相的人，肝位置端正，肝位端正则肝和利难伤。

五色、五味、五声

如果诊断疾病时，诊察到的面色与切到的脉象一致，则病人会很快痊愈；如果诊察到的面色与切到的脉象相生，病人预后良好；如果诊察到的面色与切到的脉象相克，病人就很危险了。

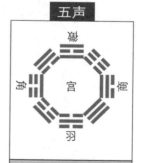

五色

华　青　黄　白　黑

五色即青、赤、黄、白、黑。五色分别与人体内的五脏相对应。其中，青色与肝对应，赤色与心对应，黄色与脾对应，白色与肺对应，黑色与肾对应。

五味

呆　酸　甘　辛　咸

五味即酸、苦、甘、辛、咸。五味可以养五脏，但过食，则伤五脏。

五声

燃　角　宫　商　羽

五声即角、徵、宫、商、羽。五声分别对应人体内的五脏。肝对角，心对徵，脾对宫，肺对商，肾对羽。

但凡有病患者，人体十二经脉必定在人体皮肤的分属部位有所表现，比如凹陷或凸起。肝气在足少阳胆经中运行，作为肝的分属部位，外部也会随

足厥阴肝经循行路线

足厥阴肝经的循行路线：起于大指丛毛之际（1），上循足跗上廉（2），去内踝一寸（3），上踝八寸，交出太阴之后（4），上腘内廉（5），循股阴（6），入毛中（7），环阴器（8），抵小腹（9），挟胃，属肝，络胆（10），上贯膈（11），布胁肋（12），循喉咙之后（13），上入颃颡（14），连目系（15），上出额（16），与督脉会于巅（17）。其支者：从目系下颊里（18），环唇内（19）。其支者：复从肝（20）别贯膈（21）上注肺（22）。

本经联系的脏腑：肝、胆、肺、胃、肾。

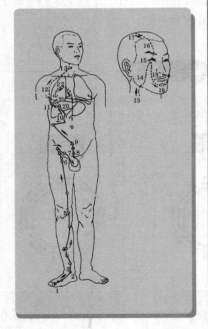

名词解释：

颃颡：同吭嗓，此指喉头和鼻咽部。喉咙则指下连气管部分。

之有所反应。脉象浮说明病在外，脉象沉则病在内。如果患者所反映出的疾病颜色是从外向内蔓延，则病由外生，经脉分属部位会凸起；倘若是从内向外蔓延，则表明病生于内，经脉的分属部位会凹陷。外病先治阳，后治阴；内病先治阴，后治阳。阴主治内病，阳主治外病。人若患病，通常会在形体外观上有所预兆。肝患病，眼睛就会无色。若肝先死，眼睛就会因此失去精神。若天中发际等份，且暮色相应，就会不治而亡。如何判断急性肝病的病情呢？比如，肝病稍好，但突然死去的情况，对于猝死，肝病患者脸颊上会出现如拇指大的青白色斑点。倘若患者面青目赤，只想伏睡，看不见人，汗如水流不止者，一两天即死。患者面黑目青不会死，但青如草席之枯白颜色者会死。在经脉的分属部位会有吉凶的颜色，比如，青白色进入眼睛必生病，往往不出一年。如果年上不应，三年之内，病祸必显。

五行中，春属木，春脉为肝脉，颜色为青，主足少阳脉。春天取治络脉分肉（指皮内近骨之肉与骨相分者）。与春季万物生发一样，肝气也开始生成。肝气急，肝受了风邪，肝经脉象则深藏，这是因为肝气少不易深入经脉，取治络脉分肉之间。肝脉的根本是窍阴之间，肝脉会聚的部位在天窗穴（居耳前上下脉，用手按之搏动的即是）之前。

在人体脉络中，肝经的运行情况如

下：首先起于大趾次趾之上，在外踝处聚集，再往上循着胫骨上外侧延伸，积聚在膝的外侧。一支始于辅骨外侧，向上经过大腿前，在伏兔穴之上结聚，另外从大腿后经过的，则在尾尻处聚集连接。另一支主筋则向上经过季肋下方夹脊两旁空软部分通达季肋，再向上经过腋前侧，挟应乳（即胸大肌两旁），在锁骨上窝处聚集连接。还有一支肝的主筋上行从腋部出来，穿过锁骨上窝，从太阳之前出来，再循着耳后直上额角在巅顶之上交会，再下行经过额，在颧骨上连接会合。这些分支在外眼角处聚集而成外维。

足少阳脉的运行情况如下：首先肝脉从外眼角处出发，向上到额角，再下行至耳后，沿颈部至手少阳经之前，再到肩上并从手少阳经的后面退出而进入缺盆。一支支脉则从耳后进入耳中，从耳前出来，再到外眼角之后。另一支支脉出外眼角，下行至大迎，与手少阳经交会在颧骨下，加颊车，下行经过颈部与缺盆交会，再下行到胸中，穿过膈与肝，即属胆经。沿肋骨内侧，从气街穿出，绕过毛际，横向进入环跳。主脉则从缺盆至下腋，再沿着胸部下行，经季肋下行并在环跳中交会，沿着大腿外侧向下行进从膝外侧出来，再下行到外辅骨的前面，并直抵绝骨末端，再从外踝之前下出，沿着足背前行，从小趾次趾端出来。它的支脉离开脚背，上行进入大趾之间，沿着大趾歧内并从趾端出

来，再返回穿过爪甲，从三毛即聚毛、丛毛，在大趾第一节背面皮肤上出来，与足厥阴经交会而成表里。厥阴经之根本在行间以上五寸，与背俞相应，它们一起在手太阴经上交会。

距离足踝半寸的地方是足少阳络脉，也叫光明。从这里分出厥阴肝经，向下联络足背，是容易致肝病的地方。

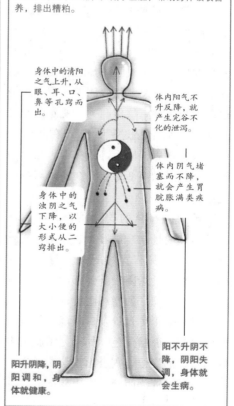

阴阳之气调和是人体健康之本

在人的身体中，阳主外，开发肌肤腠理；阴主内，游走于六腑，归藏于五脏，帮助身体吸收营养，排出糟粕。

身体中的清阳之气上升，从眼、耳、口、鼻等孔窍而出。

体内阳气不升反降，就会产生完谷不化的泄泻。

体内阴气堵塞而不降，就会产生胃脘胀满类疾病。

身体中的浊阴之气下降，以大小便的形式从二窍排出。

阳升阴降，阴阳调和，身体就健康。

阳不升阴不降，阴阳失调，身体就会生病。

一方面，肝实则生胆热病证，胆热就会厥冷，厥冷即阳脉生病。阳脉反逆，比寸口脉大一倍，患病则出现胸中有热、缺盆腋下发肿、心肋头颔疼痛。另一方面，肝虚就容易胆寒，胆寒则痿躄足软，行走困难，痿躄就说明阴脉患病。

阴脉小于寸口脉，患病就会胸中有寒，少气口苦，体内不滋润无光泽，向外直到绝骨外踝以及每一骨节都疼痛。倘若阴阳俱动或俱静，犹如牵引绳索般停顿，这些都可以说明足少阳胆经筋脉已经患病。

说到足厥阴经脉，它起于大趾关节，距离内踝一寸之处，即体毛聚会的边缘。沿足背上侧向上，于内踝上方八寸的地方从足太阴脾经之后交出，继而沿膝弯内侧及大腿内侧进入阴部，绕过阴器至小腹，挟胃两旁，就是肝经。连接胆，向上穿过膈，分布在肋胁，沿着喉咙之后，向上进入鼻咽，与眼相连，再向上自额部穿出，在巅顶与督脉交会。

足厥阴经脉的支脉从目系来，下行至面颊内且绕于口唇。它的另一支脉从肝分出，另行穿过膈向上行，注入肺中。如果足厥阴经受外邪，就会导致腰痛不可俯仰，妇女小腹肿，男人患㿉疝，重则嗌干（食管及口干涸），厥阴脉终之象，面目无色。如果是腑脏由内因而引发的证候，则会出现洞泄狐疝，胸满呕逆，遗溺闭癃。肝虚弱的人，其

寸口脉反比人迎脉象弱；肝盛者，寸口脉比人迎脉大一倍。

足厥阴络脉，也称蠡沟，距离内踝向上五寸的地方，另行进入足少阳胆经。其支脉顺着胫骨上行至睾丸，于阴茎处集结。倘若它的脉气逆乱，睾丸就会发肿而导致疝气。如果脉气实就会阴茎坚挺长热，脉气虚则会阴茎暴痒。说到足厥阴经的筋，则是自大趾上出发，向上行并在内踝之前结聚，沿脚胫向上，于腓骨内侧之上结聚，再向下沿阴股与阴器交结，进而与各筋结为脉络。

春季时节，是肝胆青筋牵病症的高发季节，容易引发人体发热、颈项强急等病，其病源来自足少阴肾经涉及少阳胆经。此时少阴之气开始衰弱，而少阳之气开始生发，阴阳之气在腠理滞结相搏，人体内外的病患也因此而起。少阳之阳气攻击反逆少阴之阴气，容易导致脏腑生瘭病，其病证正好与前者相反。倘若腑虚则容易被阴邪所伤，就会脚缩不能伸展，脚胫非常疼痛，腰背强急，眼睛眩花。如果脏实则容易受阳毒损伤，症状就是先冷后热，颈外两筋牵引使颈项不能屈伸，颈背强直，眼睛赤黄。如果要转动，就必须全身回侧，因而称为青筋牵病。

名医扁鹊说：在人体肝俞（经穴名，在背部）和肺俞，用灸的方法可以治疗丹毒牵病。这其中重要的依据则在于病源施治。调理阴阳，脏腑之病就能很好地得到预防。

肝虚实第二

肝虚寒

与肝实热相对应的证候是肝虚寒，也就是患者左手关上脉重按无力，此时患者的症状常表现为胁下坚满，腹满，腹胀，时寒时热，不欲饮食，郁郁寡欢，腰腹疼痛，妇女月经不调等。此症状也是足厥阴经阳虚的征象。

◎ 补肝散

此方具有消食破气、止泪的功效。主治隔夜食消化不良，左胁偏痛，或者眼发昏，且伴有迎风流泪，看不清东西，遇风寒病证加重等症状

防风、丹参、厚朴、干姜、细辛、桔梗各一两半，山茱萸、桂心、薯蓣、天雄、茯苓、人参各五分，川芎、白术、独活、五加皮、大黄各七分，贯众半两，橘皮三分，甘菊花、甘草各一两，陈麦曲、大麦蘖各一升。

先将所备药物研磨过筛，以酒送服，每次一方寸匕，一日服两次。对于消化不良者可饭后服；如果要止痛，建议饭前服用。

◎ 补肝汤

此方主治两胁下满，筋急，肝气不足，不能长长地舒一口气，四肢发冷，并且发病时心腹痛，眼睛不明，妇女心痛，膝热消渴，乳上生痈，爪甲干枯，且口面发青等肝虚寒病证

甘草、山茱萸（《千金翼》作乌头）、桂心各一两，大枣二十四枚，细辛、柏子仁、桃仁（《千金翼》作枳仁）、茯苓、防风各二两。

先将准备的药研细，加水九升煮取五升药汁，去渣，分服三次即可见效。

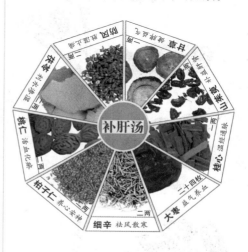

煎药方法		
将上述药物放入锅中，加水九升水煮至五升药汁即可。		
服药时间	**服药次数**	**服药温度**
饭后	一日三次	温

主治功效

本方能益气、利湿，对肝气不足、湿胜之症具有调理作用。

◎ 酿松膏酒

此为补肝酒，对于高风眼泪等肝虚寒杂病有特效

先取松脂十斤研细，用水淹浸一周后煮，仔细地取其上面的脂膏，水干

决明

清肝明目、润肠通便。

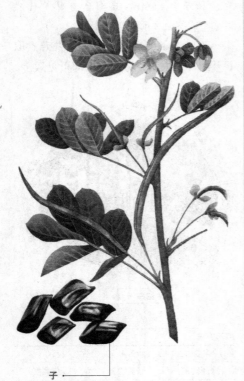

子

[性味] 味甘、苦、咸，性微寒，无毒。
[主治] 视物不清，眼睛混浊。

决明

本品主要用于治疗目赤涩痛、畏光多泪、头痛眩晕之症，另对目暗不明、大便秘结也有良好的调理作用。现代医学常用决明治疗高血压、肝硬化、腹水等证。

后再添，待脂膏取尽换水。煮法与前面相同，等火停冷，烟尽去后，将松脂沉入水中。取脂膏一斤，酿米一石，水七斗，好曲末二斗，与家常酿酒酿制方法相同，即冷后下饭封存一百天，等到松脂米曲全部消尽即可细细品饮。

注意事项：建议多加一倍的曲子。

◎槟榔汤

主治胀满气急，胁下疼痛，眼昏浊，视物不清等肝脏虚寒病证

槟榔二十四枚，附子七枚，母姜七两，橘皮、桂心、茯苓各三两，吴茱萸五两，桔梗、白术各四两。

先将以上九味药研细，加九升水煮成三升药汁，去渣后温服即可。每次一升，分服三次。

注意事项：若有气喘症状，可加甘草二两，川芎三两，半夏四两。

对于肝虚眼睛不明病证，还可以用针灸的方法诊治，即灸肝俞二百壮。

注意事项：小儿斟酌处理，灸七至十四壮为宜。

肝胆俱虚

与肝虚寒相对应的一种病症为肝胆俱虚，也就是患者左手关上脉象阴阳俱虚，症状为妄见，少气，不能说话，时时自惊，神情恍惚，昏厥不省人事。这也是足厥阴与少阳经俱虚的征象。

肝实热

肝经邪热繁盛的病证，就是肝实热。病症为心下坚满不堪，经常两胁疼痛，呼吸急促似发怒。左手关上脉重按有力博指，属于足厥阴经阴实症状。对症下药，是诊治肝实热病证的关键。

◎ 前胡汤

主治胸满，气急阻塞，目痛等症状，具有明显的泻肝功效

前胡、栀子仁、秦皮、芒硝、细辛、黄芩、蕤仁、升麻、决明子各三两，车前叶（切）、苦竹叶（切）各一升。

将所有药研细，加水九升煮取药汁三升，去渣，并下芒硝，分服三次。也可在此方基础上加柴胡三两，疗效佳。

◎ 竹沥泄热汤

主治阳气下伏，有邪热，喘逆闷恐，眼睛看不清物体，妄言，狂悖

竹沥一升，生葛、石膏各八分，芍药、生姜各四分，大青、茯苓、栀子仁、升麻、玄参、知母、麻黄各三分。

将除竹沥的其余药研细，加水九升煮成二升半药汁，去渣，再下竹沥后煮两三沸，分服三次。若须泻下，可加芒硝三分，去芍药，加生地黄五分即可。

❀ 肝劳第三

因劳损伤肝引起的虚损之证，称为肝劳。患者应补益心气，因为心气旺才能有益肝。顺应自然节气的变化，比如，顺应春气则人之足少阳脉气生，否则肝气在体内就会发生逆乱，进而产生各种病症疾痛。

◎ 猪膏酒

主治关格劳涩，闭塞不通，毛悴色夭等肝劳虚寒病证

猪膏、姜汁各四升。

将两味药用微火煎取三升，然后下酒五合熬煎，分三次服。

◎ 虎骨酒补方

主治口苦，关节骨骼疼痛，筋挛缩，烦闷等肝脏虚寒劳损病证

虎骨一升（炙焦，碎如雀头大小），丹参八两，干地黄七两，五加皮、枳实、猪椒根、白术各五两，干姜、地骨皮、川芎各四两。

取所备药物研细，用绢袋装好后取酒四斗浸泡四天，开始服六七合，逐渐加至一升，每日服两次即可。

筋极第四

筋极，属于人之六极之一。因为人与自然有着千丝万缕的联系，比如风之气通肝，雷之气动心，雨之气润肾，天之气通肺，地之气通咽，而谷之气与脾有感应，所以如果这些气发生逆乱，相应的就会导致人体脏器的病证。如果说六经属于川，肠胃属于海，那么九窍就是水注之气，因而九窍与五脏是相对应的关系。假如五脏受邪气伤害则六腑生极，这也称为五脏六极。

对于筋极者，通常是拘挛转筋，腓肠肌痉挛，俗名也叫"抽筋"，比如十指爪甲痛、疲倦不能久立等，这些都受到肝的影响。因为筋与肝相合，肝与筋相应，所以肝患病大都自筋始。人们把春季患病叫作筋瘅，筋瘅未愈，若再遭受邪气，邪气就会在肝脏内聚集。这样就使阳气进入体内，阴气外泄。当阴气外泄，就会引发内虚，内虚造成筋虚，筋虚则易悲，症状就是眼睛底下颜色苍白或发青。遭受寒邪，人的筋（即韧带）就会转动困难，或者十指爪甲俱痛而经常抽筋。这些病证主要是由于在春季甲乙日受邪气而伤风所致。风侵筋就是肝虚风。还有一种阳气在体内发作导致肝气繁盛的情形，我们称为肝实风，由于肝气繁盛则筋实，筋实容易怒，且咽中干燥。伤热会引发咳嗽，咳嗽就会胁下疼痛不能转侧，再加上脚下满痛，就是肝实风。仔细审视观察阴阳用以分辨刚柔，阴病则治阳，阳病则治阴。阳气轻时放任，重则消减，衰竭时就促使旺盛。医道高超者，当病在皮毛肌肤筋脉时就会及时诊治；医术平平者则是当病在六腑时才施治；倘若病已发展到五脏，则是到了很难治愈的地步了。

名医扁鹊说：筋绝（虚劳死证，属于中医学危重证候之一），此症状不出九天，人就会死去。判断的依据就是患者手足爪甲青黑，呼骂声从不停息。因为筋与足厥阴经相应，足厥阴经脉气绝则筋缩，进而牵引睾丸与舌，说明筋已先死。

用针灸的方法诊治筋极病证，也是非常不错的方法，以下是供参考的灸法。

灸屈膝下侧横筋上三壮，对于转筋，胫骨痛不可忍的病症有疗效。

腹胀转筋者，可灸脐上一寸处二十壮。

灸阳跷一百壮，在外踝下容爪。可治疗腰髋冷痹，劳冷气逆，脚屈伸难的症状。

灸脚外踝骨上七壮，主治转筋，十趾筋挛急不能屈伸。

灸中封（在内踝前筋下凹陷处）五十壮，对于遗精筋挛，阴缩入腹相引痛的病证有效。

灸第二十一椎，主治腰背不灵便，

转筋急痹，筋挛等病证，依据患者岁数灸，多少岁就灸多少壮。

◎丹参煮散

主治两脚下满，胀满疼痛，脚心如筋被割断痛不可忍，远行困难等筋实极病证

丹参三两，川芎、杜仲、续断、地骨皮各二两，当归、通草、升麻、干地黄、麦门冬、禹余粮、麻黄各一两十八铢，牛膝二两六铢，甘草、桂心各一两六铢，生姜（切，炒取焦干）、牡蛎各二两。

先将所有药研制过筛成粗散，绢袋子装进二方寸匕，加井花水二升煮，不时翻动袋子，煮成一升，每次须较快地将药物服完，一日服两次。

◎地黄煎

主治四肢筋急，烦闷，手足爪甲或青或黄或乌黑发暗等筋实极症状

生地黄汁三升，生葛汁、生玄参汁各一升，石膏五两，芍药四两，栀子仁、麻黄、犀角各三两，大黄、升麻各二两。

取此七味药研细，加七升水煮七物，取二升，去渣，下地黄汁煎一两，沸后下葛汁、玄参汁煎取三升，每日分服三次。

◎人参酒

主治筋虚极，筋转困难，十指痛，时常转筋或大便欲绝，不能饮食，或交接过度，或舌卷唇青引起卵缩，小腿脉

续断

补益肝肾、强筋壮骨、止血安胎。

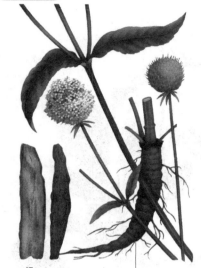

根

[性味] 味苦，性微温，无毒。
[主治] 伤寒，补不足。

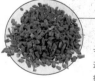

续断

本品常用于治疗腰背酸痛、肢节痿痹、跌扑创伤、损筋折骨、胎动漏红、血崩、遗精、带下、痈疽疮肿等证。

疼急，腹中绞痛等病证

人参、防风、茯苓、黄芪、当归、牛膝、细辛、秦椒、桔梗各一两半，干地黄、丹参、薯蓣、矾石、钟乳各三两，白术、麻黄各二两半，山茱萸、川芎各二两，大枣三十枚，五加皮一升，生姜（切，炒干）、乌麻（碎）各二升。

先将所有药物研细，用小袋子盛好

地黄

清热凉血、生津止渴。

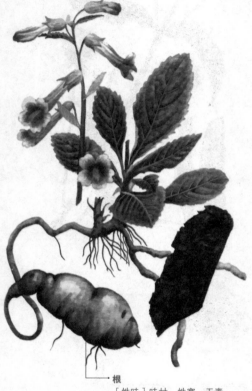

根

[性味] 味甘，性寒，无毒。
[主治] 元气受伤，驱逐血痹，填骨髓。

地黄

本品对温病伤阴、大热烦渴、神昏、衄血、血崩及便秘等症均有疗效。

钟乳，用二斗半清酒浸泡五宿即可。温服三合，每日服两次。剂量可自定。

◎ 五加酒

对于筋痹，易悲思，面色苍白，四肢嘘吸，手脚拘挛，腹中转痛等病证，此方疗效明显

五加皮一斤，大麻仁三升，枸橘刺二升，薏苡仁半升，丹参、猪椒根皮各八两，干姜、川芎各五两，秦椒、白鲜、天雄、通草各四两，桂心、当归、甘草各三两。

将所列药物研细，用绢袋包好后取清酒四斗浸泡，春夏四天，秋冬六七天即可。开始服六七合，逐渐增添至有感觉为宜。

用针灸的方法诊治筋极病证，也是非常不错的方法，以下是供参考的灸法。

灸屈膝下侧横筋上三壮，对于转筋，胫骨痛不可忍的病症有疗效。

腹胀转筋者，可灸脐上一寸处二十壮。

灸阳跷一百壮，在外踝下容爪。可治疗腰髋冷痹，劳冷气逆，脚屈伸难的症状。

灸脚外踝骨上七壮，主治转筋，十趾筋挛急不能屈伸。

灸中封（在内踝前筋下凹陷处）五十壮，对于遗精筋挛，阴缩入腹相引痛的病证有效。

灸第二十一椎，主治腰背不灵便，转筋急痹，筋挛等病证，依据患者岁数灸，多少岁就灸多少壮。

心脏

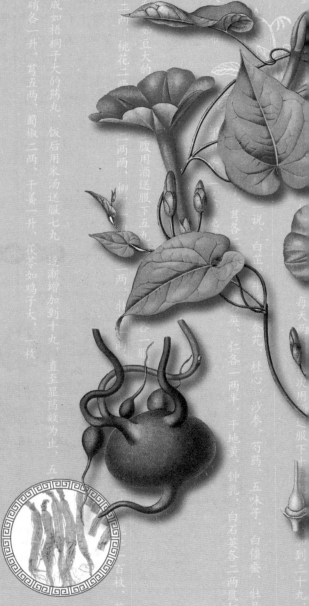

稍微感到有异样即停服。

防风、人参、细辛、秦……

柏子仁、干姜……

【黄丸】

四味药研为粉末，用蜜调……

黄一两、桂心一两

虫各十五枚、吴茱萸十八

一两、覆盆子一升、五味子二两、桃花二……

豆大的

腹用酒送服十五……

两两、柳

葛各……

说、白芷

菟丝、桂心、沙参、

芍药、五味子、白僵蚕、

蔓、仁各一两半、干地黄、白石英各二两蜜如羊

【夏茯苓汤】

柴胡、

黄、

茯苓各十铢、半夏三十铢、人参、芍药、橘皮、细辛、芎䓖、蘼芜花、桔梗、甘草各十二铢、生

【祥丸】

女多年不孕……

七味药研为粉末。用蜜调和成如梧桐子大的药丸。饭后用米汤送服七九，逐渐增加到十九，直至显药效为止。五

十四味药研为粉末。用蜜调

加一斗水熬成三升药液，分成三次服。如果患者阻满，积有一月多未浴念，以及服药令冷熟麦候，

熬黑、朴硝各一两、蜀椒二两、干姜一升、茯苓如鸡子大，一枚

的去糯定细辛。如遇令下痢的去下地黄，加入桂心十二铢。如果患者腹泻，去下地黄，加……

黄十八铢、太地黄六铢、

茯苓丸，其余的依……

使患者……

三十铢、青竹茹、橘皮各十八铢、茯苓、生姜各一两。以上五味药分别切细，用六升水煮取二

【雕鸡汤】

雄鸡一只，治如平时吃法。吴茱萸一升、茯苓二两、芍药、白术各三两、阿胶二两、甘草一两、麦门冬五合、人参三两、

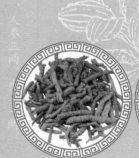

远志

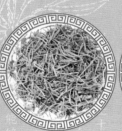

细辛

人参

心脏脉论第一

心脏是人体脏腑中最重要的器官，它主宰各脏腑进行协调活动。换句话说，各脏腑都是在心的领导下互相联系，分工合作，才构成了一个有机的整体。按照五行的说法，心属火，在四时中旺夏季，方位为南方离宫。心脏之本为五脏之精，主管人之神，而神是由五脏的精气结聚而生。心用来承受外物，与生俱来者为精，阴阳两精交合则称为神。在这里心以及心主管的神就好比帝王统领四方。

与心脏紧密相连的外延器官为舌，即心气与舌是相通的。如果舌头调和，人才能感知辨明五味。舌不是窍，心气表现在九窍中为耳，也就是心附通于耳窍，左耳为丙，是阳火；右耳为丁，是阴火，阴阳在炎宫循环，向上则由口唇出。心与肾则是水火相济的关系，因为心属火，肾属水，当肾中真阳上升则养心火，心火抑制肾水泛滥而养真阳，同时肾水又抑制心火，两者相互协调，又相互制约。

耳是心脏色诊的地方，心脏外主血脉运行，内则主五音。古代心神被称

脏腑的功能

人体各脏腑器官就像金銮殿上的皇帝与大臣之间的关系一样，互相协调，又各有分工，共同维持着人体的阴阳调和。正是各脏腑器官在人体内不停地工作，才使得我们能够正常吃饭，正常睡觉，正常工作。

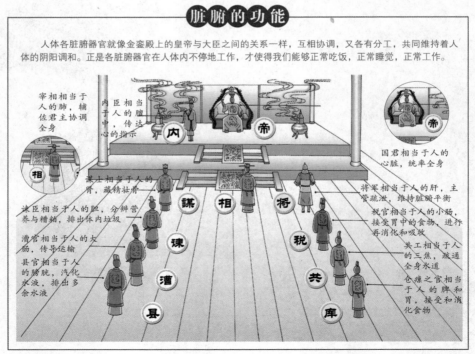

宰相相当于人的肺，辅佐君主协调全身

内臣相当于人的膻中，传达心的指示

国君相当于人的心脏，统率全身

谋士相当于人的肾，藏精壮骨

谏臣相当于人的胆，分辨营养与精粗，排出体内垃圾

将军相当于人的肝，主营疏泄，维持脏腑平衡

税官相当于人的小肠，接受胃中的食物，进行再消化和吸收

漕官相当于人的大肠，传导运输

县官相当于人的膀胱，汽化水液，排出多余水液

共工相当于人的三焦，疏通全身水道

仓廪之官相当于人的脾和胃，接受和消化食物

为响响，心主藏神，称为五神居，并与时节相应会。心主脉，脉为神的居舍，在气表现为吞，在液表现为汗水。心气实则会笑个不停，心气虚者就容易悲伤不已。梦中嬉笑以及恐怖畏惧说明心气盛，梦见救火和阳物则说明心气虚，并且在心气相应的时辰季节还会梦见烧灼，倘若逆乱之气侵扰心中，则会梦见山丘以及烟火。

手少阴经是心脏的经脉，它与手太阳经互为表里。心脏与小肠合为腑。心脉是洪脉，也就是说其脉象在春时升，在夏时最旺。因为夏季枝繁叶茂，都下垂弯曲，万物繁茂，所以夏天称心脉也为钩脉。如果心脉洪大而长，就会引导体液灌溉经络，从而促进津液滋润皮肤。因为心脉洪则卫气充实，卫气充实，心气便无处泄出；心脉大则荣气萌动，萌动的荣气与洪大的卫气相迫，汗液就会排出，即长与洪相得，这是好的征兆。在人体阳气向上发出，头部出汗，而五脏干枯，体内空虚时，如果用下法治疗就会导致虚上加虚。手太阳脉浮，表明有表无里，阳气无所使，这样不仅危害自身，还会损伤其母体。

心脉如夏季万物旺盛地成长，来时旺盛去时衰弱。夏脉就是心脉。夏脉与此逆反者则说明发生了病患。

判断脉象是否逆反的方法是，心气来时不盛，去时反而旺盛，是不及的反应，说明病在内；如果心气来时旺盛，去时也旺盛，这是太过，表明病在外。

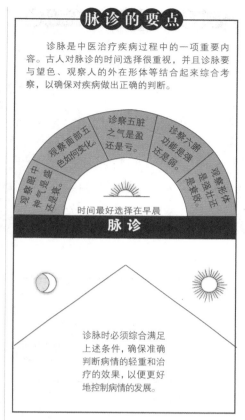

脉诊的要点

诊脉是中医治疗疾病过程中的一项重要内容。古人对脉诊的时间选择很重视，并且诊脉要与望色、观察人的外在形体等结合起来综合考察，以确保对疾病做出正确的判断。

观察眼中神气是盛还是衰　观察面部五色如何变化　诊察五脏之气是盈还是亏　诊察六腑功能是强还是弱　观察形体是强壮还是羸瘦

时间最好选择在早晨

脉诊

诊脉时必须综合满足上述条件，确保准确判断病情的轻重和治疗的效果，以便更好地控制病情的发展。

不及易心烦，在上为咳嗽吐涎，在下为放屁症状；太过的话，人的皮肤发痛，身体容易发热，即生为浸淫病。

如果心脉来时累累如连珠，如同抚摸琅玕，这是平脉，即常脉，是有胃气、有神、有根的正常脉象。心病的脉象为来时喘喘相连，脉中微曲。心死的脉象为来时前曲后直，如操带的钩子。

真心脉，脉象短实劲急而坚，为心气败绝的危重病候。其脉象如抚摸薏苡子一样颗颗相连，患者面色赤黑，无光泽，毛发枯折后便会死。夏季有胃气而

从脉象和呼吸看人的健康程度

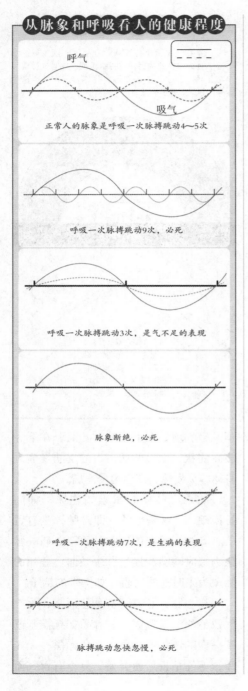

呼气

吸气

正常人的脉象是呼吸一次脉搏跳动4～5次

呼吸一次脉搏跳动9次，必死

呼吸一次脉搏跳动3次，是气不足的表现

脉象断绝，必死

呼吸一次脉搏跳动7次，是生病的表现

脉搏跳动忽快忽慢，必死

微钩属于平脉，钩多胃气少属心病，有钩无胃气为死脉，有胃气同时有石脉的叫冬病，石脉严重则为今病。

心、脉、神三者关系密切，心藏脉，脉属于神的居舍，当人在悚惕思虑时非常容易伤神，倘若神受中伤则会恐惧自失、肌肉的突起处破肉脱、毛悴色夭，患者有这种病候就很危险，通常冬季就会死去。

手少阴经就是心脉，心是人体经脉汇集的地方，如果手少阴心经的脉气衰绝则会血脉不畅通，心脉不通则容易造成血不周流，血不周流则会令人的面色、毛发无亮泽。当面色如漆柴般发黑，是血已先死的征兆。倘若壬日病危，那么癸日就会死去，这是由于在五行上壬癸属水，而心属火，水克火的原因。

人体夏季心火旺盛，脉象如果是浮大而散的，此为平脉。如果脉象大而缓，这是脾邪欺心，脾属土，为心火之子，子欺母，是实邪，即使患病也会自愈。倘若脉象弦细而长，则是肝邪欺心，属虚邪。虚邪也是比较容易医治的症状。脉象若是微涩而短，说明肺邪欺心，金欺火是微邪的征兆，症状会很快痊愈。若脉象沉濡而滑，这是肾邪欺心，肾水克心火属于贼邪的症状，与常情相违背，病证不易医治，甚者不治而死。对于肾水欺心火，则容易导致小便不利症状。

心下有水气，即左手关前寸口部位重按脉实，属于心气实，此病证多是因忧愤而生，建议采用针刺手厥阴心包经上穴位的方法，疗效甚佳。没有心脉，即左手关前寸口部位脉象重按不应手，症状表现为掌心发热，易呕，心下热痛且口中溃烂，患者可采用针刺手少阳三焦经上穴位的方法诊治。

诊断手少阴脉的方法是，当心脉来势如连贯不断的珠子般滑利，并且在呼气一次的过程中，搏动两次属于平脉脉象，搏动三次说明患有离经病证，搏动四次即为脱精，五次则有可能不省人事，六次就会危及生命。

常见心脉脉象及症状是，如果脉象非常缓，人易狂笑，微缓则会引起心下生伏梁病痞块，上行下蹿，时常吐血；心脉非常急会产生抽风症状，微急则会心痛并牵引背部，饮食困难；当心脉非常小时则会时常干呕，微小则说明患有消渴病；倘若脉象非常大，则会生喉介，微大会生心痹并牵引背部，易流泪；嗓子发哑说明心脉非常涩，患四肢厥冷、生血溢、耳鸣和癫病是脉象微涩的征兆；如果容易渴则心脉脉象非常滑，微滑是小腹鸣叫，心疝引脐；脉濡而散的话，会出现酸痛发渴的症状；心脉搏坚而长，舌卷不能说话是其主要症状。

倘若患上外疾以及易思虑，人就会心虚，邪气侵袭就会导致心痹，脉象为来时喘而坚，症状为体内有积气，不时伴有饮食病。

扁鹊说：心脏患病的话，其症状多为口生疮且伴有腐烂。

针刺时体位的选择

针刺体位的选择主要从方便医生取穴和便于患者自然舒适的角度考虑。大体说来，针刺的体位主要有以下几种：

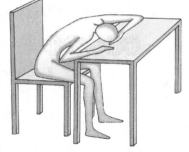

仰卧位 适宜于全身正面取穴

侧卧位 适宜于全身侧面取穴

伏卧位 适宜于全身背面取穴

侧伏坐位 适宜于头侧、面颊及耳部取穴

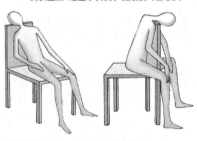

仰靠坐位
适宜于头、面和颈部的前面取穴

俯伏坐位
适宜于头、项的背面和背部取穴

倘若心脏在心气旺盛的夏季患病，病情也是时缓时急。患者应该了解病源，诊治穴位，审察病证反应及危害。心在声为笑，病变的表现为忧，在情志上的变动为喜，喜笑太过容易伤心气。心气虚则悲，悲则必忧，心气实则笑不止，笑则必喜。心和肺，脾和心，在情志上是相互促成的，所以喜虽发于心而形成于肺，思虽发于脾而形成于心，若超过了一定的限度，就会两脏俱伤。

病患从心脏发作的，首先表现为心痛症状，24小时左右会传到肺部，证候为喘嗽；72小时会感染到肝部，患者会感到胁痛，支撑胀满；脾部在五天后会有症状，比如闭塞不通，体沉身痛。此时病情不见好转，则无医可治，夏天在中午丧身，冬天则多在半夜死去。

心脏患病的病证表现，通常早上比较平静；中午时病情会稍退，心情清爽；夜半时病情最重。

如果患者的症状为胸内及两胁下疼痛，胁下支撑胀满，胸前两旁高处背肩胛间疼痛，两手臂内部疼痛，这主要是由于心虚导致胸腹肿大，进而引发胁下与腰背相牵引而生痛。可采用的治疗方法是针刺手少阴心经及手太阳小肠经当舌下的部位，出血即见效。诊治它的变病可以用刺取郄穴（指经脉气血曲折会聚的孔隙）中出血的方法。

因忧思而引发的病证，如果心脉浮且不疾数，心脉沉且小而紧，证候通常表现为烦满，易健忘，不乐，不时叹息，伴有心下聚气生痛，饮食困难，爱咽唾液，手足时常发热。

当患者心痛气短，脸色发赤，手掌烦热，或骂言啼笑，悲思愁虑，并且脉象实大而数，说明心脏患病，这种病证是可以被医治痊愈的。在疗法上，可用针刺法。春季时应当针刺中冲穴，夏天针刺劳宫穴，季夏针刺大陵穴，都用补法；秋天针刺间使穴，冬天针刺曲泽穴，都用泻法。这些穴位属于手厥阴心包经上的穴位。或者可以灸背上第五椎棘突下的心俞穴一百壮，以及巨阙穴五十壮，都有很好的疗效。

如果邪气在心，容易引发心痛、易悲且不时眩晕扑地的病证，患者根据具体的病证程度调治心俞穴就可以痊愈。

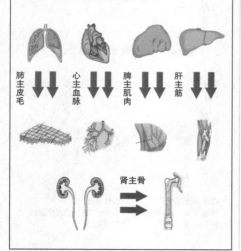

五脏与五体

中医将皮毛、血脉、肌肉、筋、骨称为五体，并认为五脏与五体有着一一对应的关系，五体的表现能反映五脏的病变。

肺主皮毛　心主血脉　脾主肌肉　肝主筋

肾主骨

由于思虑愁忧容易伤心，而心伤则惊恐不堪，同时伴有发怒及健忘症状。

心脏受风邪侵扰的症状为人体内发热炽盛，起床困难，心中饥饿且想吃饭，饭后则呕吐等病证。

心脏受寒邪侵扰的症状为患者心中好像吃了蒜末，严重者背痛彻心，心痛彻背，就如同患有蛊注（因蛊虫侵食府脏致病，并能流注传染他人），倘若脉象浮则可自己催吐后，即可痊愈。

心伤，就是因忧愁思虑、心脏伤损所致的疾患。患者症状表现为脉象弦，时常劳倦，头面发赤且下肢沉重，自烦发热，心中痛可彻背，按脐部时会有跳动感。

患者如果出现邪哭（心伤无故而哭）等神情不安的症状，则说明血气少。这种病证属于心病。心气虚容易使人畏惧害怕，闭目欲睡，时常梦见远行而精神离散，魂不守舍。阳气衰则患狂病，阴气衰易造成癫病。其脉象为短而微。由于神情魂魄恍惚不安，而魂属肝，魄属肺，肺主津液，因此有泪泣出，说明肺气衰。肝气衰则魂不安定。

心水病，也叫牛羊胸水病、黑胆病或脑水病，患有此病证者往往气短，身体发肿，卧不安，心烦意躁且出现阴部异常肿大的情况等。

真心痛，就是心痛之极危重的一种病证，证候为手足冰冷直至骨节，心痛异常，通常如果早上发作，晚上就会死去；晚上发作，次日早上便会死去。

蛔咬病的症状为心腹疼痛，同时伴有体内肿物上下往来移动，疼痛发作无常，心腹内热，易渴流涎。诊治的方法是先将蛔虫用手牢牢地聚拢把持住，使它们动弹不得。再用大针刺，等到虫不动时才能将针取出。对于患有肠中蛔咬患者，不宜采用小针刺。

如果心脉脉象急，则患有心疝，大多是心经受寒邪侵袭而发。因为小腹以心为阳性脏器，小肠受其支使，所以其证候显现在小腹。

秋季庚辛日容易患伏梁病证，也叫心积。通常从脐上开始，向上直至心脏，癥块大如手臂，久治不能痊愈，同时心烦、心痛。从脉象上诊断，患者脉象沉而芤，脉来时上下移动且无定处，面发赤，咽发干，掌中发热，胸中悸满，腹中发热，心烦，甚者吐血，身体抽搐，主血厥，夏季好转，冬天加重。心积病证多发于秋季的原因在于，肾患病容易传给心，心本应传给肺，但是肺气恰在秋天最旺，肺气旺就不易受邪气中伤，因而心将病邪还给肾，肾不接受，于是心积由此而成，所以说秋天容易患伏梁病证。

有些心脏病证会危及生命，其症状为心脏患病后少气大热，热上冲心，烦闷，干呕，咳嗽吐逆，汗出如珠，狂语，身体厥冷。其脉象本当是浮，此时反倒沉濡而滑；颜色本当是赤，现在却是黑。在五行上，这属于水克火，是不好的征兆，会不治而亡。

心脏在五音中为徵音，乐器对应

竿，在情志中为喜，手少阴经是其经络。

如果厥气违逆，手太阳经容易使荣卫不通，阴阳颠倒，阴气内伤，阳气外击，这样就造成寒邪侵袭，寒则生虚，虚就会惊掣心悸。诊治的处方为定心汤。

◎ 大定心汤

茯神、人参、茯苓、紫菀、远志、甘草、白术、龙骨、干姜、当归、芍药、桂心、防风、赤石脂各二两，大枣二十枚。

分别将以上十五味药研细，用一斗二升水熬取三升半药汁，白天三次，晚上两次，分服即可。

◎ 小定心汤

甘草、芍药、干姜、远志、人参各二两，茯苓四两，桂心三两，大枣十五枚。

分别将以上八味药研细，用水八升煮取三升药汁，白天三次，晚上一次，分服即可。

此病证最佳诊治期不过十天。如果

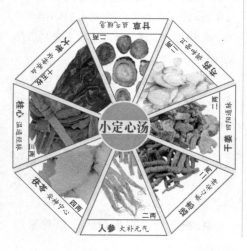

小定心汤

煎药方法

将所有药物研细，放入锅中，煮取三升药汁即可。

服药时间	服药次数	服药温度
饭后	一日四次	温

主治功效

本方具有宁心安神之功效，故对心脏疾患具有调理作用。

患者病证由笑转成呻吟，呻吟反转成忧就属于水克火，阴击阳。阴气上浮而阳气沉伏，阳气沉伏易造成心气实，心气实则伤热，伤热便发狂，话多谬误，不可采听，这也表明患者心脏受伤。若患者口唇正红，还来得及救治，倘若颜色已变为黄、青、白、黑，则说明已经到了无药可治的地步了。

当患者平素心性和雅，但忽然一反常态，可采用白术酒医治。如果患者话未说完便打住，用手剔脚趾甲，这时病患虽未发作，但已是大祸临头，这种病称为行尸。这些都是心脏患病在声音上的症状，对实证者采用泻法治疗，对虚证者采用补法治疗，不可医治的，仔细察看诊明就可以了。

红色代表心脏，心与脉相合，红如鸡冠则表明体质康健。心脏与舌相通，舌属于心脏的外延器官。火型人，若是禀气盛，面色发红，背脊肌肉发赤且宽广丰厚，颜面瘦尖，头颅尖小，肩背髀腹矫好，手脚小，行走安稳，疾行时肩背摇动，肌肉丰满，见事明了，好顾心急，义气轻财，少信任多疑虑，这种人耐春夏不耐秋冬，并且不会长寿。秋冬感受病邪而生病，取手少阴心经上的穴位治疗。

髑骨的正、斜、长、短总与心相应，正常的颜色为红色。肌肉纹理细密者心小，心小则病邪不易中伤心脏，仅仅有可能被忧伤心；肌肉纹理粗者心大，心大则心虚，心虚则生寒，寒生则忧且不会伤心，若易伤心则为病邪。没有髑骨者心高，心高便心实，心实易生热，热生就会肺中满，结果就是生闷且易忘，说话困难；髑骨长者心坚，心坚即心神安守而稳固；髑骨薄而弱者心脆，心脆易生消瘅病且易受热邪侵伤；髑骨小短上举者心低，心低则心脏在外，易被言语恐吓，易受寒邪侵伤；髑骨偏向一方者心偏歪，心偏歪则没有守司，操守不一；髑骨直下不举者心端正，心端正则不易受中伤。人体十二经脉对应在皮肤上的分属部分，如果出现突出或低陷，是患病的征兆。心脏患病，就会在心脏的分属部分有所征兆，小肠太阳经所过之处便有凹陷或凸起。如果说藏舍有内外之分，那么经脉部属也有内外之别，浮清居外，沉浊属内。病邪侵伤体内，小腹就会胀满凸起，内病蔓延到外，所属的部位陷没，外邪侵伤体内，则应先治阳实，后补阴虚。内病外出，就应先补阴虚后泻阳实。阴气生虚寒，阳气生实热，病在阴经主掌内病，病在阳经主掌外病。

如何准确诊断心脏患病的症状？

当心脏患病，前期人的口会开张；当心脏死去以前，面色会枯黑，语声不

转；若天中发际等分，暮色与之相应，则会不治而亡。根据病症相应的表现以及病情的严重与否，心脏病发作，慢则不出四百天内，快则不超过十天半月。

如何诊断心脏病稍有好转却突然死去的情况？

当患者脸上有如棋子大小的赤黑色暗点时，据此就可判定出一年之内，人必会猝死。

如何诊治心气绝，一日后必死的症状？

当患者出现双眼直视而神乱，发喘耸肩的症状则会立即死去。如果患者面赤目白，忧愤思虑，心气在内消散，而面色反而好转，则不出十天便会死去。当患者面黄目赤，则不会死去，面赤如瘀血则会死去。当患者心经分属部位隐约显露吉凶的颜色，比如口唇赤黑，则患者不过当年必死，此病证也叫行尸病，年上若未应验，三年之内生病必死。

应四时之气，夏季属火，主心脉，颜色为红，主掌手太阳经，诊治时应在盛经膝理有纹理的地方。因为夏天火气升腾，心气也旺盛，脉瘦气弱，阳气充溢，热邪就会侵伤膝理有纹理的地方，进而入经脉，所以治病时应取盛经（盛经就是阳脉）膝理有纹理的地方。由于病邪侵入较浅，所以透过皮肤就可将病祛除。

外踝后面为阳脉之本，相应的部位在命门（心上一寸的地方）上面三寸处；少泽为阳脉之根，位于小指尖。

从小指上开始，阳脉的筋在腕上

结聚，沿手臂内侧上行，在肘内锐骨后结集，弹击它时，小指上会有反应。由此继续，在腋下结聚，其分支向后经腋部后侧，向上绕肩胛，沿着颈部从足太阳经的筋的前方出来，在耳后完骨处会聚；分支入耳，从耳上直出，下行在颔上会聚，即目系的外眼角。

从小指尖开始，盛经的脉沿手外侧到腕部，在踝中直上，沿臂骨下侧从肘内侧两骨之间再向上循着臑外后侧，从肩缝隙中穿出，绕过肩胛，在肩上结聚，进入缺盆后到达腋连络心经，继续沿咽喉下行至膈，再至胃，属小肠经。其支脉从缺盆出发，沿颈直上脸颊，再到外眼角进入耳中，支脉从脸颊出发，上行过颐，至鼻子，再到眼睛内角，在颧处斜交联结后与手少阴交会，从而结为表里。锐骨骨端是少阴经的本，对应的部位在人体后背，与手太阴交会。

支正属于手太阳小肠经的别络，位置在腕上五寸，向内注入少阴心经，其支脉上行至肘，在肩髃处结而为络。这里是心脏病候的控制区，若患实证，小肠就会生热，小肠生热则骨节松弛，进而就会患上阳脉病，证候为阳脉大，甚至比寸口脉大两倍，耳聋目黄，咽喉痛，下颌肿，卧床且说话困难，生闷则急会坐起。虚证则会因小肠生寒而生疣，生疣就会患上阴脉病，证候为阴脉反比寸口脉小过一倍，人会感觉短气，筋急颈痛，周身骨节疼痛，身体侧转困难。

内关属于手厥阴心包络经的别络，距离腕五寸的地方，由两筋间出来，沿本经向上至心脏，联络心系。气实心痛，气虚心烦，需在两筋间的内关穴处进行诊治。

手厥阴心包络（手心主，十二经脉之一，简称心包经）的脉，是从胸中出发。出则厥阴心包经，下行至膈，与

手少阴心经循行路线

手少阴心经的循行路线：心手少阴之脉，起于心中，出属心系（1），下膈，络小肠（2）。其支者：从心系（3），上挟咽（4），系目系（5）。其支者：复从心系，却上肺，下出腋下（6），下循臑内后廉，行太阴、心主之后（7），下肘内，循臂内后廉（8），抵掌后锐骨之端（9），入掌内后廉（10），循小指之内，出其端（11）。

此经脉联系的脏腑器官：心、小肠、肺、咽、眼。

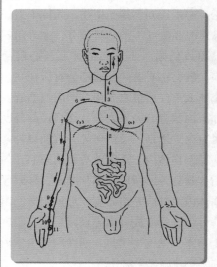

名词解释

心系：指心与各脏相连的组织。
目系：指眼后与脑相连的组织。

之连结即属于三焦。其支脉沿着胸内从胁出来至腋下三寸处，向上至腋，再向下沿着臑内从太阴经少阴经间经过，进入肘中，再下臂，从两筋之间经过，进入掌中，沿中指，最后从指尖出。它的支脉离开掌中，沿无名指指尖出。此脉动则表明患有手心热病，证候为腋肿，肘臂挛急，重者心中极度波动，胸胁支撑胀满，面赤目黄，笑不止，此症状属于主脉所生的病。患此病者，气虚用补法，气盛用泻法，如果属于热证应急速出针，寒则留针，经脉分属部陷下建议采用艾灸比较好。如果不虚不盛，用本经脉象诊断就可以了，比如气虚患者，寸口脉象反小于人迎脉象；气盛患者，寸口脉象比人迎脉象大一倍。

通里属于手少阴心经的别络，在腕后一寸分出并上行，沿本经入咽，上联舌根，属目系。胸膈间如有物支撑则表明脉气实，患者出现说话困难的症状。诊治的部位是经络掌后一寸的地方，其分支走手太阳经。

手少阴经别，是十二经别之一。从手少阴心经腋下两筋间分出，入胸属心，向上走至喉咙，出于面部，在目内眦处与手太阳小肠经会合。它直行的主干脉，则是从心系退行到肺，从腋下出来后向下沿上臂内后侧，行于手太阴和手厥阴两经的后面，至肘的内侧，再沿手臂内后侧，抵达手掌后面锐骨骨端，进入掌内后侧，顺着小指内侧从指端出。如果手少阴经患病，其证候为干渴

思饮，咽喉发干且心痛，是臂厥症状。诊治这些病症的方法，气虚的就用补法治疗，气盛的就用泻法治疗。气虚患者寸口脉反比人迎脉小，气盛患者寸口脉象比人迎脉象大两倍。

人体全身十二经各有一个俞穴，手少阴经脉也不例外。

手少阴属心脉，心乃五脏六腑之首，是精神归藏的地方，心脏坚固，不能容纳邪毒，倘若容纳就会伤心，心伤就会神散，神散生命即结束。因而所有病邪侵伤心都是在心的包络经中，包络就是心统领的脉，所以少阴心经无俞穴。

少阴没有俞穴，心脏就不会患病吗？

心脏外的经腑容易患病，心脏不病，因而通常在掌后锐骨骨端独取心经。

对于在夏季患小肠赤脉攒病证，其根源是手少阴、太阳经的脉气相互作用而停滞，致使荣卫不畅而引发皮肉疼痛。由于太阳经的脉气发于少阴经，淫邪之气因势发作，所以脏腑便因季节时气而患病。若患者腑虚则说明是受阴邪之气中伤，症状为身体颤抖，脉势摇动，捉所不禁；倘若患者脏实则是因为受阳毒侵害，症状为口开舌破，咽喉塞涩，见肉热，声音发嘶，这就是我们所称的赤脉攒病，医治的药方可参考伤寒卷。

根据病源施治，采用灸心俞、肝俞、肾俞，表治阴阳，并可调和腑脏，对丹毒病很有疗效，同时可预防疾病的产生，这是扁鹊曾经论述过的医理。

❧ 心虚实第二

心虚寒

手少阴经阴虚，也就是说左手寸口、人迎以前部位脉象阴虚，患者的证候为悸恐不安，心腹疼痛，说话困难，心寒恍惚，这就是人们常说的心虚寒。

◎ 茯苓补心汤

主治烦闷，心气不足，面黄，易悲愁愤怒，出血，善忘易恐，步态不稳，妇人崩中，五心烦热，或独语而不知觉，咽喉疼痛，舌根强直，流冷口水，面色发赤等症状

人参、紫石英各一两，桂心、甘草各二两，麦门冬三两，赤小豆一十四枚，大

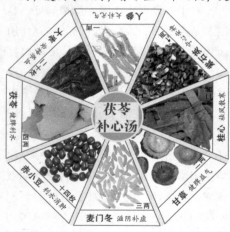

茯苓补心汤

煎药方法

将所有药物研细，加水七升煮至二升半药汁即可。

服药时间	服药次数	服药温度
饭后	一日三次	温

主治功效

本方具有安神、益气、宁心之功效，主治心气不足、烦闷。

枣二十枚，茯苓四两。

先将以上药材研细，加入水七升后煮取药汁二升半，分服三次。

◎ 大补心汤

对心悸，虚损不足，气力孱弱，脸色憔悴且经常妄语，四肢劳伤等症状均有疗效

甘草、阿胶、麦门冬、茯苓、桂心、干地黄各三两，黄芩、附子各一两，半夏、石膏、远志各四两，大枣二十枚，饴糖一斤，生姜六两。

先研细所列药物，加水一斗五升加煮，取汁水五升，制成药汤后加饴糖，分服四次。

◎ 补心丸

主治脏虚、易恐怖像做噩梦一样，以及妇女产后杂病、月经不调等病证

甘草、防风、大黄、当归、芍药、猪苓、川芎、附子、蜀椒、干姜、细辛、厚朴、桂心、半夏各一两，茯苓（一方用茯神）、远志各二两。

将以上药物研成末，制成如梧桐子大小的蜜丸，用酒送服五丸，日服三次，如果没有感觉，可逐渐增至十丸，冷极加热药。

心实热

手少阴经阴实的征象为左手寸口、人迎以前的部位脉象重按沉实有力。症状

为腹满，大便不利，闭塞，四肢沉重，身体发热，这就是被称为心实热的病证。

◎半夏补心汤

主治心虚寒，悲忧，心中胀满，或梦见山丘平泽等症状

半夏六两，宿姜五两，白术四两，橘皮、桂心、茯苓、枳实各三两，远志、防

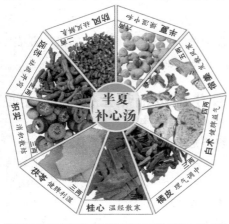

半夏补心汤

煎药方法

将所有药物研细，加水一斗，煮至三升药汁即可。

服药时间	服药次数	服药温度
饭后	一日三次	温

主治功效

本方能理气调中，祛风散寒，主治心内虚虚寒、烦忧不堪。

风各二两。

将以上所列药材治择捣筛，制成散药，加入水一斗，再煮取药汁三升，分服三次。

心小肠俱虚

手少阴与手太阳经俱虚的脉象，也就是左手寸口、人迎以前部位脉象阴阳俱虚，病症为完谷不化的腹泻，四肢厥冷，中寒少气，下痢等，属于心小肠俱虚的病证。

◎牛髓丸

主治虚瘠羸乏等病证

牛髓、酥、枣膏、白蜜、羊髓各一升，羌活、茯苓（一方为茯神）、川芎、桂心、麦门冬、甘草、当归各二十株，防风、人参各一两，干地黄、干姜各二十六铢，细辛十八铢，白术四十二铢，五味子一两。

将所有药材切捣后再过筛研磨，将散药和枣膏调匀，放入白蜜、牛、羊髓及酥，搅匀后用铜钵装好，放在釜汤中蒸煮后取出，制成药丸。用酒送服，剂量如梧桐子大三十丸，一日服两次，可逐渐增至四十丸。

🌀 心劳第三

对于心劳病患者，补益脾气为最佳的治疗途径。因为只有脾气旺盛才能感于心脏。倘若违逆夏季时气，手太阳经就不旺盛，心气虚衰于内。只有顺应规律才能得以生发；顺应安定，违逆则变

乱。反顺为逆，即所谓的关格，病证也就是由此产生的。

◎大黄泄热汤

对心劳热，口中生疮，心满胀痛，

小肠发热，大便痛苦，闭涩不通等症状有可靠疗效

大黄、泽泻、芒硝、黄芩、栀子仁各三两，通草、桂心各二两，大枣二十枚，石膏八两，甘草一两。

将药材研细，取水九升，先用一升水单独浸泡大黄一宿，然后用剩余的八升水煮其余诸药，取汁水二升五合，去渣后下大黄，再煮两沸，去渣，下芒硝冲化即可，分服三次，疗效显著。

脉极第四

脉极，就是血脉亏损的疾患，又称血极。脉与心相合，心与脉相应，心若患病则由脉上开始。夏季脉患病为脉痹，脉痹未痊愈又受病邪侵袭，病侵驻心中，就会出现脉象空虚、脱血、颜色苍白无光泽、饮食不能营养肌肤、咳嗽、口唇呈赤色等病状。

如果夏天丙丁之日受到风邪中伤，容易导致血焦发落，脉气衰的病证。因损伤血脉进而发展成心风，心风的症状为多汗怕风。一方面脉气虚容易因生寒而咳嗽，咳嗽便会心痛，喉中阻塞，甚者咽肿喉痹。另一方面，脉气实则容易生热，生热则伤心，使人易怒，口为赤色，甚者言语迟钝，血脱，面色干燥无光，饮食不能营养肌肤。因此说心风有脉虚和脉实两种证候。

当阳经脉患病，应该诊治阴络；阴络脉患病则可以治阳经，安定血气。脉气虚适宜补益，脉实则可取泻。医道高尚者，在判定脉的虚实后，治即可痊愈。倘若病在肌肤、皮毛、筋脉时是可以治愈的，但是若病证已延到六腑五脏后，则已经到了无药可治的地步了。

◎ 生地黄消热止极强胃气煎

主治脉热极而导致的面色苍白，干燥无光，血气脱，饮食养肌肤等病证

茯苓、白术、芍药、人参、干地黄各三两，赤蜜、莼心（一作豉）、生麦门冬、生地黄汁各一升，甘草二两，生葳蕤四两，石膏六两，远志二升。

将以上所列药物研细，加水一斗二升煎煮，取药汁二升七合，除渣后加入蜜和地黄，再煎取汁水三升五合即可。分服四次。

灸上门（夹巨阙两边各相隔半寸处），可诊治胸中疼痛牵引腰背心下，呕逆，脸不滋润等病证。患者多少岁就灸多少壮即可治愈。

灸肩髃穴（指肩关节的前下方，用手按有关节的地方）下陷处一百壮，对于颜色焦枯，劳气失精，肩臂疼痛不能举过头病证，诊治即可见效。

脉虚实第五

患有脉虚症状者，易惊跳不定，脉实则脉象洪满。通常与脉虚实相应，在于小肠和心脏，比如腑脏患病，由寒而生就会在小肠腑上应，因热而生便在心脏上相对应。

◎ 补虚调中防风丸

主治脉虚及惊跳不定、忽来忽去等病证

防风、桂心、麦门冬、人参、甘草、白石英、茯神、通草、远志各三两。

将所列药物研成末状，用白蜜调和后制成如梧桐子大小的药丸。用酒服三十丸，一日服两次，可逐渐增至四十丸。

◎ 升麻汤

主治脉实洪满等病证

升麻、子芩、栀子仁、泽泻、淡竹叶、芒硝各三两，生地黄（切）一升。

将以上七味研细，加水九升后，煮取汁水三升，除渣后下芒硝，分服两次。

◎ 麻黄调心泄热汤

主治心脉厥大于寸口脉，龋齿喉痛，小肠热等病证

麻黄、生姜各四两，子芩、茯苓、芍药、细辛各五两，白术二两，桂心一两，生地黄（切）一升。

将以上九味研细，加水九升后，煮取汁水三升，除渣，分服三次。若须下利，再加芒硝三两。

灸巨阙穴十四壮，对心闷痛，上气牵引小肠病症有疗效。

针刺不容穴（幽门两旁各一寸五分处），可治疗心脉不出的症状。

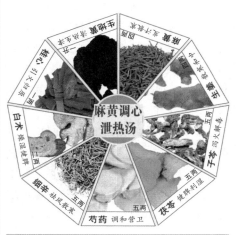

麻黄调心泄热汤

麻黄 发汗解表
生姜 发汗解表
细辛 祛风散寒 五两
白术 燥湿健脾 一两
桂心 引火下行 一两
子芩 泻火解毒 五两
茯苓 健脾利湿 五两
芍药 调和营卫 五两

煎药方法		
将所有药物研细，加水九升，煮至三升药汁即可。		
服药时间	服药次数	服药温度
饭后	一日三次	温
主治功效		
本方具有清热解毒、发汗解表的作用，主治热证。		

心腹痛第六

突然发作心痛胸痹，说明五脏六腑受到寒气的侵袭。寒邪致病，轻则咳嗽，重者发痛下泻。因五脏逆乱搅心而导致的心痛彻背，牵引背部，易发狂，像有东西从后面刺激心脏，身体伛偻的，属于肾心痛；脾心痛患者感觉有人像用针锥刺心脏，心痛得更厉害；胃心痛表现为腹胀满，心痛得厉害；睡卧时如果从心间发痛，动便痛得更厉害，但脸色不变的，是肺心痛；脸色苍白如死灰，终日不能叹息一声的属于肝心痛。心痛之极危重者名真心痛，手脚冷彻骨节，早上发作晚上死亡，晚上发作来日早上丧身。心腹中疼痛发作，有肿物聚集一团并上下移动，痛时停时止，腹中发热，爱流口水，是蛔咬，此时用手将肿物按住保持不动，用大针刺肿物，虫不动时将针取出。心下不能针刺，其中有成聚，不宜在腧中诊治。肠中有虫蛔咬时不能用小针刺。

◎桂心三物汤

主治各种逆气悬痛，心中痞痛等病证

桂心、生姜各二两，胶饴半斤。

将所列药物研细，加水六升后，煮取汁水三升，去渣，放入胶饴，分服三次。

◎温中当归汤

当归、芍药、甘草、桂心、人参、干姜、木香、桔梗、茯苓、厚朴各二两。

将所列药物研细，加水八升后，煮取汁水三升，分五次用温水服用，一日服三次。若是不耐木香的，用犀角一两代替。

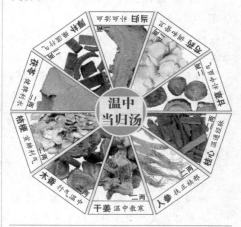

煎药方法		
将所有药物研细，加水八升，煮至三升药汁即可。		
服药时间	**服药次数**	**服药温度**
饭后	一日三次	温
主治功效		
本方能温中、行气，对心腹胀痛具有宣散作用。		

◎九痛丸

主治虫心痛、食心痛、饮心痛、风心痛、悸心痛、冷心痛、注心痛、热心痛及去来心痛等九种心痛，同时可治愈

冷冲上气、血病、落马堕车等病证

吴茱萸、巴豆、人参各一两，附子、干姜各二两，生狼毒四两。

将药物研成末状，用蜜调和，空腹进服如梧桐子般大一丸。若是突然中恶邪患者，比如口不能说话，腹部胀痛的，可服二丸，每日一次；对于连年积冷，流注心胸的，服用后疗效也佳。

治疗寒气突然侵居五脏六腑中而发痛的处方

大黄、芍药、柴胡各四两，桂心、朴硝、鬼箭羽、鬼白各二两，黄芩、桔梗、朱砂各三两，升麻三两。

将以上所有药物研细，加水九升后煮取汁水二升七合，再将朱砂分作三份，每服放入朱砂一份，搅和后均匀服下。分服三次。

对于服上方后即刻下利且疼痛不止的症状，可参考以下药方

杏仁、桔梗各五两，赤芍药六两。

将上列药物研细，加水六升后，煮取药汁三升，分服三次。

对于心腹冷痛患者，建议使用炒盐（熨）一斗，炒蚕沙，烧砖石（蒸熨）的方法诊治，心腹中温暖即可停止，疗效明显。用蒸土也可收到疗效。

针刺行间、太冲穴对肝心痛有疗效。

针刺鱼际、太渊穴可诊治肺心痛。

针刺足少阴，可使心痛引腰脊、欲呕吐等病证痊愈。

针刺足少阴，可治心痛引背，呼吸困难病证。如果未愈，可取手少阴。

取足太阴，心痛腹胀，大便不利等病证可治。

针刺然谷、太溪穴可治愈脾心痛。

取石门穴主治心腹中猝痛。

取足太阴可使心疝暴痛痊愈。

灸太仓穴一百壮，可治心痛及坚烦气结。

灸臂腕横纹处二十一壮，又灸两虎口赤白肉际各七壮，也可诊治心痛。

灸心俞一百壮，可治心懊恼微痛，烦逆等病证。

针刺手太阴，主治呼吸困难，心痛及短气。

针刺巨阙，可治心痛不能按，烦心等症状。

治取上脘穴，可使心痛有三虫，多涎，反侧困难等病证痊愈。

治取然谷及太溪穴，可诊治心痛如有针锥刺的症状。

灸通谷穴（乳下二寸处）五十壮，对于心痛，恶气上逆，胁急痛等病证有效。

灸龙颔穴（鸠尾头上行一寸半处）一百壮，（慎针刺），可治愈心痛，冷气上逆。

灸神府穴（鸠尾正心的地方）一百壮，对于心痛及暴绞急绝欲死等病证有疗效。此法有忌。

🌀 胸痹第七

脉象为太过与不及，阳脉微，阴脉弦，属于胸痹病而发痛的症状。这是极虚的缘故。倘若是阳虚，则可断定病在上焦。判定胸痹心痛的依据则是阴脉弦的缘故。平脉患者未受寒热；对于短气而呼吸困难患者，则是脉气实而导致的。

胸痹病证的症状是，患者心中痞急、疼痛、坚满、肌肉疼痛不堪，绞急如有针刺，不能仰俯，胸前皮肉都痛，忌手碰，胸中满，气短，咽喉滞塞不通，发痒，咳嗽吐口水牵引生痛，喉中干燥，时时想呕吐，烦闷，自汗，或者彻引背痛，这样的病证应及时诊治，否则几天就可危及生命。

灸膻中穴（鸠尾上面一寸处）一百壮，（忌针刺），对于胸痹心痛的病证有奇效。

灸期门（第二肋端，乳头直下一寸半处），对胸肋满、心痛病证有疗效。根据患者岁数决定灸的壮数。

取间使，主治胸痹引背，时时发寒等病证。

取天井，可诊治胸痹心痛。

取临泣穴，对于胸痹心痛不能呼吸，痛无定处的病证疗效明显。

◎栝楼汤

主治胸痹病，胸背疼痛，短气，关上脉小紧数，寸口脉沉而迟等症状

栝楼实一枚，薤白一斤，生姜四两，枳实二两，半夏半升。

将上列药物研细，加白酒一斗后，煮取四升，每次服一升，日服三次。

栝楼

润肺化痰、散结滑肠。

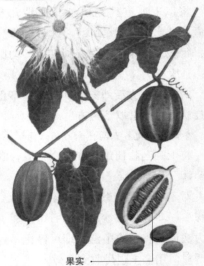

果实

[性味]味甘、苦，性寒，无毒。
[主治]治咳嗽，能使人皮肤悦泽。

栝楼

本品对消渴症具有很好的治疗作用，现代医学研究证实，栝楼对咳嗽痰多也有疗效。

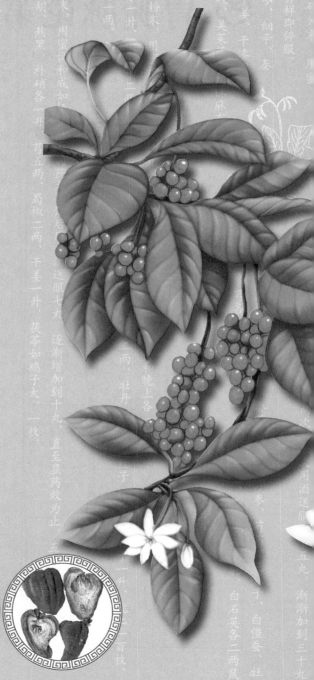

【卷九】

胃腑

【雌鸡汤】

鸡一只，治如平时吃法。吴茱萸一升、茯苓二两、芍药、白术各三两、阿胶二两、甘草一两、麦门冬五合、人参三两……

【吉祥丸】

天雄一两、覆盆子一升、五味子、柏子仁、桂心一两……黄一两……

【大黄丸】

七味药研为粉末，用……破如米豆，柴胡热黑、外硝各二两、蜀椒二两、干姜一升、茯苓如鸡子大一枚……

【半夏伏苓汤】

半夏三十铢、人参、芍药、橘皮、细辛、芎䓖、旋复花、桔梗、甘草各十二铢、生……

【茯苓丸】

茯苓各十铢……

三十铢、青竹茹、橘皮各十八铢、茯苓、生姜各一两，以上五味药分别切细，用六升水煮取二……

十四味药煎成三升药液，分成三次服，如果思恋阻病，积聚一月多未治愈，以及服药冷热失候……

黄……入葬去……黄，加入桂心十二铢，如遇泠下痢则去干地黄，加入……铢，其余的依……

卷九·胃腑

精微感悟到有异样即停服

防风、人参、细辛、秦……
柏子仁、干姜、干地黄、吴茱……
蛀虫各十五枚、吴茱萸……

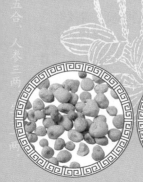

半夏

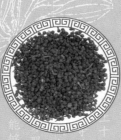

吴茱萸

栝楼

胃腑脉论第一

胃受制于脾，口唇是其外在表现。胃受纳水谷，被称为"仓廪之官"。肌肉隆起部小而细的，胃不坚实。肌肉隆起部坚硬较大的，胃就厚。肌肉隆起部与身体不相称的，是胃的位置低。胃的位置低的，胃脘收束。肌肉隆起部不坚实的，是胃平缓。肌肉隆起有像小果核那样突起的，是胃急。肌肉隆起部有很多小果核一样相连的，是胃结。胃结的人，是胃上脘收束而不通利。

胃迂回盘屈，一般一次可以接纳水谷三斗五升。平常人不饮不食，七天就会死去。这是什么道理呢？因为，人一天一般要上一到两次厕所，每次排泄二升半，一天中就要排泄近五升。七天，五七就是三斗五升，而留在肠胃中的三斗五升水谷就排泄完了，水谷精气与津液也就消耗完了，所以，人不吃东西七天便会死去。

如果胃被五谷充满，就会出现脸颊涨红，胸部突张，颈部肿胀，而且从上焦泄出了五谷的精微之气；同时，会从下焦向下泄到小肠，这样，肠胃所接受的水谷之气就被泄尽了。一般人不会出现上面所说的情况。胃一旦充实，肠就会空虚；而肠充实的时候，胃就会空虚。因为只有胃与肠交替空虚与充实，气才能够上下运行，血脉才能得以通顺，五脏才能和谐。所以，五脏之气不足时，可以通过补胃气来调和。

右手关上脉象浮而芤时，脉象浮就是有阳邪，脉象芤就是有阴邪，阳邪与

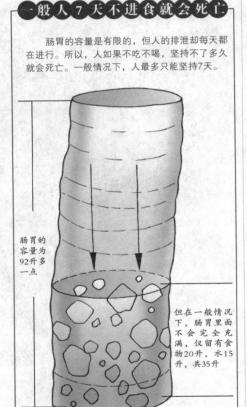

一般人7天不进食就会死亡

肠胃的容量是有限的，但人的排泄却每天都在进行。所以，人如果不吃不喝，坚持不了多久就会死亡。一般情况下，人最多只能坚持7天。

肠胃的容量为92升多一点

但在一般情况下，肠胃里面不会完全充满，仅留有食物20升，水15升，共35升

正常人每天大便1~2次，每次排出2.5升，一天就排出5升，七天就排出35升，这样肠胃留存的水谷就全部排尽了。所以，正常人若七天不进饮食就会死亡。

阴邪相抗争，就会使胃气生热，而将胃的阳气推向极致。跌阳脉浮大的，这是胃虚烦，每天排泄至少两次。就算轻微的运动也会引起头疼脑热，这是胃气过旺。但是如果人没有了胃脉，就会出现吞酸、头痛、胃冷等症状。此时可针刺足太阴脾经上的位于足大趾后一寸的公孙穴；右手关上脉象阳实的人，是胃实证，人会苦于肠中急促，不思食物，消化不良，此时可针刺足阳明胃经上的位于足上动脉处的冲阳穴。腹胀满，胃腑疼痛，胃气上逆引起两胁膈咽不通，饮食不下，可针刺三里穴。

胃脉可以作为诊断病情的依据。胃脉虚就是胃泄漏，胃脉实就是胃胀满。胃脉搏坚而长，病人脸面发红，是患有股部痛病；胃脉软而散，是患有胸膈闷痛，饮食不下的病。病先从胃中发作的，出现胀满现象，五天后传变到肾，引起小腹、腰、脊疼痛，脚发酸，再过三天就会传变到膀胱，引起腰背疼痛，小便不通，再过五天就会向上传变到心和脾，引起心痛，身体疼痛。《黄帝内经·灵枢》说：三天不停止传变的，就会死亡，夏天死于日落时，冬天死于夜半后。

胸膈闭塞，饮食不下，那么邪气必在胃腑。如果病邪在胃腑上部，就用刺法来抑制住它继续上逆；如果病邪在胃腑下部，就用消散的方法去消灭它。逆气侵入胃中，就会梦见饮食。胃中有癖块的人，不适合吃冷食。胃胀的病人，会出现腹满，胃腑疼痛，而且鼻中可闻到一股臭

味，不思饮食，大便不通。胃疟，一般在早晨发病，人容易饥饿却吃得很少，就算勉强吃点也会腹胀腹痛，应该刺足阳明胃经和足太阴脾经的横斜的络脉出血。如果脾先患病而传变到胃，病人就会咳嗽不止，严重的还会呕吐长虫。胃气已绝的不治之症，病人舌头发肿，小便带血，大便带红，五天就会死亡。

胃受邪则影响到血就会发病：狂疟，口歪，鼻孔流血，颈肿，唇紧，喉痹，腹部水肿，膝髌肿痛，沿着胸乳

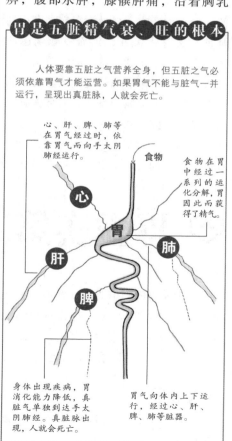

胃是五脏精气衰、旺的根本

人体要靠五脏之气营养全身，但五脏之气必须依靠胃气才能运营。如果胃气不能与脏气一并运行，呈现出真脏脉，人就会死亡。

心、肝、脾、肺等在胃气经过时，依靠胃气而向手太阴肺经运行。

食物

食物在胃中经过一系列的运化分解，胃因此而获得了精气。

心

胃

肝

肺

脾

身体出现疾病，胃消化能力降低，真脏气单独到达手太阴肺经。真脏脉出现，人就会死亡。

胃气向体内上下运行，经过心、肝、脾、肺等脏器。

部、大腿、伏兔、足胫外侧、足背上都痛，足中趾不能屈伸。足阳明经经气盛就会使身体前面都发热，这是胃气有余，就会容易消化谷物而易饥饿，尿色发黄；足阳明经经气不充足，就会身体前部都寒冷战栗，胃中受寒而胀满。

足阳明胃经，从鼻翼两旁开始，交会于鼻禀中部，再向旁交于足太阳经，向下沿鼻柱外侧，进入上齿龈中，又出来环绕口两旁，环绕嘴唇，在颏唇沟承浆穴处左右相交，折回来循颐后下侧，出于大迎穴，又沿颊车穴，上行到耳前，经过上关穴，沿着发际到达前额。它的一条支脉，从大迎穴前向下行至人迎穴，沿着喉咙，进入缺盆穴，向下穿过胸膈，会属于胃部，联络脾脏。另一条直行的经脉，从缺盆向下经过乳房内侧向下，挟脐两旁，到气街腹股沟动脉部位，即气冲。它的又一条支脉，

起于胃的下口即幽门，经过腹里，下到气街中与直行的经脉会合，再从这里向下行经髀关穴，抵达伏兔穴，经过膝进入髌骨中，向下沿着胫骨前外侧，进入足背部，进入足中趾内侧。它的另一条支脉，从膝下三寸处分出，向下到中趾外侧。它的又一条支脉，从足背上入大趾间，出于足大趾末端。足阳明胃经发生病变就会使人脸色发黑，颤抖发冷，哈欠连连，听到嘈杂的声音就会惊恐烦躁，不愿见人，如果病重就会脱了衣服到处乱跑大声高歌，并有腹胀肠鸣症状，这就是足阳明经经气逆乱的病状。

足阳明胃经与足太阴脾经互为表里。如果脾胃实，就会被热邪所伤常常觉得口渴，一直喝水也不解渴；如果脾胃虚，就会被寒邪所伤常常觉得饥饿，吃得过多就会胃疼，四肢也会肿起，腹部胀满膨大，全身发肿。

❧ 胃虚实第二

胃虚冷

足阳明胃经阳虚会出现右手关上脉象浮取无力的征象。病人会出现腿脚发冷，失眠，目痛，腹痛，耳鸣，忽冷忽热，唇口发干，面目浮肿的胃虚冷症。

◎ 人参散

补胃中虚寒，全身骨节痛，身体消瘦面色枯黄

人参、细辛、甘草各六两，麦门冬、桂心、当归各七分，干姜二两，远志一两，吴茱萸二分，蜀椒三分。

将以上十味草药筛后制成散药，饭后，用温酒送服下方寸匕。

◎ 补胃汤

治皮肤干燥，少气、口苦

桂心、防风、细辛、柏子仁、橘皮各

二两，川芎、吴茱萸、人参各三两，甘草一两。

将以上九味药研细，用一斗水煎出汤药三升，分成三次服用。

胃实热

足阳明胃经阳实会出现右手关上脉象浮取搏指有力的征象。病人会出现头痛发热，唇口发干而常呕哕，不出汗，如温疟证候的胃实热证。胃中热病，可灸位于膝下三寸的三里穴三十壮。

◎ 泻胃热汤

射干、茯苓、栀子仁、升麻各二两，赤蜜、生地黄汁各一升，芍药四两，白术五两。

将以上八味药研细，加七升水煎汁一升半，去掉药渣，又熬两沸，然后再加入一升蜂蜜煎取三升汤药，分三次饮用。老人小孩酌情加减。

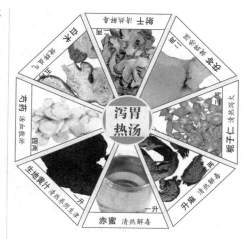

泻胃热汤

白术 | 养脾强胃 | 土精
二两 | 健脾和胃 | 茯苓
栀子仁 清热泻火 | 二两
升麻 清热解毒
赤蜜 清热解毒 | 一升
生地黄汁 清血散热 | 一升
芍药 活血散热 | 四两

煎药方法
将以上八味药研细，加入七升水，煎制一升半后去药渣并放入蜂蜜。

服药时间	服药次数	服药温度
饭后	一日一次	温

主治功效
本方具有清热、解毒之功效，主治唇口发干、胃中生火之症。

☁ 反胃第三

反胃时会出现寸口部脉象紧、尺部脉象涩。患者会出现胸中胀满，呕吐，下泻的症状。

脾胃虚冷，命门火衰，不能运化水谷就会导致趺阳脉浮而涩，脉象浮就是虚证，脉象涩就是伤了脾，脾受伤就不会运转，导致胃里留积的食物不消化。

治疗反胃而口渴的处方

泽泻、茯苓、半夏各四两，甘草、桂心各三两。

将以上五味药研细，用五升水煎取汤药二升，分成三次服用。

治反胃，此方特别灵验

生姜、前胡各四两，阿胶一两，大麻仁五合，橘皮三两，吴茱萸四合，桂心三寸，甘草五寸，大枣十枚。

将以上九味药研细，用三升水、二升酒煮取汤药一升七合，分两次服用。

治疗脾胃虚弱的处方

甘草、泽泻、桂心各二两，干姜、橘

皮各三两，人参一两，茯苓四两，青竹茹五两，大黄六两。

将以上九味药研细，用八升水煮取汤药三升，白天三次夜间一次，每次七合。

治反胃，胃不接纳饮食，食后就立即呕吐，用大半夏汤方

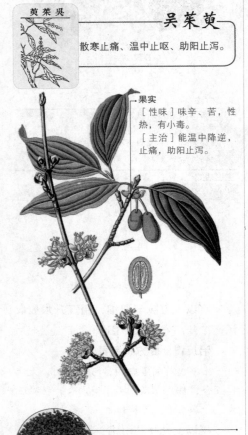

吴茱萸

散寒止痛、温中止呕、助阳止泻。

果实

[性味]味辛、苦，性热，有小毒。

[主治]能温中降逆，止痛，助阳止泻。

吴茱萸

本品对于厥阴头痛、脘腹胀痛、行经腹痛均有一定治疗作用，现代医学认为，吴茱萸还可有效缓解高血压。

白术一升，半夏三升，生姜三两，人参二两，白蜜一升。

将前四味药研细，加入五升水和一升白蜜煮取汤药一升半，分三次服用。

治疗呕吐不止，反胃，消化不良的处方

泽泻、人参、桂心各二两，甘草、橘皮、黄芪各三两，茯苓四两，大黄一两半，生姜八两，麦门冬三升，半夏一升。

将以上十一味药研细，用一斗二升水煮取汤药三升二合，白天三次夜间一次，一次服八合。瘦弱的人一次服六合，已经通利不加大黄。

治疗冷邪留积在胃中导致朝食暮吐，食完后腹中刺痛，反胃的处方

厚朴、甘草、茯苓、细辛、桂心、杏仁、竹皮各二两，橘皮三两，人参一两，前胡八两，槟榔十枚，生姜五两。

将以上药研细，用一斗三升水煮至三升汤药即可，分三次服。

治嗳气又吐酸的处方

吴茱萸半斤，人参二两，生姜三两，大枣十二枚。

将以上四味药研细，加六升水煮取汤药二升，每次在饭前服一升，每天两次。

治食后吐酸水方，胃冷的人服后立即见效

干姜、食茱萸各二两。

将以上两味药捣筛后制成散药，每次用酒送服方寸匕，每天两次。

治反胃，吃下就吐出，气逆的处方

芦根、茅根各二两，细切。

将以上两味药研细，加入四升水煮取汤药二升，一次服下，下泻后，病便会痊愈。

治吐酸的处方

曲末一斤，地黄三斤。

将以上两味药一起捣烂，然后在太阳下晒干。每次用酒送服三方寸匕，每天三次。

华佗治反胃的处方

雄黄、丹砂、真珠各三两，朴硝五两，干姜十累。

将以上五味药磨成粉末，用蜜调和成如梧桐子大小的药丸，饭前服三丸。服药后如果出现轻微的烦闷，可适量饮水便可化解，十分有效，不妨一试。

呕吐哕逆第四

关上脉数，病人会呕吐。呕吐病人，一般饭后就立即呕吐，病人的阴脉数而阳脉紧，脉的形状好像刚起床时的样子。寸口部脉象芤而紧，脉象芤是虚证，脉象紧就是寒证，虚与寒搏击，脉象就会变得阴结而迟，病人就会噫气。趺阳脉微而涩，脉微就会引起下利，脉涩就会引起呕吐，不思饮食；趺阳脉浮，胃气虚弱，忧气在下，寒气在上，二气相搏，只出不入，患者就会呕吐，且不思饮食，胃中宽敞后一般就会自己恢复。

如果呕吐而且脉弱，身体有微热，小便通利，气逆，这种情况一般很难治疗。

如果服用汤药时因为打嗝汤药无法入腹的，可将甘草三两加水三升，煎取汤药二升，一次服用完毕就会呕吐了，只是服药后不吐则更好，等症状缓和后，再服用其他汤药，就不再会呕吐，这样汤药也能顺利地流通到全身。生姜是治疗呕吐的良药，呕吐的人可多吃。

◎ 生姜汤

治气厥，呕哕，呼吸困难的处方

人参、前胡、桂心、甘草各一两，生姜二两，豉一升，半夏八两。

将以上七味药研细，加水九升煎取汤药三升，分三次服用。

治食后即吐的处方

大黄四两、甘草二两。

将以上两味药研细，加水三升煎取汤药一升半，分两次服用。

◎ 半夏汤

主治逆气，心中烦闷，气满呕吐

半夏一升、生姜一斤，茯苓、桂心各五两。

将以上四味药研细，加水八升煮取汤药二升半，分三次服。若少气，加甘草二两。也叫小茯苓汤。

灸手间使穴三十壮，可治疗干呕不止，粥食吐出。如果四肢厥逆，脉象

麦小

小麦

养心安神、除烦止汗。

秆
[性味] 味辛，性寒，无毒
[主治] 烧灰，加在去疣
痣、蚀恶肉的药膏中使用。

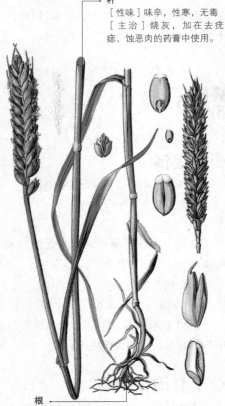

根
[性味] 味辛，性寒，无毒。
[主治] 消酒毒暴热、酒疸目黄。

小麦
有养心安神、除烦解郁的作用，
主治心神不宁、失眠、精神抑郁以及自
汗、盗汗等症。

沉绝不至的，灸此穴后就通，这是起死回生的方法。灸手厥阴心包经上的尺泽穴，或者灸承浆穴七壮，炷如麦粒大，都可治干呕。

治恶心的处方

取一升苦瓠穰和子，研碎，用三升酒水来熬取一升汤药，一次服完。一会儿后就会呕吐并泻痢出恶物。

◎桂心汤

主治呕吐，气逆，腹热，四肢冷痛麻木，三焦不调的处方

桂心、前胡、川芎、甘草、当归、人参、橘皮、石膏各二两，芍药三两，半夏四两，生姜五两，大枣三十枚。

将以上十二味药研细，加水一斗三升下黄芩三两合煎取汤药三升，分三次服用。一方不用黄芩。

◎小麦汤

主治呕吐不止

厚朴、人参各四两，甘草一两，青竹茹二两半，生姜汁三合，小麦一升。

将以上六味药研细，加水八升煎取汤药三升，除去药渣，分三次服用。

◎猪苓散

治呕而膈上寒

猪苓、白术、茯苓各三两。

将以上三味药捣筛制成散药，每天三次，每次用汤水送服方寸匕。口渴的人，可多饮水。

胀满第五

患有腹胀的病，按起来不痛的，是虚证，按起来痛的，是实证。腹中胀满不能减轻，即使腹中胀满减轻也不舒服，这应当取下法。舌黄没有下利的，下利后黄色就会自然消除。腹胀当时减弱后，又会如原来一样胀，这是寒，应当用温药。腹胀，口中苦而且发干，是腹间有水，这是饮；跗阳脉象微而弦，应当是腹中胀满，如果不胀满的，必定下部闭塞，大便艰难，两腋下疼痛，这是虚寒；气从下向上，应当用温药服下就会痊愈。腹中胀满转为疼痛，而移向小腹，这是要下利。一说，腹中疼痛，若转为气向下趋向小腹，这样就会下利。或说，腹中疼痛，如果转为气向下趋奔小腹，是将会自利。

◎ 温胃汤

主治胃气不平，时时胀咳，不能饮食的处方

附子、当归、厚朴、人参、橘皮、芍药、甘草各一两，干姜五分，蜀椒三合。

以上九味药分别研细，用九升水煮取三升，分成三次服用。

◎ 大半夏汤

主治胃中虚冷，腹满塞，下气的处方

甘草、附子、当归、人参、厚朴、茯苓、枳实各二两，半夏一升，大枣二十枚，桂心五两，生姜八两，蜀椒二百粒。

将以上十二味药分别研细，用一斗水煮取药汁三升，分成三次服用。

◎ 附子粳米汤

主治腹中有寒气，胀满肠鸣切痛，胸胁逆满，呕吐的处方

半夏、粳米各半升，甘草一两，大枣十枚，附子一枚。

以上五味药分别研细，用八升水煮熟米，去渣，一服一升，每日三服。《集验》加干姜二两。

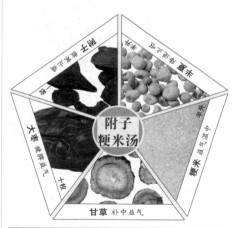

煎药方法

以上五味药分别研细，用八升水煮熟即可。

服药时间	服药次数	服药温度
饭后	一日三次	温

主治功效

本方具有降逆、止呕、补脾等功效，可治疗腹中有寒、呕吐之症。

◎ 大桂汤

治虚羸胸膈满

桂心、生姜各一斤，半夏一升，黄芪四两。

将以上四味药分别研细，用一斗半水煮取五升药汁，分成五服。白天三服夜间二服。

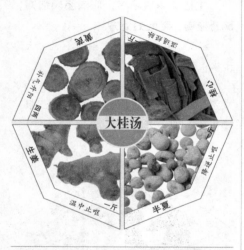

煎药方法		
以上四味药分别研细，加入一斗半水煎制即可。		
服药时间	**服药次数**	**服药温度**
饭后	一日三次	温

主治功效

本方具有温中、止痛、补气等功效，可治疗胸部胀满之症。

治男子忽然患劳累内伤，汗出中风，腹胀，饥饿甚但饮食不下，心痛，小便赤黄时白，大便不利的处方

大黄、葶苈、寒水石、栝楼根、苦参、黄连各等分。

将以上六味药研为末，用蜜调和成如梧桐子大小的药丸。用豉汁和饮服二丸，每天三服，逐渐加至十丸。

胁腹胀满

灸膈俞百壮，重复三次。

胸满心腹积聚痃痛

灸肝俞百壮，重复三次。

胀满水肿

灸脾俞，随年壮，重复三次。

腹中气胀引脊痛，食饮多，身羸瘦，名叫食晦

先取脾俞，后取季胁。

脏腑积聚胀满，羸瘦不能饮食

灸三焦俞，多少岁灸多少壮。

腹中胀满雷鸣

灸大肠俞百壮，重复三次。

腹中胀满气聚寒冷

灸胃脘管百壮，重复三次。穴在鸠尾下三寸。

腹胀满，绕脐有痛结，坚硬不能饮食

灸中守百壮。穴在脐上一寸。一名水分。

胀满痃聚，滞下疼冷

灸气海百壮。穴在脐下一寸。忌不可针。

胀满气如水肿状，小腹坚硬如石

灸膀胱募百壮。穴在中极脐下四寸。

胀满肾冷，痃聚泄利

灸天枢百壮。穴在脐旁相对，横去脐两旁各二寸。

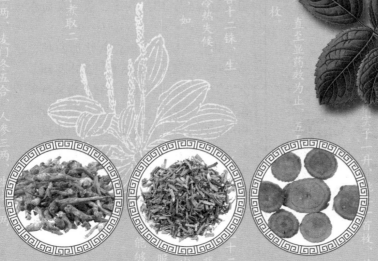

【卷十】

肺脏

肺脏脉论第一

肺的经脉是手太阴经，与手阳明经互为表里，在五行中属金。肺是五脏的顶棚，相当于相傅，肺主魄，魄是藏在肺里所有物质的精华，与精一起出入。鼻是肺功能的外在体现，肺之气通于鼻，通过鼻子就能体会到香臭的气味。肺脏的脉象为浮脉，肺气在季夏开始上升旺盛，直到秋季才会达到旺盛的顶峰。秋季是草木开始枯黄的季节，但是秋风气爽，秋气依存，此时的脉象是微浮的。秋天的脉象浮，由于秋脉为肺脉，属西方金，此时万物收成，因此其气之来轻虚而浮，来时急，去时散，因此说浮，如果与这种脉象相反的，说明身体患病了。如果肺脉来时忽上忽下，

如鸟的羽毛排列，说明肺有疾患；如果肺脉来时如羽毛浮在半空中，这种脉象是肺死症的表现；如果肺脉来时如被微风吹动而上下翻飞的树叶，这叫平肺脉。若阳气不能下降，阴气又不能上升，邪气就会乘虚而入。阴气被外邪所侵就会紧缩，阴气紧就变为战栗，阳气被外邪所侵就会收敛，阳气敛就会恶寒，战栗与恶寒相逼迫，人就会患疟疾。如果早晨被邪气所侵，人就会在早晨发病；如果是傍晚被邪气所侵，人就会在傍晚发病。

脏腑有远近，脉象也有迟数，肺气的运行也自有其度数和规律。如果这时卫气应当内陷却反而在上，就会使人肤色苍白，而营气应当上升却反而在下，就会伤害下焦。中焦有所恶就会表现出来，有所善则藏匿在里。阳气下陷，阴气就温热，阳气在下，阴气反而在顶峰。

肺有三斤三两重，六叶加两耳，共八叶。肺气运行在紫宫，上出于颊，下出于鼻，流回到肺中，它的盛衰表现在毛发，在内主胸，在外主气，与乳相对，右乳为辛属阴金，左乳为庚属阳金。肺藏魄，被称为"魄脏"，又有：气藏于肺中，而魄又居于气中，其病变在液表现为鼻涕，在气表现为咳嗽。如果肺气虚弱就会导致短气，鼻息不通；

四时脉象太过与不及的表现

正常的四季脉象应为春弦、夏钩、秋毛、冬石。但是有时候也会出现太过与不及的情况，太过会表现为体表的疾病，不及会表现为体内的疾病。

太过 ←— 火 —→ **不及**

脉气来时盛去时也盛

脉气来时不盛去时反盛

太过
脉气来时实而反强

木

太过
脉气来时毛而中央坚，两旁虚。

金

春气在肝

土
长夏气在脾

秋气在肺

太过 脉来时如水流

夏气在心

不及 脉来时如鸟喙

不及
脉气来时不实为微

不及
脉气来时毛而微。

冬气在肾

太过 ←— 火 —→ **不及**

脉气来时如弹石。

脉气来时虚而似数非数。

四时五脏脉象常异的对照

人体脉象会随着不同季节、气候冷暖的变化而变化，所以，每个季节都有其对应的常脉与之不相应的脉则是病脉或死脉。

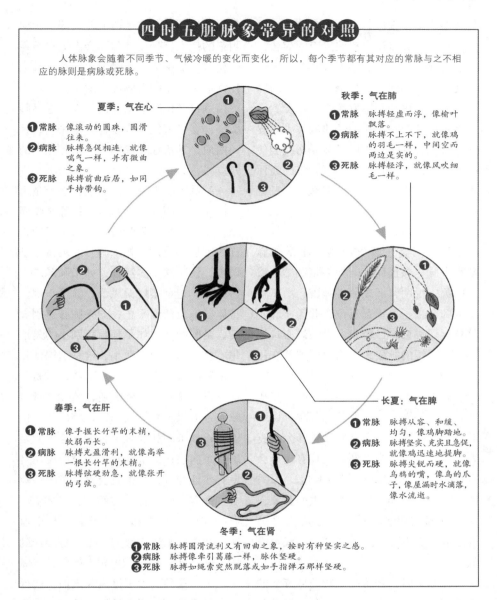

夏季：气在心
❶常脉 像滚动的圆珠，圆滑往来。
❷病脉 脉搏急促相连，就像喘气一样，并有微曲之象。
❸死脉 脉搏前曲后居，如同手持带钩。

秋季：气在肺
❶常脉 脉搏轻虚而浮，像榆叶飘落。
❷病脉 脉搏不上不下，就像鸡的羽毛一样，中间空而两边是实的。
❸死脉 脉搏轻浮，就像风吹细毛一样。

春季：气在肝
❶常脉 像手握长竹竿的末梢，软弱而长。
❷病脉 脉搏充盈滑利，就像高举一根长竹竿的末梢。
❸死脉 脉搏弦硬劲急，就像张开的弓弦。

长夏：气在脾
❶常脉 脉搏从容、和缓、均匀，像鸡脚踏地。
❷病脉 脉搏坚实、充实且急促，就像鸡迅速地提脚。
❸死脉 脉搏尖锐而硬，就像乌鸦的嘴，像鸟的爪子，像屋漏时水滴落，像水流逝。

冬季：气在肾
❶常脉 脉搏圆滑流利又有回曲之象，按时有种坚实之感。
❷病脉 脉搏像牵引葛藤一样，脉体坚硬。
❸死脉 脉搏如绳索突然脱落或如手指弹石那样坚硬。

如果肺气实就会出现气喘，胸满；如果肺气与时令相得就会梦见战争场景；如果肺气虚弱就会梦见白色场景，有人失血过多而死的模样；如果肺气旺盛就会梦见惊恐痛哭；如果邪气侵入肺，就会梦见铁、金等东西，或者自己能飞翔。

因为气藏于肺中，而魄又居于气中，如果嬉笑无常必会伤及魄，魄受伤后就会疯癫，发狂，出现面色苍白，毛发干枯，丧失意识，皮肤发黑的症状，一般会在夏天死亡。手太阴经顺畅运行会使皮毛得到润泽，如果手太阴经的脉气不正常，皮肤和毛发就会干枯发黄，皮毛焦枯就会失去津液，津液失去后皮肤骨节就会受伤，皮肤骨节受伤就会使指甲干枯，毫毛折断，这种人气已经死去了，如果在丙日病重，那么在丁日就一定会死去，因为火克金。丙丁在五行上属火，而肺属金。

秋天属金，肺气旺盛，正常的脉象是平脉，微涩而短。如果是沉濡而滑的脉象，说明肾邪在侵害肺脏，由于肾水为肺金之子，子袭母位，此为实邪，就算有病也会自己痊愈，无须烦心；如果是大而缓的脉象，那么说明脾邪在侵害肺脏，由于脾土为肺金之母，母居子位，此为虚邪，就算有病治疗起来也相当容易；如果是弦细而长的脉象，说明肝邪在侵害肺脏，由于肝木是肺金所克者，木侮金，此为微邪，就算有病也会立即痊愈；如果肝邪侵害肺脏，那一般没有大碍；如果是浮大而洪的脉象，说明心邪在侵害肺脏，由于心火是肺金之敌，火克金，此为贼邪，一般很难救治。

肺脉来时，轻若微风吹动鸟背上的羽毛，在呼气一次的时间内肺脉搏动两次为平脉，搏动三次为离经病，搏动四次是脱精的证候，搏动五次为死症，搏动六次就会命绝，这是从手太阴肺经表现出来的证候。右手关前寸口部位脉象阴绝的病人，是无肺脉，会患短气咳逆的病苦，喉中堵塞，嗳气，呃逆。其治疗须取刺手阳明大肠经上的穴位。右手关前寸口部位脉象阴实的病人，这是肺实证，会患短气的病苦，胸中胀满，牵动两肩，其治疗应取刺手太阴肺经上的穴位。

肺脉下实上虚，浮而喘，多半是由于惊吓后有积气积留在胸中；肺脉喘而虚者，大多是因为醉后行房所引起的，称为肺痹寒热证。如果肺脉表现得特别缓慢，说明这是多汗证；如果肺脉表现得微缓，这是痿瘘偏风证，除了头部，身体各部位汗流不止；如果肺脉特别大的，是胫肿证；如果肺脉特别小的是消化不良；如果肺脉微小，这是消渴证；如果肺脉特别滑的是气急上逆，右胁肿块，发热恶寒，胸闷呕逆，咳嗽并带有脓血；如果肺脉微大的，是肺痹证，怕见光；如果肺脉表现得特别急速说明是患有癫痫病；如果肺脉是微急的说明是患有热证肺寒，缓则就会表现出咳嗽唾血，慵懒、腰、背、胸部不适，鼻塞不通的症状；如果肺脉微滑的，是出血证；如果肺脉濡而散的，是患有漏汗的病（漏汗又作灌汗，指汗出如水，泄漏不止），这种病大多是因为阳虚，这种脉来时绝对不能用散发汗来治疗；如果肺脉特别涩的、是呕血证；如果肺脉微涩的、是溃疡证；如果肺脉搏坚而长的，是患有唾血的病。

如果肺实热就会胸满，喘逆；如果肺有病，则鼻孔张开；如果肺之阳气盛就会梦见惊恐的场面；如果肺之阴气盛就会梦见发大水；如果肺虚且寒就会咳嗽不止，短气、下利连连。肺在变动上属咳，在声属哭，在志属忧，所以忧必伤肺，精与气同入于肺就会悲伤不已。肺与秋相应，在五味上主秋，如果在秋季时吃下过多的辛辣之味，就会导致痞结胀满而咯血；以及因为饮食没有节制而患病的，其治疗应取刺手太阴肺经的合穴即尺泽。所以说伤于五味太盛者应取治合穴。

十二经脉中，唯有手太阴肺经可以一直跳动而不停止，这是因为胃之脉是足阳明经，而胃又是五脏六腑的营养储存和消化的场所，胃脉诊候部位在足部跌阳脉上，大趾间向上行三寸，骨缝中即是。胃是收纳水谷的场所，在六腑中，胃是位于第一位的。五味入口后，储存在胃中，通过脾脏的运化，将五味转化为精微用以滋养五脏的精气，胃之精气向上传输到肺，转变为清气，即肺气，肺气依照太阴经来运行，它的运行与呼吸一致，所以人呼一次则脉搏动两次，吸一次脉也搏动两次，只要呼吸不停，脉也就会不停地跳动。

冬天被病邪所侵入，导致肺病的，一般要到夏天病邪才会离去。病在肺脏，下午五时三刻病情会有所缓解，到了中午就会加重，夜半之时，病情又会缓解。病先从肺上发作的，开始时会出现咳喘，三天之后就会传到肝脏，然后就会出现支撑胀满，胁痛的症状，四天之后就会传到脾脏，跟着出现身体闭塞不通的症状，五天之后就会传到胃腑，紧接着出现腹胀的症状。如果十天还不能治愈的，一般就会死亡。

一旦肺有问题，一定会出现逆气咳喘，腰背疼痛，汗流不止的症状；如果肺虚，就会出现短气，呼吸困难，耳鸣，喉咙干燥的症状。要想治疗好此病应该针刺手太阴肺经和足太阳膀胱经的外侧，厥阴经的内侧，要有出血。

肺病发生时，病人的面色苍白，身体发寒，咳嗽不止，如果脉象微迟的还可以救治，可以服用五味子大补肺汤、泻肺散，在夏天可针刺鱼际穴，在春天可针刺少商穴，要用泻法；在冬天可针刺尺泽穴，在秋天可针刺经渠穴，在季夏可针刺太渊穴，要用补法；也可艾灸膻中一百壮，艾灸背部第三椎棘突下的肺俞穴二十五壮。病邪在肺，就会出现皮肤酸痛，发寒，气喘出汗，咳嗽剧烈等症状。肺有病则身体就会发热，咳嗽短气，唾出脓血，其脉象应当是短涩的，而现在的脉象反而浮大；其色应当是白色而反显红色，这就是火克金，是特别逆反的症状，十成会死而无救治。这种病的治疗应针刺胸部外侧的中府穴和云门穴，以及背部第三椎棘突旁的肺俞穴，然后针刺任脉的天突穴，这样就可以散去肺中的邪气。

在身体寒冷的时候又吃了冰冷的食物就会伤到肺，由于这两种寒冷相感

肺对脏腑的影响

肺在人体中具有重要作用，全身气血都由它来分配，所以，如果肺感受到邪气，不仅自身会发生病变，其所主的皮毛也会发生病变，还会将这种邪气传到身体其他脏腑。

肺主一身之气，全身的气血都由肺来分配。

如果肺感受热邪，不仅自身会出现痿病，还会将热邪传到其他脏腑，导致脉痿、筋痿、肉痿、骨痿等。

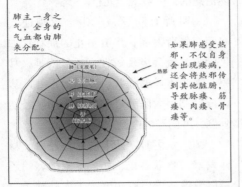

应，使身体里外都受伤，就会出现气逆而上行的证候。肺受伤而身体又疲劳，就会咳嗽唾血，其脉象细、紧、浮、数的，都会吐血，这是因为急躁发怒而导致的病，肺受伤后气壅闭所致。肺胀的病人，虚而满，喘咳，眼睛像脱出的模样，其脉浮大。肺被风邪侵害，就会出现口干舌燥，气喘，晕眩，身体沉重等症状。肺脏有水滞留，身体就会浮肿而大便溏泻，小便难。肺被寒邪所侵害，就会流脓涕。

如果肺中有积液，脉象就会浮而毛，身体就会出现胁下疼痛，气逆，腰背疼痛，气短，健忘，生痈等症状，严重的皮肤会时时作痛，时时作痒，如虫移行的感觉，更严重的有针刺的感觉，面色发白。这些症状就算秋天好了，一到夏天病情又会加剧。肺中的积聚名叫

息贲，在右肋下，久治不愈，恶寒，气逆喘咳，发作肺痈。这种病一般在春天发作，这是为什么呢？心得病就会伤害到肺，肺病就会传到肝，而春天恰好是肝气的旺季，由于肝气旺而不受病邪，所以肺会将病邪还给心，心肯定不肯接受，病邪也只能在肺中积聚留结，因此，春天是息贲病的高发期。

肺得疟疾，病人就会心寒，寒到极点又会发热，发热时还会出现惊恐的症状，好像被可怕的东西追赶，此症可用恒山汤来治疗。如果患者原来声音洪亮，突然声音沙哑，说话十分吃力，而与平常相反，有人招呼他，他也不愿意搭理，就算还没有生病，这种情况也不会持续太长时间就会病倒了。这其实是从声音上来诊断肺病，疾病的表里是一致的，由表及里地推断病因，并根据病因进行治疗，就能药到病除了。

肺主管鼻，鼻是肺功能的外在表现形式。在五色中肺为白色，正常的肺脏是白色，白色像猪油样是最好的。一个人肩部和胸部的端正与倾斜，薄与厚，肺脏都与之相应。皮肤纹理粗糙的人，肺就大，肺大，容易虚寒，多饮，喘鸣，也容易使人患喉痹、胸痹和气逆之类的病；皮肤白皙，纹理细密的人，肺就小，肺小，不会使人喘息。肩、背部肌肉松弛的人，肺脏就柔弱，肺脏柔弱的，就容易被热邪伤害，出现喘息、鼻衄的症状；胸膺突出，两肩高耸而咽喉内陷的人，肺的位置就会偏高，肺位偏

高，高则实，实则热，气机就会上逆，使人咳喘；肋骨偏斜而稀疏的人，肺脏偏斜不正，肺脏不正的，容易使人出现胸痛和鼻病；背胸肌肉厚实的人，肺脏端正，那么肺气和顺通畅，人就不易被邪气所伤；胁部张开，两腋内收的人，肺的位置就会偏低，肺位偏低，就会使人出现胁下疼痛，鼻塞，气壅，流涕，生瘜肉等症状；肩背肌肉发达的人，肺脏就结实，肺脏坚实，人就不容易咳逆上气。

如果人的各脏腑在皮肤的反射区部位出现突起或凹陷的，说明肯定该脏腑有疾病正在发生。阳明大肠经为肺在皮肤的反射部位，肺气在阳明大肠经中流通，外部也随之而呼应它。浮清为外，沉浊为内；阴主管其内，阳主管其外；虚则补之，实则泻之。如果病邪从体内向外而出，那么它的反射区就会凹陷，从内而出的，先治阴后治阳；如果病邪从外侵入体内，那么其反射部位就会突起，此时应该先治阳后治阴。

人的身体健康与否，五脏神色都会先显现在外面。如果人的肺有病，鼻

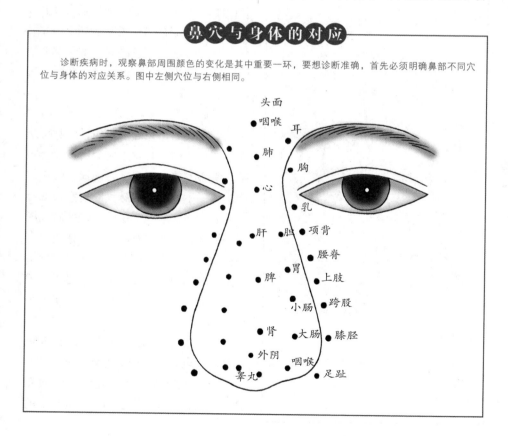

鼻穴与身体的对应

诊断疾病时，观察鼻部周围颜色的变化是其中重要一环，要想诊断准确，首先必须明确鼻部不同穴位与身体的对应关系。图中左侧穴位与右侧相同。

孔就会张开而且干枯；如果肺死，鼻子就会呈青黑色，鼻孔紧闭，鼻梁也会塌陷；如果面颊上突然出现如拇指般大小的红色黑痣，病人必然会突然死亡。病人一旦口无法张开，只有气出而没有气入，并且脸色发白，眼睛发青的，这叫

乱经。这是因为饮醉酒后被风邪所侵，风邪进入肺经，眼睛就发青，如果这样肯定无药可医了。脸色蜡黄，眼睛发白像枯骨那样的，一定会死亡。

肺的经脉为手太阴经，起于中焦腹部，向下缠绕大肠，再返回循行胃的上口，向上经过膈肌，入属于肺脏，接着从气管横走出腋下，沿着上胳膊内侧下行，然后从手少阴经与手厥阴经的前面，下至肘内，顺着前臂的内侧，经掌后高骨的下缘，入寸口，前行至鱼际，并沿着其边缘，出于拇指尖端。它的分支从腕后直达指内侧，出于指端。合手阳明经为表里，阳明经之本在肘骨中，它们会同于手太阴经。手太阴经的支络名列缺，起于腕上分间，与太阴经直入掌中，散入于鱼际，它的支脉走手阳明经。

若肺生病，病实则大肠热，热则手掌红锐突起，突起则阳病，阳脉反逆大于寸口三倍。其发生病变后，就会咳嗽，掌心发热，口渴，心烦躁，气逆，胸胀闷。手太阴经的脉气旺盛有余就会出现肩背痛，中风；手太阴经的脉气虚弱则大肠寒，寒就打哈欠，小便遗数，小便数则是阴病，阴脉反而比寸口脉小一倍，病则肩背寒痛，气短不足供应呼吸，季肋空痛，小便变色，终至于大小便不禁。

肺脉在季节上对应秋季，在五色上对应白色，在五行上属金，主管手太阴经脉，在秋天灸刺五输穴之经穴和腧穴。秋天是肺、大肠易患白气狸病的

手太阴肺经循行路线

手太阴肺经的循行路线：起于中焦（1），下络大肠，还循胃口（2），上膈（3），属肺（4）。从肺系横出腋下（5），下循臑内（6）行少阴、心主之前，下肘中（7），循臂内上骨下廉（8），入寸口（9），上鱼（10），循鱼际（11），出大指之端（12）。另外，手太阴肺经还有一分支：从腕后，直出次指内廉，出其端。此经脉联系的脏腑：肺、胃、大肠、肾。

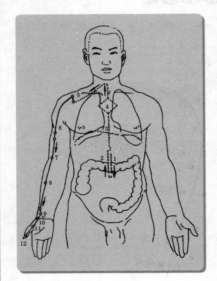

名词解释
肺系：指喉咙。
臑内：指上臂。屈侧称臑内，即肱二头肌部；伸侧称臑外，即肱三头肌部。
心主：指手厥阴心包经。
廉：指侧边而言。

时节，原因是病邪从太阳经侵入手太阴经，太阴经受淫邪之气，则导致经络壅滞，毫毛皮肤绌紧，如果发汗泄气而生邪，那么脏腑就会被湿气所伤，一旦在秋天受到病害，如果肺虚就会被阴邪所伤，寒热不定，损肺伤气而发生咳嗽和呕逆；如果肺实就会被阳毒所伤，而出现体热生疮、气喘、多饮等症状。

秋季金气开始旺盛，肺将收杀，金将比火更旺，阳气渐渐收敛，阴气开始旺盛，湿气侵入人体，阴气未盛而无法深入。所以可针刺腧穴来泻除其阴邪，取合穴来虚其阳邪，此时阳气始衰，所以取合穴。其脉本在寸口之中，掌后两筋间二寸中，与腋下动脉相呼应，其脉根于太仓，太仓在脐上三寸，即一夫，指将患者示指、中指、无名指和小指并拢，以中指中节横纹为准，四指横量作为三寸的方法。手太阳肺经的筋，起于手的大拇指之端，沿指上行，结聚于鱼际部之后，经过寸口的外侧，沿臂内结聚于肘中，再上行于臑部内侧，进入腋下，出于缺盆，又结聚于肩髃前方，然后上行结于缺盆，再下行结聚于胸里，分散而贯穿贲门下部，与手厥阴经的筋相合后，下行直抵季胁。

🐑 肺虚实第二

肺虚冷

肺虚冷是指右手寸口脉象重按无力，出现少气，呼吸不畅、喉咙干燥，津液少等症状。凡患肺风，气痿绝，四肢满胀，喘逆胸满等证，可针灸肺俞各二壮，肺俞的位置，正对乳部引绳测量，在第三椎棘突下，两旁相距各一寸五分处。

◎ 酥蜜膏酒

主治被狂风所伤导致的肺虚寒

酥、崖蜜、饴糖、姜汁、百部汁、枣肉、杏仁各一升，甘皮五具，末。

将以上八味药混合在一起，用微火煎熬约一顿饭时间，此期间要经常搅动，让药液沸腾三次，到药汁减少一半时即可出锅，每次以一升温酒送服方寸匕，夜晚一次，白天两次。

主治风邪入肺导致的肺虚冷

防风、独活、秦椒、干姜、川芎、黄芪各四十二铢，天雄、五味子、山茱萸、麻黄、甘草各三十六铢，杜仲、秦艽、薯蓣、桂心、人参、细辛、防己各三十铢，甘菊花、紫菀各二十四铢，附子七分，贯众二枚。

将以上二十二味药治择捣筛，制成散药，每次用酒送服方寸匕，每日服两次。

主治肺寒，鼻塞，咳嗽

杏仁（熬研为脂）、酥、生姜汁、白糖、生百部汁、白蜜各一升，枣肉（研作脂）二升。

将以上七味药混合在一起，用微

火煎熬约一顿饭时间，此期间要经常搅动，然后取下，以温酒送服二合，每日两次。

主治肺气不足，咽喉发干的处方

取去核干枣一升，加五升水来调和使其均匀，绞去药渣，澄去上面的清液，取浊的纳入饴糖中搅拌，在温火上煎熬一顿饭工夫即可。病人每次服用如鸡蛋那么多，细细吞下，夜间两次，白天三次。

◎麻子汤

主治肺气不足，咯血，气短的处方

人参、桂心各二两，阿胶、紫菀各一两，饴、桑白皮各一斤，生姜三两，干地黄四两，麻子一升。

将以上九味药研细，用一斗五升酒、一斗五升水合熬取四升汤药，分五次服用。

肺实热

肺实热是指右手寸口气口以前脉象重按搏指有力，这是手太阴肺经阴实的征象，一般会出现肺胀、汗出若露、上气喘逆、咽喉中堵塞像要呕吐的样子的症状。肺胀，气抢胁下，热痛，灸阴都，病人有多少岁就灸多少壮，穴在夹对胃脘两边相距一寸处，胃脘在心下三寸。肺胀胁满，呕吐上气等病，灸大椎及两乳上第三肋间，各灸七壮而止。

主治肺实热，胸闷善叹息处方

白前、杏仁各三两，橘皮、白术各五两，赤蜜七合，枸杞（根皮切）二升，石膏八两。

将以上七味药研细，加水七升来熬取汤药二升，除去药渣，加入赤蜜再熬三沸，分三次服用。

◎泻肺散

主治酒后受风，面目黄肿，晕眩，咳逆上气，心中烦闷，心下弦急，不思饮食，胸痛累及背，支满欲呕

百部、五味子各二两半，茯苓、附子、苁蓉、当归、石斛、远志、续断各一两，防风、蜀椒、紫菀、桂心、款冬花、干姜各一两半，细辛、甘草各七分，桃仁六十枚，杏仁三十枚。

将以上十九味治择捣筛，碾成散药，每次用酒送服方寸匕，每日三次，渐渐加至二匕。

主治肺热，酒后受风邪入肺

甘草、五味子各三两，杏仁五十枚，淡竹叶（切）一升，母姜五两，麻黄四两。

将以上六味药研细，先用七升水来熬麻黄，去沫，再加入其他药熬取二升汤药，去渣，分为三次服用。

主治肺热喘息，鼻衄

羚羊角、鸡苏、玄参、射干、芍药、升麻、柏皮各三两，淡竹茹如鸡子大，一枚，生地黄（切）一升，栀子仁四两。

将以上十味药研细，加水九升煎取汤药三升，分三次服用。

◎橘皮汤

主治肺热，气上逆咳嗽

橘皮、麻黄各三两，宿姜、杏仁各四两，干紫苏、柴胡各二两，石膏八两。

将以上七味药研细，加水九升来煎熬麻黄两沸，去沫，加入其他药，熬

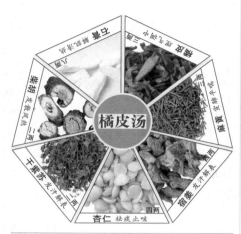

橘皮汤

蜀椒

杏仁 祛痰止咳

柴胡 发表和热 二两

干紫苏 发汗解表 二两

宿姜 发汗解表 四两

麻黄 宣肺平喘 三两

煎药方法

将上述九味药研细，放入九升水中，煮至三升药汁即可。

服药时间	服药次数	服药温度
饭后	一日三次	温

主治功效

本方能温中散寒，对受风寒所致的肢体收缩困难、手脚软弱有疗效。

取汤药三升，去渣，分三次服下，若未愈，就给病人服两剂药。

肺与大肠俱虚

右手寸口气口以前脉象为重按轻取均无力者，这是手太阴肺经与手阳明大肠经俱虚的征象，一般会出现耳鸣嘈杂，经常看见虚妄的光明，心中不乐或如恐怖等症状，称为肺与大肠俱虚之症。

◎ 小建中汤

主治肺与大肠俱虚导致小腹拘急，

腰痛的处方

生姜、桂心各三两，甘草二两，大枣十二枚，芍药六两。

将以上五味药研细，加水八升煎取汤药三升，除去药渣，加入八两糖，熬三沸，分三次服用。

肺与大肠俱实

右手寸口的脉象重按轻取均搏指有力者，这是手太阴肺经与手阳明大肠经俱实的征象，一般会出现头痛，惊狂，唇外翻，目眩，喉痹痛，手臂麻木等症状，称为肺与大肠俱实之症。

花冬款

款冬花

润肺下气、化痰止咳。

——花

[性味] 味辛、微苦，性温，无毒。

[主治] 多种咳嗽。

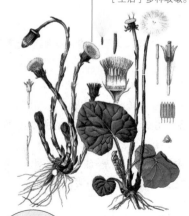

款冬花

本品止咳润肺效果卓越，对于各种原因引起的咳嗽气喘、痰多咯血都有很好的治疗效果。

主治肺与大肠俱实，使人气漶的处方

茯苓、麻黄各六分，黄芪、桂心、大青各三分，细辛、杏仁各五分，五味子、甘草、川芎、贝母、橘皮各一两，石膏二两，丹参半两，枳实三枚。

将以上十五味药治择捣筛，制成粗散药，用帛裹一方寸匕半，加一升五合井花水熬取汤药七合，每日服两次。

🌀 肺劳病第三

补肾气可以治疗肺劳病，只要肾旺，肾气就传到肺了。如果违背了秋季收藏的特点，肺气就不能很好地收敛，肺上就易有积热，从而导致气郁胀满。人只有顺应时气才能养生，违背时气自然就会疾病缠身，顺应时气就有规律，违背时气就会混乱。喉痹，气逆咳嗽，口中流涎，可针灸肺俞七壮，也可病人有多少岁就灸多少壮，不可超过百壮。

◎ 厚朴汤

主治肺劳，风邪虚冷，失眠，上气胸满，气喘

厚朴、黄芩、麻黄、桂心、石膏、橘皮、大戟各二两，枳实、秦艽、甘草、茯苓、杏仁各三两，细辛一两，生姜十两，大枣十五枚，半夏一升。

将以上十六味药研细，加水一斗三升煎取汤药四升，分为五次服用。

◎ 麻黄引气汤

主治肺劳，气喘，面肿

麻黄、生姜、杏仁、半夏各五分，白前、细辛、桂心各三分，紫苏四分，竹叶（切）一升，橘皮二分，石膏八两。

将以上十一味药研细，加水一斗煎取汤药三升，除去药渣，分成三次服用。

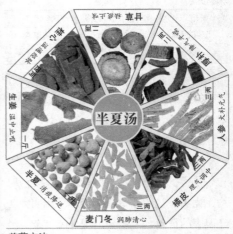

半夏汤

半夏 消痰降逆 一升

生姜 宣肺止呕 五两

竹叶 清热除烦 一升

大枣 补脾和胃 二十枚

人参 大补元气 三两

橘皮 理气润中 二两

麦门冬 润肺清心 三两

煎药方法

将以上八味药研细，加水一斗煮取四升汤药即可。

服药时间	服药次数	服药温度
饭后	一日四次	温

主治功效

本方具有止呕、润肺、消痰等功效，可治胸胁气满、呕逆之症。

◎半夏汤

主治肺劳，虚寒，气逆，胸胁气满，呕逆，吃了饭就吐

甘草、厚朴各二两，人参、橘皮、麦门冬各三两，半夏一升，生姜一斤，桂心四两。

将以上八味药研细，加水一斗煮取汤药四升，分成四次服用。

☁ 积气第四

恚气、喜气、怒气、忧气、愁气、寒气、热气七种气导致人体犯病时，就会出现腹内积气，腹中疼痛难忍，无法进食。恚气，是指气聚集在心下，致使人不能正常饮食；喜气，是指人走得不快，也不能站立太久；怒气，是指气逆上攻于肺，热痛上攻于心，气短，呼吸急促、困难；忧气，是指容易劳累，夜晚睡眠不佳；愁气，是指耳聋和健忘，不能着急，否则就会四肢浮肿，手足筋挛，握住手就举不起来；寒气，就是呕逆恶心；热气，就是易于发怒和着急。这些都是七气所致的病状。男人饮食无规律就会患此病，妇女如果产后被风邪所侵害也会患此病。

◎人参汤

主治气逆，胸胁胀满

人参、麦门冬、干姜、当归、茯苓、甘草、五味子、黄芪、芍药、枳实各一两，桂心三两，半夏一升，大枣十五枚。

将以上十三味药研细，加水九升煎取汤药三升，除去药渣，趁热服用，一次服九合。

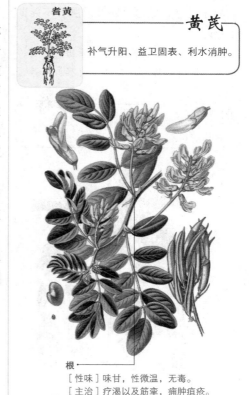

耆黄

黄芪

补气升阳、益卫固表、利水消肿。

根

[性味]味甘，性微温，无毒。
[主治]疗渴以及筋挛，痈肿疽疮。

黄芪

主要用于治疗气虚乏力、中气下陷，尤其适宜身体虚弱者选用，另外本品对于便血崩漏、表虚自汗、内热消渴等证也有明显疗效。

◎七气丸

主治七气病。例如，寒气引发的吐逆心满；热气导致的恍惚失常；怒气引发的上气于肺，气向上冲逆于心，气短、急促；恚气引发的积聚心满，不得饮食；喜气导致的不可快走久站；忧气引发的不能劳作，卧不安席；愁气导致的易于发怒，健忘，四肢浮肿，不能向上抬起

人参、半夏、吴茱萸、柴胡、干姜、细辛、桔梗、菖蒲各二分，茯苓、川芎、

槟榔

杀虫破积、下气行水。

子

[性味]味辛，性温，无毒。
[主治]消谷逐水，除痰澼，杀肠道寄生虫。

槟榔

本品主要用于治疗脘腹胀痛、泻痢后重、脚气、食滞、水肿、疟疾病证。

甘草、石膏、桃仁、蜀椒各三分，一方用桂心，大黄二两半。

将以上十五味药碾成粉末，用蜂蜜制成如梧桐子大小的药丸，每次用酒送服三丸，每日三服，渐渐加到十丸。

◎五膈丸

主治忧膈、气膈、食膈、饮膈、劳膈五种病

麦门冬、甘草各五两，蜀椒、远志、桂心、细辛各三两，附子一两半，人参四两，干姜二两。

将以上九味药碾成粉末，加入蜂蜜调和制成药丸，白天服用三丸，夜间服用二丸，连服七日便可痊愈。

◎槟榔汤

主治成年积气，心腹绞痛，腹中坚实

橘皮、桂心、当归、甘草、枳实各二两，槟榔大者二十八枚，柴胡三两，半夏一升，生姜八两，附子一枚。

将以上十味药研细，加水一斗煎取汤药三升，分成三次服用，五日一剂，连服三剂，可除病根。

◎海藻橘皮丸

主治风虚支满，膀胱虚冷，气上冲肺

海藻、橘皮、白前各三分，杏仁、茯苓各二分，人参、吴茱萸、白术、葶苈各一两，桑根白皮、枣肉、昆布各二两，芍药、桂心各五分，苏子五合。

将以上十五味药碾成粉末，用蜜调和制成药丸。每次以汤水送服如梧桐子大的十丸，每日两次，渐渐加至十五丸，以小便通利为限度。

◎杏仁茯苓丸

主治两肋急满，怕风怕冷

杏仁、茯苓、防葵各八分，吴茱萸、橘皮、桂心、防风、泽泻各五分，白术、射干、芍药、苏子、桔梗、枳实各六分。

将以上十四味药碾成粉末，用蜜调制成如梧桐子大的药丸，每次用酒送服下十丸，每日两次，渐渐加至三十丸。

◎补伤散

主治肺伤，咳嗽，多惊恐，筋痛，膝酸，汗出，少气，心下急痛，痛引胸中，睡眠不好，恍惚多梦，小便赤黄，视力不好，唾血

防风、泽泻、人参、阿胶各一两半，白薇、紫菀各一两，大豆卷、前胡、芍药、栝楼根、石膏、干姜各二两，桂心、白术各四两，甘草、干地黄、薯蓣、当归各二两半，天门冬一升。

将以上十九味药治择捣筛碾成药散，每次在吃饭前用酒送服方寸匕，每日三次。

主治呕吐、气逆

将二升芥子碾成粉末，用蜜调制成药丸，最好在寅时用井花水或酒水送服七丸，每日服两次。也可制作成散药，空腹服用。

主治劳气

将三升芥子碾成粉末，盛装在绢袋里，然后将绢袋放入三斗酒中密封浸泡七日，除去药渣，每次温服半升，渐渐加至一升半。

主治容易疲乏

酥、白蜜、油、糖、酒各二升。

将以上五味药碾成粉末，在铜器中用微火熬二十沸，除去药渣，在七天七夜内服完，在此期间不能吃生、冷的

白前

降气化痰、止咳泻肺。

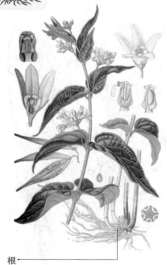

根

[性味] 味辛、苦，性微温，无毒。
[主治] 治胸胁满闷、咳嗽上气，咳喘浮肿。

白前

主治肺实喘满所致的咳嗽、多痰，以及胃脘疼痛等病证。

食物。

主治突然气短

可将韭菜捣成汁液，一次服用一升，很快就会痊愈。在《肘后方》中也以此药方治疗气喘，像要气绝的证候。

主治乏力少气

生姜、枸杞叶各二两。

将以上两味药研细，加水三升煎取

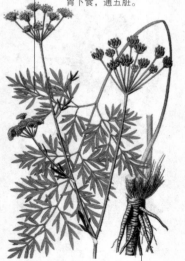

前胡

疏散风热、降气化痰。

叶
[性味] 味苦，性微寒，无毒。
[主治] 治一切气，破癥结，开胃下食，通五脏。

根
[性味] 味苦，性微寒，无毒。
[主治] 痰满，疗胸胁痞塞，心腹气滞。

前胡
本品具有疏风散热、降气化痰之功效，主治外感风热所致的咳喘痰多、痰黄黏稠、食少胸闷之症。

汤药一升，一次服完。

主治房事过多致使短气

栀子十四枚，豉七合。

将以上两味药，用二升水来熬豉，取一升半，然后去掉豉加入栀子，熬取汤药八合，每次服半升。

灸心下四寸的太仓穴一百壮，可治心腹病，坚满烦痛，忧思结气，心痛吐下，积食不化，肠鸣泄利；灸太冲穴，可以治疗上气冷证发作，腹鸣，呕逆不食的病证；灸两乳间六百壮，可治上气厥逆；灸阙俞穴可治胸膈中气郁；灸肓募，可治气机郁滞而凝敛不舒；灸肺俞穴百壮或者太冲穴五十壮，可治下气；灸脐下三寸的关元穴百壮，可治冷气导致的脐下绞痛；灸肘后两筋之间的天井穴百壮，可治短气，也可灸肝俞百壮、大椎百壮、小指第四指间交脉上七壮、肺俞百壮、尺泽百壮、手十指头各十壮；灸第五椎下，可治乏气，病人有多少岁就灸多少壮。灸位于大横外正对脐的季肋端的章门百壮，可治奔豚腹肿；灸位于脐下一寸半的气海穴百壮或者位于脐下三寸的关元穴百壮，可治奔豚穴；灸位于脐下四寸的中极五十壮，可治奔豚攻心呼吸困难；灸位于乳上三肋间的中府穴百壮，可治奔豚气忽上忽下，腹中与腰相引而痛；灸位于正对两乳下第二肋端旁一寸五分处的期门穴一百壮，可治奔豚；灸位于心下八寸，脐下横纹处的四满穴十四壮，可治奔豚气忽上忽下。

肺痿第五

寸口脉数，咳嗽，口中有浓唾涎沫流出，这是肺痿病的表现。病的热邪在上焦，因为咳嗽而成为肺痿。出汗，呕吐，消渴病，大便困难，严重地损失了津液，都可能会导致患上肺痿病。患肺痿病想咳却咳不出来，咳出来的也是干沫，小便不通。患肺痿吐涎沫而不咳嗽的，病人不口渴，必遗溺，小便数，之所以这样，是因为上虚而不能制下的缘故，这是肺中冷，必定发生晕眩。

◎桂枝去芍药加皂荚汤

主治肺痿，吐涎沫不止

桂枝、生姜各三两，甘草二两，大枣十二枚，皂荚一挺。

以上五味药研细，加水七升煎取汤药三升，除去药渣，分成三次服用。

◎甘草干姜汤

主治肺痿多涎唾，小便频数，肺中冷，不渴不咳，小便不利

甘草四两，干姜二两。

将以上两味药研细，加水三升煎取汤药一升半，除去药渣，分成两次服用。服汤药后盖上被子保温，如果发渴，属消渴病。

◎生姜甘草汤

主治肺，咳唾涎沫不止，喉咙干燥

生姜五两，甘草四两，人参三两，大枣十二枚。

将以上四味药研细，加水七升煎取汤药三升，除去药渣，分成三次服用。

◎麻黄汤

主治肺胀，咽喉燥而喘，心下有水

麻黄、芍药、桂心、生姜、细辛各三两，半夏、五味子各半升，石膏四两。

将以上八味药研细，加水一斗煎取汤药三升，分成三次服用。

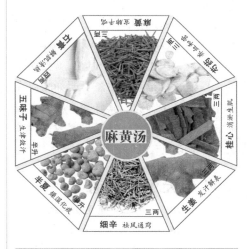

煎药方法		
将以上八味药研细，加水一斗煎取汤药三升即可。		
服药时间	服药次数	服药温度
饭后	一日三次	温
主治功效		
本方具有发汗、清热、化痰等功效，可治肺胀，咽喉肿痛之症。		

肺痈第六

　　如果口中异常干燥，只要一咳嗽胸中就隐隐作痛，脉反滑数，这是肺痈的表现。病人寸口脉微而数，其微就是风邪，其数就是热邪。风邪入侵卫分，只呼出气而不吸入，风邪伤皮毛，风邪侵驻于肺，便会咳嗽，口干喘满，喉咙干燥而不口渴，多唾浊沫，时时恶寒颤抖；热邪入侵营分，就只吸气而不呼出，热邪伤血脉，热邪所经过的地方，血就会凝滞，蓄结痈肿，出现呕吐症状。如果病势始发还可救，若脓血已成则难治。趺阳脉浮缓，胃气如经，这是肺痈。恶寒颤抖而发热，寸口脉滑而数，而病人饮食起居还和从前一样，这是痈肿病，医生一般不知道，就按伤寒病来医治，肯定不能治愈。假如脓血在胸中的，这是肺痈，其脉数，咳唾有脓血。如果脓血未成，其脉自紧数，到紧的脉象清除只有数时，则脓血已生成。

◎葶苈大枣泻肺汤

主治肺痈，喘促甚而无法入眠

葶苈三两末之，大枣二十枚。

　　先用三升水来熬大枣，煎二升汤汁，除去大枣，加入一些如枣一般大的葶苈药末熬煮至七合即可，喝汤汁，一次服完，三日服一剂。

　　葶苈大枣泻肺汤可治疗肺痈胸胁胀，面目浮肿，鼻塞，咳逆上气，喘鸣迫塞。先服小青龙汤一剂，再服葶苈大枣泻肺汤一剂。

◎桔梗汤

主治咳嗽，胸满，恶寒，咽喉干而不欲饮

桔梗三两，《集验》用二两，《古今录验》用一枚，甘草二两。

　　将以上两味药研细，加水三升煎取汤药一升，除去药渣，分成两次服用，必定会吐脓血。

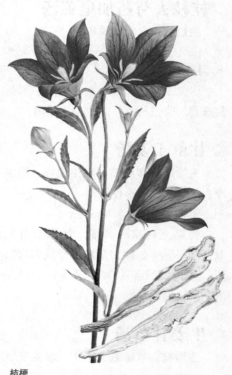

桔梗

【卷十二】肾脏

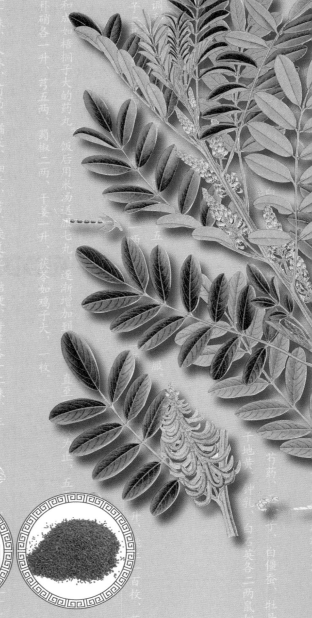

栀子　　　杜仲　　　菟丝子

肾脏脉论第一

肾共有两颗，重一斤一两。它是阴脏，主藏真精，是封藏的根本。肾藏先天之精，是人的灵性的本源。人依附天德、地气而生，天德、地气上下流动、相交相融而有人诞生。精先生成而后人才能生成，而精是藏在肾脏里的，肾脏功能的外在表现是耳朵。但是肾气不仅上通于耳，还下通于阴。右肾属癸，左肾属壬，肾气循环于玄宫，向上出于耳门，可听到四面八方的声音，向下至膀胱。肾脏外主骨，内主膀胱。肾位于夹对脊的左右，与脐相当，肾气经于上焦，荣于中焦，卫于下焦。肾藏精，肾气的变化在五液方面表现为唾，在五气方面表现为呵欠。

肾气虚就会引起厥逆，使人梦见船上的人溺水；肾气实就会引起胀满，四肢呈黑色，使人梦见自己没在水中，惊恐万分。肾气盛就会使人梦见腰脊向两边分解不能相连，一旦邪气侵入于肾脏就会使人梦见自己掉入深渊，无法自拔。

肾脏与膀胱合为腑，取象于水，它的经脉是足少阴肾经，与足太阳膀胱

肾 的 功 能

肾藏精纳气，主管人体内的津液，以其阴制约心火，并通过气化作用将体内多余的水分排出体表，肾阴、肾阳在体内相互制约，相互依存，共同维持着人体的生理平衡。如果这一平衡状态被打破，人体就会产生疾病，如当人的肾精大虚时，就会出现气喘、不能平卧的现象。

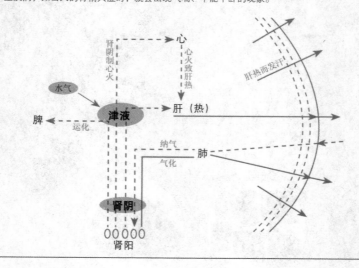

经互为表里。肾气从秋季开始上升，冬季最旺，冬天百虫蛰伏，万物闭藏，阳气下陷，阴气上升变为霜雪。此时阴气在表面，而阳气深藏于内，千万不能用下法，否则就会伤害脾脏。脾脏在五行中属土，如果脾土受到伤害水气便会妄行，此时用下法便将加重病情。另外，也不能用熏法，因为熏法会使邪气逆行，引起气喘、口生烂疮、血瘀不通的病证。

肾藏精，精舍志，大喜大怒就会伤害到志，志受伤后就容易忘记自己说过的话，腰脊疼痛，不能够俯仰屈伸，毛发掉落，面无血色，一般人就会在季夏死去。肾脏精气衰竭，真脏脉现，为不治之症，此时浮取其脉，脉象坚实；按取其脉，脉象乱如转丸，更向下缩入尺脉中段的就会死亡。

如果肾经脉气衰竭，骨骼就会萎缩，这是因为肾经深深地潜伏在体内，涵养与滋润骨髓。如果骨骼不滋润，肌肉就不能附着在骨头上，骨肉就不能相连在一起，于是就会出现牙齿突出而长垢，头发失去光泽，头发失去光泽的人说明是骨骼开始不滋润了，要是不及时医治，一旦戊日病危，在己日便会死去，这是因为肾在五行中属水，戊己属土，土能克水的原因。

冬天肾水旺，肾脉沉濡而滑叫作平脉；脉象反而浮大而洪的，是心邪在侵凌肾，心火乃肾水所克者，为微邪；脉象反而微涩而短的，是肺邪在侵袭肾，

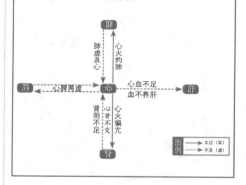

心肾不交

心属火，藏神；肾属水，藏精。正常情况下，心火与肾水互相作用，互相制约，以维持正常的生理活动。肾中真阳上升，能温养心火；心火能制肾水泛滥而助真阳；肾水又能制心火，使不致过亢而益心阴。如果肾阴不足或心火扰动，两者失去协调关系，称为心肾不交。主要表现为：心烦、失眠、多梦、怔忡、心悸、遗精等。

肺金为肾水之母，这是母占子位，是虚邪；脉象反而弦细而长的，是肝在侵袭肾，肝木为肾水之子，这是子承母位，是实邪；脉象反而大而缓的，是脾在侵袭肾，脾土为肾水之敌，是土克水，为贼邪，大逆，十成是死而无救治。肾脉沉细而紧，呼气一次肾脉搏动两次叫平脉；搏动三次叫离经病，指脉搏背离常度；搏动四次叫脱精，精气衰脱；搏动五次就会昏死；搏动六次就会生命消失，这是足少阴肾经显示出来的脉象。

如果没有肾脉，那么右手关后尺中阴脉脉象阴绝的，其症状是足逆冷，胸痛，梦中惊叫，感到有黑色的东西压在人身上，可刺足太阳经上的穴位；如果肾实证，那么左手关后尺中阴脉脉象

五气对人的影响

自然界中的风、热、湿、燥、寒五气依次交替主时。气的来临，如果与时令之气相一致，则为正气，与时令之气不一致，则为邪气。五气对人的影响如图所示。五气对疾病变化的影响是，如果来气与时令之气相一致的，则病轻微；来气与时令之气不相合的，则病严重。

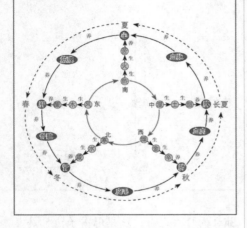

实的，其症状是神思恍惚，健忘，眼睛模糊不清，耳聋、耳鸣，可刺足少阴经上的穴位；如果肾脉实，那么右手关后尺中阴脉脉象实的，其症状是骨疼，腰脊痛，内有寒热，可刺足少阴经上的穴位；如果没有肾脉，那么左手关后尺中阴脉脉象绝的，其症状是足下发热，腿骨里拘急，精气枯竭衰少，可刺足太阳经上的穴位。

患上骨痿病时，肾脉会特别急，此病是由邪热伤肾，髓虚骨枯导致的，其症状是腰脊酸软，下肢痿弱，面黑，癫病；患上奔豚病时，肾脉会微急，此病多是由于肾脏阴寒之气上逆或肝经气火冲逆而致，其症状是气从小腹上冲胸部

咽喉，如豚在奔突一样；患沉厥证，下肢沉重厥冷，足不能收缩，不能前后移动；如果肾脉很涩，则是大痈；如果肾脉特别小的是洞泄证；如果肾脉微小的是消渴病；肾脉特别大的是阴痿证；肾脉如果特别缓的，脊痛得快要折断；如果肾脉微缓的，一般是洞下病，其症状是饮食不消化，呕吐不止；如果肾脉特别滑，那么是癃癀证，其症状是阴囊肿大，小便癃闭；如果肾脉微滑，则是骨痿症，其症状为坐下就不能起来，起身时视物模糊；如果肾脉软而散的，是患有少血的病；如果患有腰折病，那么肾脉搏坚而长，患者脸色黄中透红。

肾在变动中表现为震颤，在声音上表现为呻吟，在情志上表现为惊恐，惊恐就会伤肾。肾脏主管冬季感受的病，在冬天受病就取刺井穴。如果肾有病，一般会出现耳聋的症状，这是因为耳朵是肾的外窍，又因为肾气上通于耳，如果五脏不协和，就会使九窍闭塞，阴阳失调，这叫作关格证，患了这种阴阳失调的关格证，一般不能够活到先天命定的年龄。

病起源于肾脏的，其症状为腰脊痛，小腿酸；一天后传变到膀胱，背脊、脊、筋痛，小便闭塞；两天后传变到心脏，导致心痛；三天后会传变到小肠，会胀满；病到第四天不能治愈的，冬天在天大亮后，夏天在黄昏，肯定就会死亡。肾患病，夜半时病情轻，白天病情加重，辰戌丑未四时病更重，下午

五时三刻病情安宁。

腹大、足肿、气喘、咳嗽、身体沉重，睡觉时流汗，胸中疼痛，大腹及小腹疼痛，清冷厥逆，这些都是肾病的症状，刺足少阴肾经和足太阳膀胱经上的穴位可治愈。

洗浴后，身体没有擦干就行房事以及劳倦就会引发肾脉沉取坚实，苦于手足骨肿，痿厥而阳不举，腰脊痛而小腹肿，心下有水气，时而胀闭时而泄出。过度用力举重物，或者行房过度之后，出汗或者洗浴都会伤肾。

服用内补散、建中汤、肾气丸、地黄煎等，可治疗出现脸色发黑，气息虚弱，呼吸急促，气短，耳聋，腰痛，饮食减少，脉象沉滑而迟的肾病症状。另外，夏天发病刺然谷穴，季夏发病刺太溪穴，都是用泻法。春天发病应可刺涌泉穴，秋天发病可刺复溜穴，冬天发病应当刺阴谷穴，都是用补法。

阴痹即寒痹，主要是因为受到寒邪侵袭肾脏所致，症状以疼痛为主：骨痛，腹胀腰痛，大便艰难，肩背颈项强直疼痛，治疗时可将涌泉穴和昆仑穴刺出血。

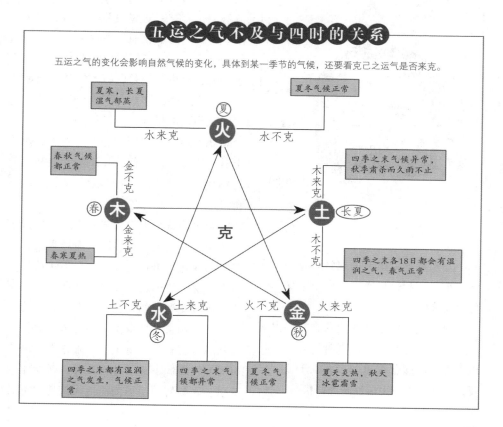

五运之气不及与四时的关系

五运之气的变化会影响自然气候的变化，具体到某一季节的气候，还要看克己之运气是否来克。

夏寒，长夏湿气郁蒸
夏冬气候正常
夏 火
水来克　水不克

春秋气候都正常
金不克
春 木
金来克
春寒夏热

四季之末气候异常，秋季肃杀而久雨不止
木来克
土 长夏
木不克
四季之末各18日都会有湿润之气，春气正常

克

土不克　土来克
水 冬
火不克　火来克
金 秋

四季之末都有湿润之气发生，气候正常
四季之末气候都异常
夏冬气候正常
夏天炎热，秋天冰雹霜雪

面诊图

面部色泽、斑点等的变化都是五脏六腑健康状况的外在表现。通过观察自己面部的不同部位的变化，可以把握自身的健康状况，做到对疾病早发现、早治疗。

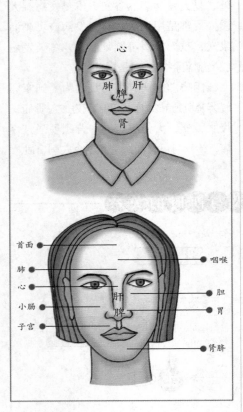

肾水病是指患者出现脐肿腹大，腰痛，小便不利，足逆冷，大便坚燥，面部瘦削等症状。

肾着病是由于肾气虚弱，寒湿内着而导致的，这种病会出现身体沉重，腰以下发冷，腰部沉重如带有五千钱，口反而不渴，小便无法控制等症状。

肾积病名叫奔豚，病发于小腹，邪气向上奔突到心下，如豚在奔跑的样子，上下移动没有规律，长期不见好转，出现小腹里急，口干，咽喉肿，眼睛模糊，骨骼中发寒，骨髓厥而健忘，脸色发黑等各种症状。

肾脏作为人体最重要的器官之一，其基本功能是生成尿液、清除体内代谢物及某些废物、毒物，同时具有吸收功能保留水分及其他有用物质，如葡萄糖、蛋白质、钠离子、钾离子、氨基酸、碳酸氢钠等，以调节水、电解质平衡及维护酸碱平衡。五音、五行及人体五脏，是有一一对应关系的。比如羽属水，与肾、膀胱相通，主辖肾之声，肾的声音是呻吟，肾脏在五音为瑟，肾志为恐，足少阴经是肾脏的经脉。当足太阳膀胱经厥逆时，荣卫（中医学名词，荣指血的循环，卫指气的周流）就会堵塞不通，阴阳颠倒违逆，阴气在外上升，阳气在内潜伏，如果阴气上升，人体则容易生寒，寒则虚，虚就发作疠风。

麻风病就是因为邪气侵入经脉，营卫（中医学名词）郁热不清而导致的。患者的症状为语音凌乱，舌头不转动，半身不遂，脚偏跛，如果病邪在左，说明左边肾受到损伤，患病在右即右边的肾受伤，倘若是半身不遂的身体，症状为从鼻子到脚有一半身子，口眼歪斜，语声浑浊，缓弱不遂，耳偏耳聋，腰背相牵引，入厕解便也得倚需他人扶持，重者无药可治。通常肾沥汤对这种病症有比较好的疗效，处方可参考第八卷。

患者如果出现易怒、呻吟、健忘、动怒以及神思恍惚、如有所思的症状，这主要是邪热伤害了肾的结果。在五行上，这属于土克水，说明人体阳气冲击阴气，阴气深藏则阳气上升，阳气上升便生热，发热即实证，实证就会发怒，发怒常导致健忘，比如耳朵听不见声音，少便且呈赤黄，口动但发不出声，笑着看人，四肢胀满引急，重者救治非常困难。这其中若患者脸色黑黄、仅耳朵不能听见声音，还可以进行救治的。

如果肾脏患疟疾，则患者会出现生寒，目眩，身体颤抖不定，手足寒冷，腰脊侧转会疼痛，大便艰难等症状。此时可采用恒山汤进行医治，处方可参考第十卷。倘若患者本来不吃东西，忽然嗜吃且好怒，与平素相反，这表明肾已受伤。此时病证还未发作，但证候已经明显表现出来了。对于肾脏所患病证，在声音上的反应就是患者说话前先开口笑，进而却闭口不作声，举手蒙眼或举手捂腹。诊治时需要仔细辨明病症的表里虚实，清浊浮沉，进而根据病情进行治疗最好。

以五色命五脏，则青为肝，赤为心，白为肺，黄为脾，黑为肾。肾合骨（生理学名词，指五脏与五体相合，肾之合为骨），如果黑色如鸟的羽毛一样则为吉利的征兆。与肝主目一样，肾主耳（生理学名词），耳是肾脏功能的外

在延伸。水形气质的人，皮肤呈黑色，头大、面部曲凹、颊部宽广，腹大，手足小，肩部瘦小、行走时摇动下半身，背脊部和尻尾部较长，脾气上对人不敬重也不惧怕，喜骗人，易被杀而死，能耐寒凉而不能耐受温热，因此在春夏季节容易感邪生病，医治的方法是取足少阴肾经上的穴位诊治。

作为肾脏的外部延伸，耳朵的厚、薄、扁、圆、大、小、高、低，都与肾有着紧密的对应关系。纹理粗的肾大，大就虚，虚则容易使肾寒，寒则导致耳聋或耳鸣，出汗，腰痛得不能俯仰；肤色黑、纹理细密者，肾小，肾小则安定，不易受到侵害；耳朵高者肾也高，高则实，实就会引起肾热及背部拘急掣痛，耳中有脓血出，或生瘜肉塞住耳等病证；耳朝后陷的肾低，肾低容易腰屁股疼痛，俯仰困难，发作狐疝、腹股沟疝；耳薄者其肾脆弱，肾脆弱则容易受热邪侵扰，进而耳中吼闹，引发消渴证；对于耳坚实者则肾也坚实，肾坚实不易受病，比如不患腰痛；两耳完好端正，接近颊车的人，肾端正，肾端正就平和通利难以受伤；耳偏高的其肾也偏斜不正，肾偏斜不正就腰尻偏痛。

倘若各脏腑在皮肤的分属部位处骨骼下陷，则表明病症严重，甚者必定死亡。在膀胱两边及太阳经的地方，属于肾在皮肤的分属部位，人体内的骨在该处下陷，肾脏之气通于内，外部也就跟着相应变动，浮清为外，沉浊为内。若

颜色的变化是从外到内，则表明病患从外产生的，该部位就会隆起，可采用先治其表，后治其里的办法；如果颜色是从内到外变化，则说明病患由内而生，此部位就会下陷，可采用先治其里，后治其表的方式。人的健康与疾病，生存与死亡，在脏腑精气上会提前有所征兆的。如果肾脏患病后，患者会出现耳朵枯萎并呈黑色状；肾脏已先死的话，耳朵则会焦枯黯黑；当天中等分且呈暮色，是死亡的征兆，通过观察症状，并结合患者病症相应颜色的增加与减少，诊断患者死期的远近，远不超四百天，最短是半月到一月的时间。

如何诊断肾病未愈而忽然死亡的症状？

从患者的症状上判断，通常患者耳朵上会出现如拇指大的黄黑色黑点，此时就容易忽然死亡。

如何判断患者肾脏已死，四天内人就会死亡的症状？

这种症状主要是因为肾气内伤，病因留积所致。患者八天内便死亡。通过观察患者症状诊断，脸色非常黑，眼中发黄、发青、或说眼白、牙齿突然变黑，腰中像要折断似的，白汗流出如流水般快。患者面黄目黑则无生命危险；倘若黑如炱（烟气凝积而成的黑灰）者则会死；吉凶的判别，通过阴阳之气在面部的不同表现即可辨别，从天中等分，颜色不正的话，左右两边有很大区别。相法上说，此症状如果不遭官事也是会死亡的。患者面目连接耳朵左右带黄黑色，四十岁以上者会在一百天内死去。特别危险的情形是天中偏在一边的，其必定死亡；而两边有而年上无吉凶之色的，大概在三年之内。

与五行相对，肾脏属水，与四时相应，肾脏属冬，而在五色上则属黑色，足少阴肾经是其脉。

为什么少阴经是肾脏的脉呢？

这是因为肾属阴，阴即水，都生于肾，其经脉也称为太冲脉，共有五十七穴。冬天诊治时取井穴和荣穴。四时之中，冬天水开始冻结，肾闭藏，阳气衰少，阴气繁盛，而太阳经之气深伏潜藏，阳脉不用，所以取井穴以下而治。当阴气逆时则取荣穴来疏通（《素问》中也称为实阳气），脉之本在内踝下二寸，与舌下的两脉相应，其脉之根在涌泉，涌泉在脚心下，大拇指筋的位置。

肾脏的筋，从足小趾的下方开始进入足心，与足太阴脾经筋并列，同时斜走内踝骨下方，在足跟集结后又和足太阳膀胱经的筋聚合，向上行，在内辅骨下与足太阳经的筋合并，继而沿大腿内侧上行后在生殖器处结聚，再沿脊内夹脊柱骨上行至项，会集于枕骨处，与足太阳膀胱经的筋相合。

肾脏的经脉，则开始于足小趾下方，斜出直向足心，至足内踝前下的舟骨之下，沿内踝骨的后方，另向下行进入足跟，继续上行至腓肠肌内侧，从腘窝内侧穿出，上至大腿内侧的后缘，贯穿脊柱，入属于肾脏，且与膀胱相连。其直行的经脉是从肾上贯穿肝，如横膈膜而入肺中，沿喉咙，在舌根两边会集。其支脉是从肺穿出而与心脏相连，注于胸中。足太阳膀胱经与足少阴肾经为表里，足太阳膀胱经本在足跟以上五寸中，它们同会于手太阴肺经。

大钟属于足少阴肾经另出之络脉，起始于内踝之后，绕脚跟而至足外踝侧，又另行进入足太阳膀胱经。它的另一条别出络脉，与本经相并于行至心包络下，继而向外贯穿腰脊之间。此经脉络与肾有密切关系，其可影响肾脏患病。肾虚证首先表现为患者膀胱寒冷，寒则容易引起腰痛，腰痛会使阴脉反而小于寸口脉，症状为脸色黑得如炭的颜色、饥饿、不想进食，咳嗽时唾液中带血，喉鸣且伴有气喘，坐立不安，目光模糊不清，看东西困难，心中悬起如同患了饥饿病一样，气不足时有恐怖感；当患者心中警惕好像有人在追捕他，则属于骨厥病。与肾虚证对应的，是肾实证，它首先表现为患者膀胱发热，膀胱发热则癃闭，癃闭为外病，阳脉反逆大于寸口脉二倍，症状为口热、舌干、上气，咽喉干而痛，咽喉肿，脊柱和大腿内后侧疼痛，痿厥嗜卧，心烦心痛，伴有黄疸肠澼痢，足下发热且疼痛。倘若用灸法就会强食而生害处，披散头发、放宽衣带，拄着拐杖且步履沉重。

寒冷冬季容易患上与肾和膀胱相关的病证，比如黑骨温病，其根源为足太阳膀胱经与足少阴肾经相搏，邪气蕴积于三焦，上下壅塞，阴毒在内运行，脏腑受外邪侵伤而患病。与其病相反的是，如果脏实就会被阳热邪毒之气所损伤，胸胁切痛，犹如刀刺，转动困难，热势极盛；如果腑虚就会被阴寒邪毒之气所伤，进而引起患者里热外寒，想靠近火炉取暖而心里又想饮水，或者腰痛得像折断了一样。此时服用冷药超过限度，就会引发洞泻，这就是黑骨温病的表现。扁鹊解释说，根据病源施治，调理脏腑，用灸脾俞、肝俞、肾俞的方法，对丹金毒黑温病证很有疗效，清浊之病也因此得到预防。

🌀 肾虚实第二

肾虚寒

足少阴肾经阴虚的征兆为患者左手尺中神门之后的脉象重按无力，此即为肾虚寒，其症状表现是烦闷，下肢沉重，足肿，触地困难。足少阴肾经阴虚的另一征象为患者右手尺中神门之后的脉象重按无力，症状是足寒，上重下轻，行走时脚不能着地，足胫瘦小脆弱，恶寒，脉象为代脉，不相延续，小腹胀满，邪气向上冲胸引至肋下疼痛，这种病证也称为肾虚寒证。

如果患者的症状为阳痿，腰脊疼痛，肾气虚寒，身体沉重缓弱，言语混乱且阳气顿绝，建议参考下面药方

苁蓉、杜仲、甘草、白术、牛膝、五味子、麦门冬、茯苓、巴戟天各八两，干姜、车前子各五两，生干地黄五斤。

将以上十二味药物治择捣筛后制成

杜仲

补肝肾、强筋骨、安胎。

[性味] 味辛，性平，无毒。
[主治] 腰膝痛，益精气。

杜仲

本品主治腰脊酸疼、足膝软弱、小便不净以及胎漏欲坠、胎动不安之症。现代医学研究认为，杜仲还对高血压具有调理作用，同时也能抗肿瘤。

散药。饭后用酒送服方寸匕，日服三次即可痊愈。

对于肾风虚寒病证，患者也可采用灸肾俞穴一百壮的方法医治。肾俞穴在正对脐的两边向后至夹对脊柱相距各一寸五分处。

肾膀胱俱虚

足少阴肾经与足太阳膀胱经都虚的征象也表现为患者右手尺中神门脉之后的脉象为重按浮取均无力，症状为下肢沉重，或患者心痛，二阴不能自行收摄，向外反出，苦于洞泄。足少阴肾经与足太阳膀胱经都虚的征兆为患者左手尺中神门脉之后的脉象为重按浮取均无力，症状为患者心痛，背部寒冷，小便利，时常小腹胀满。由于是肾和心都痛，寒中而泄，因而也称为肾与膀胱都虚之症。

肾实热

足少阴肾经阴实的征象为：患者左手尺中神门脉之后的阴脉脉象重按有力，症状表现为心烦，咽喉发干，舌干燥，咽喉肿痛，胸胁不时疼痛，出汗，气喘，咳嗽，小腹胀满，腰背强直挛急，身体沉重，足下热疼，四肢发黑，骨发热，耳聋，小便赤黄，好发怒、健忘等，即为肾实热病。

◎泻肾汤

主治肾实热，小腹胀满，气喘急促，四肢皮肤呈黑色，耳聋等病证

芒硝、茯苓、黄芩各三两，生地黄

汁、菖蒲各五两，细辛、玄参各四两，大黄（切，并在密器中用水浸泡一宿）一升，磁石（碎如雀头）八两，甘草二两。

将所列药物分别研细，加入九升水来熬煮除地黄汁、大黄、芒硝之外的七味药，然后取二升半去掉药渣，将大黄放入药汁中再熬到减去二三合时，去掉大黄，再加入地黄汁，用微火熬一两沸后加入芒硝，分服三次即可。

对于多怒、健忘，肾热，耳中听不见声音，四肢胀满引急，腰背转动强僵直等病证，患者可配制以下药方

柴胡、黄芩、茯神（《外台》为茯苓）、杏仁、升麻、泽泻、羚羊角各一两，大青、芒硝、地黄各三两，淡竹叶（切）一升，磁石（碎）四两。

将所列药物分别研细，加一斗水熬取三升药汁，去掉药渣后加入芒硝，分服三次即可。

对于小便黄赤不利，出则如栀子汁或如黄檗汁，肾热，每次欲解小便时即阴茎头疼痛的症状，可参考此药方

榆白皮（切）、冬葵子、车前草（切）各一升，通草、子芩、瞿麦各三两，石韦四两，滑石（碎）八两。

将所列药物分别研细，加二斗水煮车前草，取一斗去除渣滓，澄清后，取九升汤汁，再加入其他药物一起熬煮，取三升五合汤药，去除药渣，分服四次即可。

肾膀胱俱实

足少阴肾经与足太阳膀胱经都实的征象为患者右手尺中神门脉之后的脉

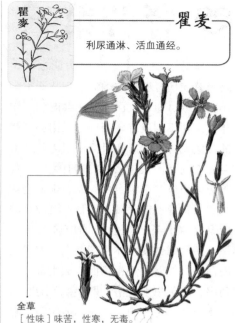

瞿麦

利尿通淋、活血通经。

全草

[性味] 味苦，性寒，无毒。

[主治] 湿热淋证，血热瘀阻之闭经或月经不调。

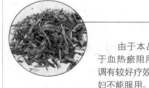

瞿麦

由于本品能活血通经，故对于血热瘀阻所致的经闭或月经不调有较好疗效，值得注意的是，孕妇不能服用。

象重按浮取均搏指有力，此时很容易患癫病，症状多为患者头沉重，进而眼睛疼痛剧烈，四肢厥冷，有想奔跑来缓解的冲动，眼睛上翻，风邪侵入经脉而多汗。足少阴肾经与足太阳膀胱经都实的征象为患者左手尺中神门脉之后的脉象为重按浮取均搏指有力，症状表现为患者眼圈发黑，脊背强直反折，邪气向上冲逆心胸，脊柱疼痛，反侧困难，此即是肾与膀胱俱实之症。

肾劳第三

肾劳，属于中医五劳病证之一，是因劳损伤肾所致的病症。症状通常为小腹满急、遗精、白浊、阴囊湿痒，腰痛，小便不利或有余沥等。采用补肝气的方法就可进行有效医治。因为肝旺就会感应到肾。人应该顺应四时之气，肾脏应该顺应冬季时令之气，否则就会使足少阴肾经不能伏藏，而肾气沉浊；顺应则生存，逆反则亡；顺应则人体和谐，逆反就会使人体生理混乱，如果人的活动与四时之气相悖而造成生理上的逆阻，就会患上关格，即小便不通与呕吐不止并见。人们把小便不通叫关，呕吐不止称为格。

◎ 麻黄根粉

主治肾劳热，阴囊生疮等病证

麻黄根、石硫黄各三两，米粉五合。

将以上所列药物治择捣筛后制成散药，再用棉签蘸取药末擦在疮上，如平常用粉法一般。待药粉浸湿后再擦上，反复涂抹，即可痊愈。

◎ 栀子汤

主治小腹胀满，肾劳热，阴囊生疮，阴茎中疼痛，小便赤黄，小便结束时有余沥，频数而少等病证

栀子仁、芍药、通草、石韦各三两，淡竹叶（切）、生地黄、榆白皮各一升，

子芩四两，石膏五两，滑石八两。

将以上所列药物分别研细，加一斗水来熬煮，取三升汤药去除药渣，每次一升，分服三次见效。

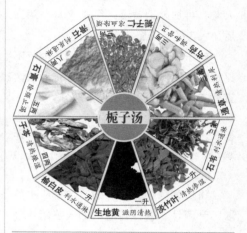

栀子汤

煎药方法		
将所有药物放入锅中，加一斗水煮至三升汤药去渣即可。		
服药时间	服药次数	服药温度
饭后	一日两次	温

主治功效		
本方能利尿、通淋，主治小腹胀满、小便赤黄。		

对于妄怒，肾劳热，腰脊俯仰屈伸艰难，可采用散药加水煎熬的药方

丹参、牛膝、葛根、杜仲、干地黄、甘草、猪苓各二两半，茯苓、远志、子芩各一两十八铢，生姜、橘皮、羚羊角各一两，石膏、五加皮各三两，淡竹叶（鸡子大）。

将所列药物治择捣筛，然后制成散药，为粗散，加三升水，熬煮两方寸匕药末，不断搅动，用帛将药末裹好，

熬取八合汤药为一服，每日熬取二服即可。

对于患者出现阴阳失调，伤筋损脉，虚劳，气息缓弱，气短，泄利，遗精滑泄、小便赤黄，下阴湿痒，腰脊痛得如折断了一样等症状可采用此药方

生地黄、杜仲、麦门冬、枣肉、桂心、萆薢各一斤。

将所列药物分别研细，加一斗五升酒来浸泡，三宿后取出药，晒干后再浸泡，如此反复直到把酒浸取完，再取晒干的药物洗择捣筛制成散药。饭后以酒送服方寸匕，日服三次，疗效神验。

主治虚冷干枯，肾劳，忧愤恼怒引发的内伤，或因久坐湿地而损伤肾等病证

秦艽、牛膝、川芎、防风、桂心、茯苓、独活各四两，麦门冬、干姜（又写作干地黄）、地骨皮各三两，薏苡仁一两，大麻子二升，五加皮十两，杜仲、侧子各五两，石斛六两，丹参八两。

将所列药物分别研细，加入四斗酒浸药，七日后服用，每次七合，日服两次。

🌀 精极第四

精极，属于中医六极病证之一，是指脏腑精气衰竭等疾患。通常患者会出现皮肤不润泽，眼睛黯然无光，瘦弱无力，头晕耳鸣，毛发脱落，腰痛遗精等症状，这些症状都与人体五脏六腑有关。倘若五脏六腑衰竭，则最容易使人形体每一处的病患达到最严重的程度，阳邪会损害五脏，阴邪则损伤六腑。阳实可以将病邪从阴引到阳，阴虚则能够把病邪从阳引到阴。如果阴病，则病邪向下，下则虚，虚则寒，身体沉重，发生肾水病，耳聋，行走歪歪倒倒，邪气入内，邪气行到五脏便引发咳嗽，咳嗽则鼻涕唾液，面肿气逆，因而也称为精极。若是阳病，则病邪向上走高处，高则实，实则热，而使眼睛看不清楚，牙齿焦枯，头发脱落，腹中胀满，腹满就会周身骨节不定点地疼痛，疼痛时刻用

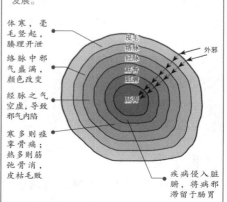

病邪在人体的传变

由外邪导致的疾病，总是先侵入人的体表，然后逐渐向体内入侵。根据身体的表现，我们很容易知道病邪所在的部位，从而及时遏制疾病的发展。

体寒，毫毛竖起，腠理开泄

络脉中邪气盈满，颜色改变

经脉之气空虚，导致邪气内陷

寒多则痉挛骨痛；热多则筋弛骨消，皮枯毛败

皮毛
络脉
经脉
筋骨
脏腑
肠胃

外邪

疾病侵入脏腑，将病邪滞留于肠胃

泻法来治其内。医治因生病而肌肉骤减患者，可以调理其气的办法温补，精不足患者用五味食物温补比较有疗效。诊治精极病证者，最佳时机是病邪在肌肤筋脉中时就先着手治疗；如果病邪发展到六腑中再诊治就比较困难了，倘若邪气已至五脏，那已经到半死的地步了，十分危险。

扁鹊就曾指出，五脏之气枯竭后是没法救治的。脏气断绝很容易引起目眩晕，而目之精已被夺，这是神志已先死的征兆，患者通常不过一天半日就会死亡。要诊治精极病候，这是需要医务人员精确地钻研，以左来治右，以右来治左，从表来治里，以我知彼，这样才有可能使精极病证痊愈。

◎ 枣仁汤

对于梦中泄精，阳痿无力，虚劳至极，血气枯竭，不能行房，或醉酒后行房而致内伤，小腹里急，心中惊悸等病证多有疗效

泽泻、桂心、芍药各一两，黄芪、白龙骨、牡蛎、甘草、茯苓、人参各二两，枣核仁二合，半夏一升，生姜二斤。

将所列药物分别研细，加九升水来熬取四升汤药，每次七合，日服三次。

注意事项：如果小腹急，不能饮食，可加入桂心六两，即见疗效。

◎ 韭子丸

主治因房事过度，精泄自出而不禁，腰背不能屈伸，食后不生肌肉，两脚软弱等病证

甘草、天门冬、细辛、桂心、紫石英、山茱萸、当归、天雄、紫菀、薯蓣、茯苓、菖蒲、僵蚕、人参、杜仲、川芎、附子、白术、干姜、石斛、远志、禹余粮各一两半，蛇床子、干地黄、苁蓉、黄芪、菟丝子各二两，干漆、牛髓各四两，大枣五十枚，韭子一升。

将所列药物研为末状，将牛髓加入白蜜中，再与枣膏一起捣三千杵，配制成如梧桐子大的丸药，空腹服用十五丸，日服两次，可逐渐加至二十丸。

◎ 羊骨汤

主治失精多睡，目光模糊不清等病证。

生姜、甘草、麦门冬、芍药、人参各三两，厚朴、阿胶、桑白皮各一两，生地黄、白术各三斤，桂心八两，饴糖半斤，大枣二十枚，茯苓四两，羊骨一具。

将所列药物分别研细，加入五斗水煮羊骨，然后取三斗汁，将羊骨取出后，再加入其他药物一起熬煮，取八升汤药，加入阿胶、饴糖使其熔化，早晨服一升，次日晨再服一升，两次即可见效。

◎ 竹叶黄芩汤

主治形体衰弱、疼痛，精极实热，全身虚热，眼睛看不清楚，牙齿焦枯，头发脱落等病证

麦门冬、甘草、大黄各二两，黄芩、茯苓各三两，生姜六两，芍药四两，生地

黄（切）一升，竹叶（切）二升。

将所列药物研细后加九升水，熬煮，取三升汤药，去除药渣，分服三次即可。

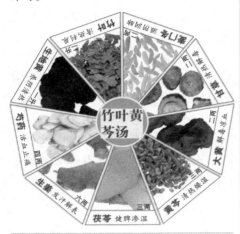

竹叶黄芩汤

煎药方法

将诸药研细放入锅中，加九升水熬取三升汤药，去渣即可。

服药时间	服药次数	服药温度
饭后	一日三次	温

主治功效

本方清热解表能力甚强，故可调理肾脏温病所致的腰痛。

对于虚热，全身烦疼，骨节酸痛，精极，五脏六腑都受到损伤及烦闷症状的药方

黄芩、麻黄、甘草、人参、桂心、川芎各三两，麦门冬汁、赤蜜各一升，竹沥一合，石膏八两，生地黄汁二升，当归四两。

将所列药物研细，用七升水来熬煮八味药，取二升汤药去除药渣后，加入地黄等汁，一起熬煮成四升汤药，分服四次，白天三次，夜间一次，即可见效。

◎禁精汤

主治失精羸瘦，气短，目光模糊不明，不想听到人声，肌肉酸痛而消瘦等病证

粳米一合，韭子二升。

将以上二味放入铜器中，炒到米变成黄黑色时，趁热用一斗好酒注入，绞取七升汁，一次一升，一日三次，如此

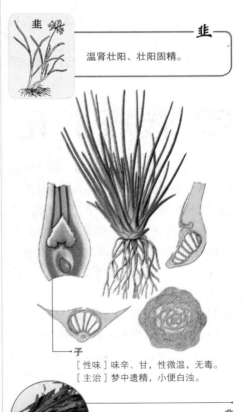

韭

温肾壮阳、壮阳固精。

[性味] 味辛、甘，性微温，无毒。
[主治] 梦中遗精，小便白浊。

韭

本品主要用于治吐血、咯血、鼻出血、噎嗝、产妇血晕等疾病。

服用，两剂后即可痊愈。

主治梦泄失精等病证

取韭子一升治择捣筛后制成散药。以酒送服方寸匕，一日两次，效果显著。

治疗虚劳、尿中夹精

稻米三升，韭子二升。

将所列药物加一斗七升水熬煮成粥状，取六升汁，分服三次即可。

灸第七椎棘突两旁各三十壮，对虚劳、尿精等病证有疗效。

灸肾俞一百壮，主治丈夫梦中失精及男子小便浊难等病证。

灸列缺五十壮，主治男子小便中带血夹精，阴茎中疼痛等症状。

灸脾募穴一百壮，主治男子腰脊冷疼，小便多白浊的症状。

灸屈骨端曲骨穴五十壮，对于失精，五脏虚竭有疗效。穴在阴上横骨中央，宛曲如弦月中央之处，这里叫横骨。

灸大赫穴三十壮，对男子虚劳失精，阴上缩，阴茎中痛有疗效。穴在夹对屈骨端三寸处。

灸三阴交十四壮，对于梦中泄精及淫梦，效果如神。穴在内踝之上的大脉上，离踝骨有四指相并那么宽的距离处。

🌀 腰痛第五

腰痛，就是一种以腰部一侧或两侧疼痛为主要症状的病证。中医理论认为，造成腰痛病证的原因有以下五个方面：

一是因为肾虚，也就是过度劳累而伤肾所引起的腰痛；二是因为取寒，睡在地上，受地气侵伤而腰痛，腰痛不止的还会引起腰脊疼痛；三是因为足少阴肾经发生病变，十月时，万物阳气衰弱，进而导致腰痛；四是腰部突然疼痛，多是因从高处坠下而伤腰引发的腰痛；五是因为风痹，风寒邪气伤害腰就容易引起腰痛。

对于腰背疼痛患者，应该尽早尽快进行诊治。因为其病证大多是因肾气虚弱，或睡卧在冷湿当风之处所致，而风湿邪气特别容易流入脚膝之中，进而引发半身不遂、冷痹，缓弱疼重的病证；或者造成脚痉挛、腰痛、重痹。医治时可采用独活寄生汤，药方可参考第八卷。

◎ 肾著汤

主治小便自利，肾着病，不渴，身体沉重，腰中像水洗过一样发冷，但饮食依旧等病证

白术、茯苓各四两，干姜三两，甘草二两。

将所列药物分别研细，加五升水熬煮，然后取三升，分服三次即可，腰中立即温暖。《古今录验》名甘草汤。

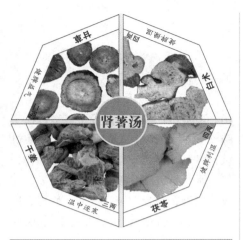

荜斗	肥脂制利
温暖制制	白术
干姜	茯苓
温中逐寒 三两	健脾利湿

肾著汤

煎药方法

将所有药物研细放入锅中，加五升水煮至三升汤药即可。

服药时间	服药次数	服药温度
饭后	一日三次	温

主治功效

本方能利水渗湿、健脾益气，对肾病、腰冷有调理作用。

◎ 杜仲酒

主治肾脉脉象逆，小于寸口脉，膀胱虚寒，腰痛，胸中动荡不安等病证

杜仲、干姜一云干地黄各四两，桔梗、甘草、续断、栝楼根、地骨皮各一两，防风、草薢、羌活、桂心、川芎、乌头、细辛、秦艽、天雄、蜀椒各三两，石斛、五加皮各五两。

将所列药物分别研细，加四斗酒浸泡四宿，初次服五合，加至七八合，一日两次。多种原因引起的腰痛病也可治愈。

主治肾虚引起的腰痛

桂心、白术、草薢各三分，牡丹皮二分。

将所列药物治择捣筛，然后制成散药，也可以制作汤药。每次以酒送服一刀圭，一日三次，效果显著。

对于腰脊苦痛不遂等症状的药方

大豆三斗，煮一斗，炒一斗，蒸一斗；用六斗酒，一口瓮，蒸到极热，豆也热，纳入瓮中封闭瓷口，秋冬季节封藏十四日。取时可在瓮下作个孔，每次取五合，日夜服两三次。

对于男子腰腿冷不灵活，行动不便症状的药方

准备三斗上好的醇酒，与三斗水合瓮中，在温暖时浸泡从脚到膝盖部位，三日为止。

灸穷骨上一寸处七壮，左右一寸处各灸七壮，可治疗腰突然疼痛的症状。

灸脚跟上横纹中赤白肉边缘十壮，对腰痛症状有特效。

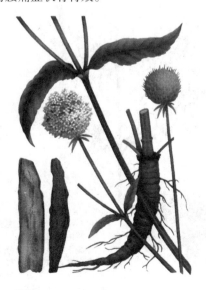

续断

补肾第六

这一节主要是补肾处方，对于七伤、六极、五劳等虚损证都有很好的疗效。所谓七伤属于表里受病，六极是六

蛇床

温肾助阳、燥湿杀虫。

子

[性味] 味苦、辛，性温，无毒。
[主治] 妇人阴中肿痛，男子阴中湿痒。

蛇床

本品主要用于男子阳痿，女性宫冷、寒湿带下之症，另外对于湿痹腰痛也有疗效。现代医学中，常将蛇床外用，治疗女性外阴痒、湿疹以及滴虫性阴道炎。

腑病，五劳则是五脏病。

七伤，一是心伤，健忘；二是肝伤，多梦；三是脉伤，经常咳嗽；四是肺伤，容易萎缩；五是骨伤，容易饥饿；六是肾伤，常吐唾液；七是脾伤，好饮水。精极、骨极、血极、筋极、髓极、气极，称为六极。疲劳、忧劳、思劳、志劳、心劳，也就是我们所说的五劳。

由此我们可以看出，如果我们忧愤悲哀，或者极力思虑遥远的、将来的事是有损健康的；愤怒而不得缓解，或喜乐过度是对己有损的；常提心吊胆，或者急于实现自己愿望同样是对己有损的；还有那些整天无休无止地吹牛也对己无益。要详细论述五劳、六极及七伤，可以罗列很多，暂且介绍这些，大家可多看看诊治这些症状的药方。

针对五劳、七伤病证，黄帝曾经问过高阳负。

高阳负的回答是：所谓七伤症状，一是精清，二是阴衰，三是阴消，四是精少，五是阴囊下湿，六是腰或胸胁苦痛，七是不想行走，骨热，膝部厥逆冷痛，远视时流泪，口发干，腹中鸣，时常有热，小便淋沥，阴茎中疼痛，或者精液自己流出。而五劳症状，一是心劳，二是疲劳，三是志劳，四是忧劳，五是思劳。

诊治五劳七伤的方法，就是石韦丸方。

◎ 石韦丸

石韦、蛇床子、肉苁蓉、菖蒲、杜仲、山茱萸、续断、薯蓣、远志、茯苓、细辛、礜石、桔梗、天雄、牛膝、泽泻、柏子仁各二两，赤石脂、防风各三两。

将以上所列药物研为末状，用枣膏或蜜调和成如梧桐子大的丸药。每次以酒送服三十丸，一日三次，七日即可痊愈，二十日后消除百病，长期服用效果更佳。崔氏记载中此方也叫白水候方，其中没有泽泻、礜石、茯苓、桔梗、薯蓣，有栝楼根二两半。

◎ 大建中汤一

主治因虚劳而引起的阳气虚乏，多梦失精，气短，饮水后，水停在胁下，且饮水如同从一边流下一样，内痛里急，目光模糊不清，健忘等病证

甘草二两，饴糖八两，生姜一斤，蜀椒二合，人参三两，半夏一升。

将所列药物分别研细，加一斗水来熬煮，取三升汤药，去除药渣后，加入饴糖使其熔化，服七合即可。手足厥逆，腰背发冷的，加入附子一枚；虚劳的，加入黄芪一两；里急拘挛、引急的，加芍药三两、桂心三两。

◎ 大建中汤二

主治小腹急，脐下及两胁胀满，引至腰脊，鼻口干燥，目光昏暗，视物不清，胸中气急逆，不下饮食，阴茎刺涩疼痛，小便黄赤，尿有余沥，惊恐虚乏等五劳七伤病证

甘草、芍药、人参、龙骨各二两，当归（《千金翼》中无当归）、泽泻、黄芪、远志各三两，生姜八两，大枣二十枚，饴糖半斤。

远志

安神益智、祛痰解郁、交通心肾。

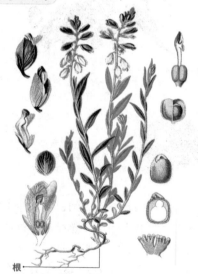

根

[性味] 味苦、辛，性温，无毒。
[主治] 咳逆伤中，补虚，除邪气。

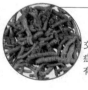

远志
本品主要用于治疗因心肾不交引起的失眠多梦以及神情恍惚之症；另外对乳房肿痛、咳痰不利也有疗效。

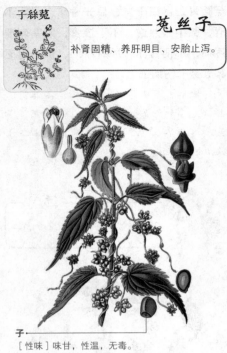

菟丝子

补肾固精、养肝明目、安胎止泻。

子丝菟

子

[性味] 味甘，性温，无毒。
[主治] 续绝伤，补不足，益气力。

菟丝子

本品能治疗滑精、小便不净以及口苦燥渴、血寒淤积之症，对男女虚冷、腰疼膝冷均有缓解治疗功效。

将所列药物分别研细，加一斗水来熬煮，取二升半汤药，熬成后，再加入饴糖使其熔化，一次服八合，片刻后再服一次。（在《深师方》中此方没有远志、饴糖、泽泻、龙骨，有半夏一升，桂心六两，附子一枚。）

◎五补丸

主治肾气虚损，五劳七伤，目昏暗看不清东西，心中多怒，恍惚不定，夜卧多梦，醒后口中发干，食不知味，心中常常不快乐，多有愤怒，房事时阳痿不举，心腹胀满，四肢疼痹，腰脚酸疼，肢节苦痛，口吐酸水，小腹中有冷气，尿有余沥，大便不通利等病证

人参、五加皮、五味子、防风、远志、狗脊、天雄、牛膝、石斛、薯蓣各四分，蛇床子、草薢、白术、石南各二分，茯苓、菟丝子各五分，苁蓉、干地黄各十二分，杜仲、巴戟天各六分，鹿茸十五分，覆盆子、石龙芮八分，天门冬七分。

将所列药物研为末状，用蜜调和成如梧桐子般大小的丸药，以酒送服，每次十丸，一日三次。有气滞的病人，加厚朴、橘皮、枳实各三分；发冷的病人，加附子、细辛、吴茱萸、蜀椒、干姜、桂心各三分；泄精的病人，加韭子、白龙骨、牡蛎、鹿茸各三分；有风邪的病人，加当归、天雄、川芎、黄芪、五加皮、独活、柏子仁、石南、茯神、白术各三分；泄利的病人，加赤石脂、黄连、龙骨、乌梅肉各三分。

春季按照处方服，夏季加地黄五分、麦门冬四分、黄芩三分；天冷后去除，另加干姜、蜀椒、桂心各三分。

若不热不寒，就无须增减，依方服用即可。服用期间，忌醋、蒜、陈臭食物与大冷食物，除醉吐外，其余的百无所慎。三剂以后，就能感觉到平凡琐事都会快活。逐渐加至三十丸，以此为限，一年后万病皆除。长期服用延年不老，四季不断绝。

【卷十二】

消渴淋闭
尿血水肿

【雄鸡汤】

三十铢、青竹茹、茯苓、细辛、橘皮各十八铢。不愈再频频饮用。

鸡一只，治如平时吃法。吴茱萸一升、茯苓二两、芍药、白术各三两、阿胶二两、甘草一两、麦门冬五合、人参三两、

【半夏茯苓汤】

七味药研为粉末，用蜜调和成如梧桐子大的药丸。饭后用米汤送服七丸，逐渐增加到十丸，直至温药效为止，五

黄、茯苓各十铢、半夏三十铢、人参、芍药、橘皮、细辛、芎藭、旋覆花、桔梗、甘草各十二铢、生

【黄丸】

虹虫各十五枚、桃仁一两、䗪虫一升、五味子一升、䗪虫一升、

一两、覆盆子十升、柴胡、黄一两、桂心一两、

【吉祥丸】

女多年不孕。

十四味药研为粉末，破如米豆、熬黑、朴硝各一两、蜀椒二两、干姜一升、茯苓如鸡子大、一枚、

精微感到有关、防风、人参、柏子仁、覆盆子十五铢、的丸、每、的花一两、白、

药、五味子、钟乳、白石英各二两、牡丹、白僵蚕、牡丹、一枚、茯苓、十二味药、服一剂、能够饮食、渐渐加到、漏芦、茯苓、十五丸、渐渐加到、一尺烧、猪实子一升、

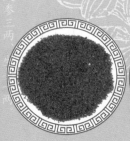

车前

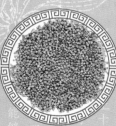

葵

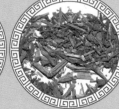

泽漆

消渴第一

酒性酷热，贮存时间久不会冰冻而是越醇越香。人饮酒后，体温会比平常高，用手摸醉酒的人往往感觉很烫，脯炙盐咸之类的食品，是爱好喝酒人的嗜好，人在狂饮三大杯之后，就慢慢失去自制力，不能控制自己，开始没有限度

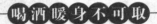

喝酒暖身不可取

许多人在冬天有喝酒暖身的习惯。从实际效果来看，喝酒确实能迅速使身体暖和起来，但是，喝酒暖身并不是以增加身体热量为前提，反而会增加身体的散热，导致风邪乘虚而入。

风邪从开泄的腠理处乘虚而入，导致人在醉酒醒来后很容易中风，所以，喝酒暖身不可取。

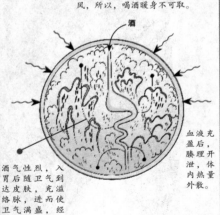

酒

血液充盈后，腠理开泄，体内热量外散。

酒气性烈，入胃后随卫气到达皮肤，充溢络脉，进而使卫气满盛，经脉中的血液也随之充盛，所以饮酒可以迅速暖身。

频繁饮酒容易造成酒精性脂肪肝，特别是老年人饮酒极易诱发心脑血管疾病，所以，饮酒暖身的方法并不一定可取。

的大吃大喝，对于菜肴不择咸淡，不去细细咀嚼，而是囫囵吞咽，且如此行为通宵达旦，长时间如此这般，会使人的三焦骤然升热，五脏干燥，人体内出现"干涸"却禁不住体外的小便频繁。人会因内渴而得病，这就是我们俗称的消渴症，此病的病因在于患者，治愈也在于患者。患者如果能依照可行的方法节制调养，谨遵不要酗酒，不要频繁的进行性生活，少吃咸食和面食，懂得好好慎养自己，即使不服用灵丹妙药，十五天或是三十天也可能痊愈；要是一意孤行，仍坚持不良嗜好，治好病的希望将很是渺茫。

那么消渴病究竟是怎样的一种病？它对人体健康有哪些危害呢？

消渴病会在人的大骨节间发出痈疽，这会给人的健康带来危害，不论患者治愈与否，这种痈疮都会在患者身上出现，要是人身上出现大的痈疮，可能会使病恶化。平时我们应多注意，加强预防，切戒大痈。

渴利病是消渴病的一种，由服用石药、性生活过度所引起。主要症状表现为口干舌燥，随饮而小便，多发痈疽。开始在春天发作，夏天经过服用栝楼豉汁，病情逐渐有所好转，然而小便频数还很严重，一天一夜要上厕所二十多次，常常尿三四升，完全好转后也多于

二升，要经过很长时期才能控制住。如果在治疗期间多吃肥腻食物，会引起人体虚热，饭量比平常多一倍，反而没有气力。人一天天变得羸瘦，咽喉、口、唇都很干燥爆裂，呼吸急促，心短气吁，不能过多言语，五心烦热，两脚酸软。长期服用栝楼汁除热，采用牛乳杏酪来滋补身体。

◎ 消渴除热方

治疗渴利病，清除肠胃热实

枸杞子（《外台》用地骨皮）、栝楼根、生姜屑各十分，麦门冬、茯苓、黄连、石膏、葳蕤各八分，人参、龙胆、黄芩各六分，枳实五分，升麻四分。

以上十三味药研成粉末，制成蜜丸（如梧桐子大小），一天两次，每次十丸，用事先熬好的研细的茅根一升，粟米三合，放上六升水熬到米熟火候的米汤送服。

◎ 猪肚丸

治消渴

猪肚一枚，治如食法，黄连、梁米各五两，栝楼根、茯神各四两，知母三两、麦门冬二两。

以上六味药研成粉末，纳入猪肚中缝塞好，置于甑瓶中蒸，待很烂后趁热纳入药木臼中捣碎，制作成丸，加蜂蜜来调和可使干硬的变软，制作成如梧桐子大的丸药，一天两次，每次送服三十丸，用温开水；此后几天可加至三十粒，也可渴时就吃，不按时间。

◎ 消渴方

治消渴，饮水多者更宜使用此法

栝楼根、葛根各三两，铅丹二两，附子一两。

以上四味药研成粉末，制作成如梧桐子大的蜜丸，一天三次，每次十丸，用温开水送服，也可以只要发渴就服用。春、夏季减掉附子。

◎ 枸杞汤

枸杞枝叶一斤，栝楼根、石膏、黄连、甘草各三两。

以上五味药分别研细，用一斗水来熬取三升汤药，分五次一天服用完，白天三次，夜间两次。对病情严重的病人，可多制药，多服用。

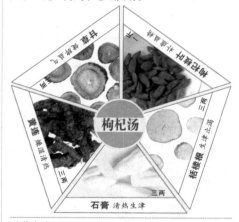

煎药方法		
将诸药放入锅中，用一斗水熬煮至三升汤药即可。		
服药时间	**服药次数**	**服药温度**
白天三次、夜间两次	一日五次	温

主治功效

本方能生津止渴、清热润燥，主治消渴证。

淋闭第二

坚症是郁热凝结于中焦，尿血是郁热凝结于下焦。淋指尿血人淋闭不通、小便滴沥涩痛，闭是小便急满不通。淋、闭患者多是虚损的人，仔细诊断病因，有因服用散药过多，热侵害下焦并且停留在此引起的，也有很少的是下焦自然发热。

气淋病是由肾虚、膀胱实热胀气滞留引发的，它往往表现为小便困难、尿有余沥。石淋病也就是尿路结石病，主要是

湿热蕴结在下焦，凝结而成的杂质贮存在尿中。它的临床表现为小便困涩疼痛，尿中有砂石，阴茎疼痛，尿排出比较困难，不是突然流出的，可以采取同治疗气淋病一样的方法治疗。膏淋病是由于肾虚不牢、湿热蕴蒸下焦而成。主要表现为小便如淘米水般混浊，也有尿不畅、尿中带如膏的膏脂类物，其治法也参照气淋病。劳淋病是因劳伤肾气，使肾发炎生热而引起，临床表现为尿不畅且次数多，尿不出滞留于阴茎内，使小腹坠痛，人疲劳困倦时，疼痛引着气下冲，疾病就会发作。其治法参照气淋病。热淋病因湿热蕴结下焦而引起。临床表现为小便热痛、赤涩，频繁，同时伴有寒热、腰痛、小腹胀痛，当发热时甚至可引发尿血，其治疗方法照气淋病。

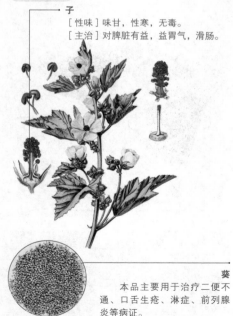

葵

行水滑肠、通乳、清热排脓。

子
[性味] 味甘，性寒，无毒。
[主治] 对脾脏有益，益胃气，滑肠。

葵
本品主要用于治疗二便不通、口舌生疮、淋症、前列腺炎等病证。

◎地肤子汤

治疗各种淋病，治下焦蕴结湿热，小便频数而量少，小便赤黄不利，阴茎出血，温病后余热以及霍乱后遇风而感受寒凉之邪，过度饮酒，性事过多，以及因走路时冒受热气出汗喝冷水来解热气，使湿热蕴结下焦，关格指大小便都不通，或指小便不通，因而吐食者小腹肿胀如斗。

地肤子三两、知母、黄芩、猪苓、海藻、瞿麦、通草、葵子、枳实（一作松

实）、升麻各二两。

以上十味药研细，用一斗水来熬取三升汤药，分作三次服用。额外加大黄三两，可治疗大小便都不通；可用一斗半水先煮猪肾，取一斗汁，然后加入其他药来熬。治疗女人房事疲劳，肾脏燥热，小便急、难且不畅，肚腹胀满酸痛，脉象细弱下沉。

治疗各种淋病，如寒淋、热淋、劳淋、腹急痛、小便涩等症

通草、石韦、王不留行、甘草各二两，滑石、瞿麦、白术、芍药、冬葵子各三两。

以上九味药分别研细，用一斗水熬成三升药，五次服完。《古今录验》中有当归二两，治后捣碎过滤掉渣后制成散药，一日三次，每次服用一方寸匕，用清麦粥送服。

治疗各种淋病，尤其对治疗石淋效果好

贝子五合，甘草一两，通草二两，石首鱼头石、茅根各三两，大麻根五两，葵根八两。

分别将以上七味药研细，用一斗二升水来熬取五升汤药，分五次服用，一日五次。每次一升，白天三次夜间两次。

治疗淋痛

贝子七枚、烧碎，滑石四两，茯苓、白术、通草、芍药各二两。

以上六味药治择捣筛后制成散药，一日两次，每次服用一方寸匕，用酒送服。

治疗小便不通，小腹急痛，阴茎疼痛

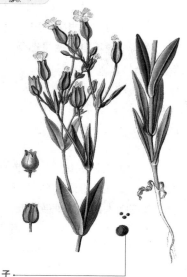

行留不王

王不留行

活血通经、催生下乳、消肿敛疮。

子

[性味] 味苦，性平，无毒。
[主治] 逐痛出刺，风痹内寒。

王不留行

本品以善于行血而知名，但是行血的同时，其止血效果也很显著。另外，王不留行用于妇科，还是催乳的良药，对妇女产后乳汁不通有妙效。

通草、茯苓各三两，葶苈二两。

以上三味治后挑择捣碎筛去粗料后制成散药，一日三次，每次服用一方寸匕，用水送服。

治疗小便排出不顺畅，膀胱肿胀有炎症

取水上浮萍若干，在太阳下晒干后

磨成末，一日三次，每次服用一方寸匕。

治疗小便排出不顺畅

滑石三两，葵子、榆白皮各一两。

以上三味经治后挑择捣碎筛滤制成散药，熬麻子汁一升半，取一升，配合两方寸匕散药服用，分两次服用。

治疗瞬间小便不出，憋屈难受

车前草一把，桑白皮半两。

以上二味药分别研细，用三升水来熬取一升汤药，一次服完。

治疗女人骤然小便不畅

杏仁十四枚。

将杏仁炒黄后研成细末，根据病情酌量服用，一日可服两至三次。

治疗黄疸病人出现的小便淋沥

猪肾一具（切），茯苓一斤，瞿麦六两，黄芩三两，泽泻、地肤子各四两，以药棉裹住椒目三合，车前草根（切）三升。

以上八味药分别研细，先用两斗水来熬车前草根，取一斗六升，去掉药渣加入猪肾，熬取一斗三升，去猪肾加入其他药，熬取三升汤药，每次服用一升，三次服完。

治疗气淋

用三升水熬一升豆豉，第一次沸锅后滤去渣，加入盐熬煮，最后取一合，一次服完。也可单熬豉汁，不放盐。

灸关元穴五十壮，或是灸夹对玉泉相距一点五寸的地方，三十壮。

治疗石淋、热淋

取两升车前子，盛放在绢类性质的袋子中，加水九升来熬取三升汤药，一次服完，切记服药前须整夜不吃食物。

治疗石淋、小便不能，以及脐下三十六种病

灸关元穴三十壮或是灸气门穴三十壮。

治疗石淋、小便不能

灸位于足大敦穴的水泉三十壮。

前车　　车前

利尿通淋、渗湿止泻、清肝明目。

子（车前子）
［性味］味甘，性寒，无毒。
［主治］能利小便，暑热泄泻，目赤涩痛，痰热咳嗽及高血压病。

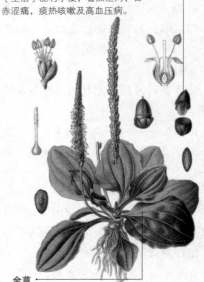

全草
［性味］味甘，性寒，无毒。
［主治］能利尿通淋，清热解毒，用于热毒痈肿。

车前
本品可治疗小便不畅、尿后疼痛等症，另对女子小便淋沥不尽也有疗效。

治疗膏淋、淋漓、尿血

捣葎草汁两升，调配上两合醋，一次喝完，切记要在饭前空腹服下。

也可熬浓草汁和醋的混合物饮用。

治疗小便不通，小腹疼痛不可忍受以及由五劳七伤、八风、十二痹结而引发的淋病，如劳结成的血淋，热结为肉淋等

滑石、王不留行、冬葵子、桂心、通草、车前子各二分，甘遂一分，石韦四分。

以上八味炒治择捣碎滤筛后制成散药，一日三次，每次服一方寸匕，配用五合麻子汤来送服。也可加三分榆白皮来配方。

针灸治疗劳淋

灸位于内踝上三寸的足太阴一百壮，一日灸三次。

治疗热淋

大枣十四枚、葵根一升，（夏季用葵苗冬季用葵子）切。

以上二味药，用三升水来熬取一升二合汤药，一日两次，每次六合，添加黄芩一两，可治疗发热，加二两滑石，小便困难；加茜根三两，不能出血者；加芍药二两，可缓解疼痛。

◎石韦散

治疗血淋病

石韦、当归、蒲黄、芍药各等分。

以上四味治后挑选捣碎滤筛后制成散药，一日三次，每次服用一方寸匕，用酒送服。

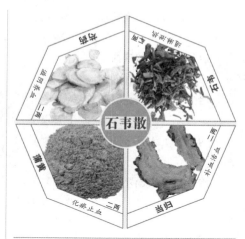

煎药方法

将诸药捣碎后制成散剂即可。

服药时间	服药次数	服药温度
饭后	一日三次	温

主治功效

本方具有止血、通淋、泄热的功效，主治血淋病。

治疗血淋，小便不畅

竹叶一把，生地黄半斤，小蓟根一两，鸡苏二两，滑石、通草各五两。

以上六味药分别研细，用九升水来熬取三升汤药，过滤掉药渣，每次一升，用温开水服用。

也可针灸治疗血淋

灸丹田穴，病人有多少岁就灸多少壮。又灸伏留穴五十壮，也可按照病人的年龄，有多少岁就灸多少壮。

治疗不能小便的淋病

灸位于内踝前一寸斜行小脉上的悬泉穴十四壮。

针灸治疗淋病

灸大敦穴三十壮或是外踝尖七壮。

治疗淋病，阴茎疼痛，不能小便

灸足太冲穴五十壮。

治疗九部各种疾病

灸足太阳五十壮。

治疗小便频繁，肚腹饱满

灸尿胞（屈骨端）位置在玉泉下一寸十四壮，儿童可据病情自由控制时间长短。

治疗小便排出不畅，遗尿

阿胶二两，桑耳三两，牡蛎、鹿茸各四两。

以上四味药分别研细，用七升水来熬取两升汤药，一日分两次服，《古今录验》说：不用桑耳也可以配方。

治疗遗尿，尿不尽

灸遗道即在夹对玉泉五寸的地方，也可灸阳陵泉穴或是足阳明穴，灸多长时间按照年龄，病人有多少岁就灸多少壮。

治疗遗溺失禁，尿不自控

按照病人的年龄有多少岁灸几壮的长短灸阴陵泉。

治疗小便失禁

用三升水煮一只鸡的鸡肠，取一升，一日三次，每次服用一升。

☁ 尿血第三

治疗性生活过度引发的尿血症状

黄芩、牡蛎、车前子、桂心各等分。

以上四味治择捣滤筛后研磨制成散药，一日三次，每次服用一方寸匕，以后可加至两匕，用温开水送服。

治疗小便带血

柏叶一把，生地黄八两，黄芩、阿胶各二两。

以上四味药研细，加八升水来熬取三升药汁，过滤掉药渣加入阿胶，分三次服用。另也可加甘草二两配方。

治尿中有血

大枣十枚，戎盐六分，甘草、蒲黄、鹿角胶、芍药各二两，矾石三两。

以上七味药分别研细，加九升水来熬取二升汤药，分三次服完。

治疗小便下血

将龙骨捣碎磨细研为末，一日五至六次，每次服用一方寸匕，用温水送服，也可用酒送服。

治疗小便出血

煮车前根叶子若干，饮取其汁。据病情决定次数。

水肿第四

水肿病是难治的，病愈后更要注意节制口味。由于患水肿病患者往往贪吃，不好控制饮食，因此想治愈这种病很难。有时医生会贪恋钱财，忘记"治病救人"的医德，患者想吃肉，医生就劝他放开吃羊肉，像这样的饮食习惯，病是不可能痊愈的。水肿病患者百脉之中，气与水俱实，医生多采取下泻的方子来治疗。羊肉是极补的大品，吃了病哪会好呢，治水肿的药，多采用葶苈子来治疗。《本草》中说：人如果长久服用葶苈，就会大虚。若想治愈水肿，绝其根本，人肯定会大虚。水肿和蛊胀病是两种截然不同的病证，只是感觉腹部胀满但并不肿，是水胀，腹部胀满而四肢面目都显得浮肿。若医生不仔细诊断，治蛊胀而错用水胀的药，治水胀而错用蛊胀的药，或是见到胀满就都用水胀的药，都会害人。我们严格遵照医嘱，禁忌一切鱼和肉、生冷、醋滑、蒜辣、黏食、米豆之物、滑腻、房事等，尤其是房事，三年之内，更需注意，同时人不能过度劳心，也不可暴饮暴食。不好好保养，治愈复发后就不能治疗了。

黄帝问岐伯道：如何区别水胀与肤胀、鼓胀、肠覃、石瘕、石水？岐伯说水肿病形成的症状有患者下眼睑泡略略肿胀，像刚睡醒眼睛睁不开，颈部动脉搏动异常明显，常常咳嗽，肚腹部肿胀肥大，两大腿内侧感到寒冷，足小腿部肿胀，如果人用手按压患者的腹部，一松开手后立即肚子起来，没有凹陷，就像按压充满水的皮袋子一样。肤胀病，是由寒邪之气侵入皮肤时形成的。患者腹部胀大，用手敲击时会发出咚咚的鼓音，按压时感觉空却不硬，患者会浑身肿胀，皮肤感觉较厚，用手轻轻按压患者的腹部，松开手后腹部不会很快弹起，留有陷窝，并且肚腹部的颜色没有什么不平常的改变。患鼓胀的患者，不仅腹部会肿胀，而且全身都会浮肿，这点与肤胀病相同，但患者的腹部会出现

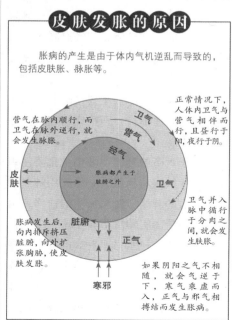

皮肤发胀的原因

胀病的产生是由于体内气机逆乱而导致的，包括皮肤胀、脉胀等。

正常情况下，人体内卫气与营气相伴而行，且昼行于阳，夜行于阴。

营气在脉内顺行，而卫气在脉外逆行，就会发生脉胀。

卫气并入脉中循行于分肉之间，就会发生肤胀。

胀病发生后，向内排斥挤压脏腑，向外扩张胸胁，使皮肤发胀。

如果阴阳之气不相随，就会气逆于下，寒气乘虚而入，正气与邪气相搏结而发生胀病。

高高暴起的青筋，并且患者的皮肤会出现暗黄。

肠覃病是寒邪之气侵害人体后，邪气滞存于肠外，与卫气互相搏结，结果造成正气受阻挠停止正常的运作，于是滞留的邪气，附着在肠外，越积越多并且久久不离开，邪气的日渐生长，形成了刚刚开始似鸡蛋大小的瘕肉，随着时间的推移瘕肉逐渐增长，等长到一定程度，疾病就会形成，等确诊患此病后，你就会眼看着患者像孕妇一样，肚子越来越大，若是病史久，你用手按压肚腹会发现它很坚硬似石头，轻轻推动它，发现它会移动，即使如此也不会影响月经的月月按时来潮。石瘕病都发生在妇女身上，病生在胞宫内，寒邪气来侵害冒犯，停留在子宫颈口，导致宫颈堵塞，气血在此凝结滞留，由于不通畅阻塞了经血的正常排泄，使经血凝结成块滞留在子宫内，血块日益增大，促使腹部膨胀变大，人像怀孕一样，月经也不按时来潮。治疗此病主要是疏导通畅攻下，牵引瘀血下行，药物应当起到活血化瘀的功效。

对于黄帝的疑问，岐伯主张要使用针灸治疗肤胀与膨胀，必须先用针刺能疏通瘀血的脉络，刺去瘀滞的血络，然后根据病情虚实酌情调理经脉。

深师说：风水是水肿病的症状，多由于肺遭受风邪的侵害功能下降，疏通调理水道的作用没有发挥出来，体内滞留很多水湿之气，脾受害虚弱存留湿气

多会出现皮水，脾肾阳虚会使湿之气充溢皮肤导致正水，水湿之气滞留于表，向上逼迫于肺会使肝肾阴寒导致石水，此时水气凝聚下焦并且出现黄汗。

脉象自浮是风水的症状，全身骨节疼痛，患者怕风是其外在表现。皮水患者的脉象也会有浮游表现，患者出现

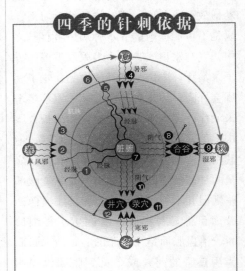

四季的针刺依据

1. 体表脉虽细小，但阳气充实
2. 针刺时多取盛经的肌腠
3. 风邪侵犯人体常存在于肌表，针刺多
4. 取络脉的分肉
5. 经脉处于人体内部较深处
6. 刺井穴抑制上升的邪气
7. 热气熏蒸于肌腠，并向内进入经脉
8. 人体的阳气聚于合穴
9. 针刺时应取各经的合穴
10. 湿邪侵入合穴与阳气相聚
11. 阳气潜藏
12. 阴气旺盛

浮肿的外在表征，用手指头轻按下去，指头会被淹没，患者不害怕风，他们的腹像鼓，不会肿胀饱满，人不会口干想饮，让患者全身出透汗会使症状减轻以致痊愈。正水患者脉象迟缓沉下，自喘是其外在表现。石水病患者脉象也会沉缓，肚子肿胀是其外在表现。严重者会出现腹痛，胸闷，出黄汗，四肢及头脸出现浮肿，两年全身发烧，若长时期治疗不彻底，会使病发展成为痈脓。

心阳虚而水气凌心可使人得心水病。患者阴部肥大，身体沉重臃肿呼吸急促，不可躺卧，容易烦躁郁闷。肝水病患者是由水气侵凌肝，使肝的疏泄功能失常造成的，患者会出现大肚子，自由翻身困难，胁下腋窝及腹中常会疼痛，小便断断续续，津液不时地生出。脾水病患者多是由脾阳虚，丧失运化作用，使水湿凝聚引起的，患者会出现大肚子，四肢沉重，行动迟缓，津液不生，人缺少水湿之气，小便困难。肺水病患者多是由肺功能失常，疏导作用丧失，水道不能下输到膀胱引发的，患者全身浮肿、小便困难。肾水病患者是由肾阳虚失去化气行水功能引发的，同样，患者也会出现肚腹胀大，脸部反而消瘦，肚脐肿胀，腰背酸痛，外阴湿得如牛鼻子上的汗，脚底遭受冷的侵袭，小便不能。

治疗腰以下肿的水肿病，应当通畅小便；腰以上肿的，应当发汗。

有的患者下利后，感觉口干想喝水，但小便不畅，腹部肿胀、浮肿。这是典型的水肿病，此时若是出汗后小便自己忽然顺畅了，则说明病已经好了。

水肿病患者刚开始出现症状时，会在两眼上肿起如蚕的眼泡，并且夹着颈的动脉跳动特别明显，大腿内侧隐隐有冷意，脚脖子及小腿部会出现浮肿，用手按压，手指会被掩埋住，看不见，听到腹内转侧有声音，就是它的表现。如果发病初期不及时治疗，不久人就会全身发肿；肚腹肿胀，用手一按它就立即起来，这就是由于虚损而导致的水肿病了。此时较易治愈。

水肿常会出现在人得大病后或是下利后体虚或是妇女产后体弱等情况下，由于所喝之水没有立马被吸收分解排出，三焦出现决口漏水，人的小便不尽，都会相互滞留瘀结，并且越来越多，等流向经络时疾病便生成。

水肿病大体有十种，有五种是不治之症，是伤了五脏主要器官的。一种，伤了肝脏，唇黑的；一种，伤了心脏，缺盆平的；一种，伤了脾脏，肚脐突出的；一种，伤了肺脏，背部平的；一种，伤了肾脏，足下平满的。

水肿病最怕腹上流出脓水，若出现脓水，患者一月内就会死去。

治疗口苦干燥，身体暴肿如吹，小腹坠胀，小肠漉漉

将三十枚巴豆和皮分别研细，加五升水来熬取三升汤药，一日五至六次，用药棉吸取汁涂抹旱肿处，切忌接近眼

过度劳累会引起水肿病

过度劳累会使肾受到损伤，造成肾阴不调，如果再遇外界风寒等邪气来袭，就会使体内汗不得出而形成水肿病，如图所示。

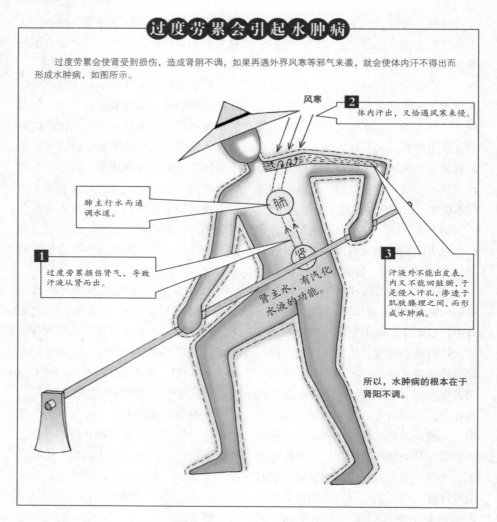

风寒

2 体内汗出，又恰遇风寒来侵。

肺主行水而通调水道。

1 过度劳累损伤肾气，导致汗液从肾而出。

肺

肾

肾主水，有汽化水液的功能。

3 汗液外不能出皮表，内又不能回肺脏，于是侵入汗孔，渗透于肌肤腠理之间，而形成水肿病。

所以，水肿病的根本在于肾阳不调。

睛及阴器。

治大肠水，虚实不定，来去无形

鲤鱼重四斤，赤小豆五升，桑白皮（切）二升，白术八两。

以上四味药研细，用三斗水来熬到鲤鱼熟烂，不要放盐，人把鱼吃光，同时细细地喝下四升的药汁加鱼汤。

治疗膀胱石水，四肢瘦弱，腹胀肿大

防己、射干、白术各四两，桑白皮、榖白皮、泽漆叶各三升，大豆五升。

以上七味药分别研细，用一斗半水来熬取六升药汁，去药渣，加入三升好酒再熬后取用五升，一日两次，夜间服一次，剩下的药第二日接着再服。

治疗胃水四肢浮肿，腹满的处方

猪肾一具，大豆三升，茯苓四两，防己、橘皮、玄参、黄芩、杏仁、泽泻（一作泽漆）、桑白皮各二两，猪苓、白术各三两。

以上十二味药分别研细，用一斗八升水来熬猪肾、桑白皮、大豆、泽泻，并且取一斗，澄清、去药渣后放上其他药熬取三升药汁，分三次服下，共服三剂，间隔五天服一剂最好。添加三两五味子，可治疗咳嗽。

治疗患气虚损之症没有痊愈，演变成的皮层中水布满脸面，从腰以上肿的水肿

麻黄四两，甘草二两。

以上二味药分别研细，用五升水来煮麻黄，经过两次沸后漂去表层的沫，后加入甘草，熬取三升汤药，不要吹风受凉，保证出汗后就痊愈，分三次服用。

治疗脸部肿胀，小便艰涩，心腹胀满

茯苓、杏仁各八分，橘皮、防己、葶苈各五分，苏子三合。

以上六味药研成粉末，制作成如小豆大的蜜丸，一日两次，每次服用十丸，逐渐加至三十丸。用桑白皮汤送服。

治疗脸面肿胀，手足酸肿

取二升楮叶（冬天要预先取叶阴干保存）细切，用四升水来熬取三升汤液，去药渣，用汤汁来煮米熬成粥，吃粥成为治病和充饥的二合一，要把这作为常年的饮食习惯，坚持下去，同时对于一切生、冷食物要谨慎食用。

治疗大腹水肿，气息不通，生命垂危

昆布、海藻各十分，牵牛子、桂心各八分，葶苈子六分，椒目三分，牛黄二分。

以上七味药研成粉末，而葶苈单独拿出捣碎成膏状，配上已经研磨成末

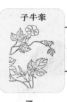

牵牛子

泻水通便、消痰涤饮、杀虫攻积。

子

[性味]味苦，性寒，有毒。
[主治]下气，疗脚满水肿，除风毒，利小便。

牵牛子
本品对腹部肿块气结具有通利、下气的作用，对虚肿、二便不通、气急咳嗽也有疗效。

的六味药，合制做成药丸（如梧桐子大），一日两次，每次服用十丸，用温开水送服。据病情可适当增加药量。《崔氏》里说：可以用蜜调和六种制成

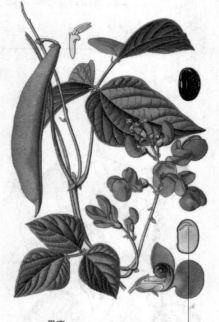

豆大

大豆

健脾宽中、燥湿利水、清热解毒。

果实

[性味] 味甘，性平。

[主治] 脾气虚弱，消化不良，疮肿疮毒。

大豆

本品主治疳积泄泻、疮痛毒肿、腹胀之症，同时还可治疗外伤出血，另经现代医学研究发现，大豆对咽炎、口腔炎和结膜炎也有治疗作用。

丸药，以蜜汤送服。

下面的实例就很好地说明了此药的疗效：贞观九年汉阳王患水肿，太医都不能救治，使用我方，汉阳王一天尿一至二斗，五六天后病就好了，他死去是因为本身其他病证发作。

水肿病是一种终身疾病。患者四肢孱弱、腹部胀大，腹部坚硬得像石头，人只要稍稍劳动足部小腿就会浮肿。即使吃少量的食物也会有气不畅、大喘气的症状，治疗更需谨慎，不能猛然服用下药强迫病人下泻，这样只会使病人更加疲惫却于治病无益。若想减轻病状，消化体内淤积的食物，通畅小便，祛除风湿，可长久按照下面的方子配药服用。

丹参、鬼箭羽、白术、独活各五两，秦艽、猪苓各三两，知母、海藻、茯苓、桂心各二两。

以上十味药研细，在三斗酒中浸泡五天，一日三次，每次服五合，根据病情病人在按医嘱的前提下可逐渐加药量。

◎ 大豆散

治疗水肿、利小便，饮酒过度后出现虚热，又受风呛着，喝凉水引起腹胀，阴部酸胀

甘遂一两，芒硝、吴茱萸、芫花各二两，当陆四两。

以上五味药研成粉末，制成如梧桐子大的蜜丸，一日三次，每次服用三丸，用汤水送服。也可以用吴茱萸、麝香、猪苓各一两，大黄、芫花各二两，

来配成另一个方子治疗以上病证。

治疗腹胀如大鼓的水肿病

将一斗乌豆炒香，别太熟，剥掉皮后研成细末，滤筛掉粗渣，第一次服用一合，可用饧或粥送服。此后可根据病情逐渐加量。同时服药期间要戒口，不要吃食肥腻油多食物，渴时饮羹汁，若是实在饥渴难耐可食浆粥、牛肉、羊肉、兔肉、鹿肉等，但最好不食，酒、猪肉、鸡肉、鱼肉、生冷食、醋、滑食、房事都要谨慎，最好不涉及。因为只有此大豆散能克服各种丸、散、汤、膏等的不足，可彻底治愈此病，使其永不复发。只是对人的禁口要求苛刻，对于鱼肉咸杂食之类切莫太过贪恋和放纵。

治疗小便不利，膨胀等水气肿

羖羊肺一具（青羊也可）、葶苈子一升。

以上二味药，先洗好羊肺，放到沸水中轻轻涮熟，切成薄片，暴晒于太阳下晾干研细成末，用三年以上的陈醋浸泡葶苈子一周后取出来用火炒至变色，等熟后捣烂成泥，调和上已经研成末的羊肺，再用蜂蜜掺和其中，捣三千杵后做成如梧桐子大的药丸，一日三次，每次服用四丸。

◎ 泽漆汤

治疗水气，全身肿胀，四肢无力，因消渴或黄疸引起的邪气停留胸膈间，迫近肺功能下降，人胸闷气短，咳嗽不止不能平躺，腹中膨膨胀满，胸满隐痛，内虚不足，喘息不止，上气不通，

泽漆

利水消肿、化痰止咳。

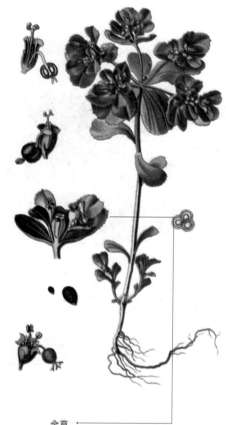

全草
[性味] 味苦、辛，性微寒，有毒。
[主治] 止疟疾，消痰退热。

泽漆
本品能利尿消肿、化痰散结、杀虫止痒，现代医学中，常用泽漆治疗腹水、水肿、肺结核、颈淋巴结核以及癣疮等病证。

眼睛视力模糊，治疗五脏受损引起的咳喘不止，腹中有声响，两脚部位浮肿，小便困难，频繁量少，翕翕寒热

　　鲤鱼五斤，泽漆根十两，赤小豆二升，生姜八两，茯苓三两，人参、麦门冬、甘草各二两。

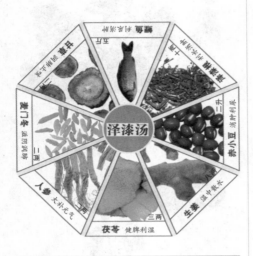

泽漆汤

煎药方法
先下鲤鱼及红豆，捞出后用汤汁煮药，煮至四升半药汁即可。

服药时间	服药次数	服药温度
饭后	一日三次	温

主治功效
本方利水消肿、止咳定喘功效较强，主治水肿、咳喘之症。

　　以上八味药分别研细，用一斗七升水先煮鱼及豆，等到水熬煮到只剩下一斗时，过滤掉渣，再放上其他药来熬煮，最后取四升半汤药留作治病，一日三次，每次服三合。体弱者可每次服二合，若两次后气开始通、咳喘停止，加药量到四合，七天后胀气就消，小便可

下。加一斤泽漆，可主要治疗水肿不能睡卧，翻身困难；加二两栝楼根可治疗口渴，加二两紫菀、一两细辛、一合款冬花、三两桂心，增二升鱼汁，可治疗咳嗽；《胡洽》所讲方中没有小豆和麦门冬却添加上五两泽泻和一两杏仁。

◎麻黄煎

治疗全身肿裂、风水证

　　麻黄、泽泻、茯苓各四两，防风、泽漆、白术各五两，杏仁、大戟、清酒各一升，黄芪、猪苓各三两，独活八两，大豆二升（加七升水熬取一升的豆汁）。

　　以上十三味药分别研细，用豆汁、酒及一斗水合熬取六升汤药，一天把它服完，每次一升左右，分六七次服完。

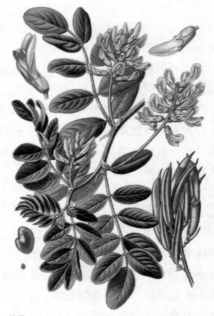

黄芪

【卷十三】

疗肿痈疽

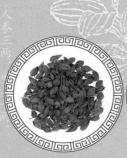

连翘

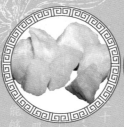

白石英

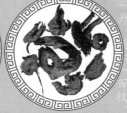

升麻

🌀 疗肿第一

生物类是禀承天地之气形成的，需要进行摄养才能生息，若是节制调养的功能失调，百病就会在人身上滋生。阴阳之气遵循季节的变化，一年四季交替，也会随之起变化。在交替时节，阴阳之气会互相搏结，此时可能会引发各种暴虐之气。虽然这种暴虐之气，每个月都会有，但是交替之际的暴虐对人损害最大，忽然的大风、大雾、大寒、大热，如果不及时回避，人忽然受到这种邪气，就会侵入人的四肢，而忽然损伤

皮肤，流注入经脉，于是使腠理壅塞阻隔，营气、卫气瘀结阻滞，阴阳之气不能够宣泄，就形成痈疽、疔毒、恶疮等诸多发肿之处。

对于疗肿，如果不预防识别，会使人不超过一个时辰就死亡。如果等到疗肿完全发作才去求处方，患者已经无药可救了。因此，善于养生的人，须及早识别疗肿，了解治疗疗肿的方法。这样，凡是疮痍之毒都不能从手中逃脱了。凡是治疗疗肿，都刺疗肿的中心直到疼痛，又刺疮的四边十余下到出血，去除血后敷药，使药气能够进入到针孔中为好。如果药不能到达疮里面，治疗起来就不得力。另外，患者的肿处常常生在口中、颊边、舌上，看起来赤黑如珠子，剧痛得钻心，这是秋冬寒毒长期瘀结在皮肤中变化而成的。如果不立即治疗，其寒毒之根日夜生长，流入全身经脉通道，如箭射入身体中，使人不能动弹。如果不慎忌口味、房事，很快就会死亡。经过五六天不痊愈，眼中就如同见到火光一样感到耀眼，心神昏乱，口中发干，郁闷烦乱，就会死亡了。

疗肿的种类很多，第一种是麻子疗，其症状是四边微微发红并且开始会常发痒，从肉上突起、颜色有点发黑，像黍米大的小头。第二种是石疗，其症状是皮与肉紧紧相连，颜色像黑豆一

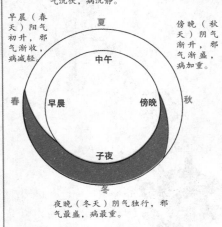

自然阴阳之气的变化对疾病的影响

一般情况下，疾病的变化规律是随着阳气的上升而减轻；随着阴气的上升而加重。此外，各脏腑本身也有其所主之日，它们的盛衰变化也会影响疾病的盛衰。

中午（夏天）阳气独行，邪气沉伏，病沉静。

早晨（春天）阳气初升，邪气渐收，病减轻。

傍晚（秋天）阴气渐升，邪气渐盛，病加重。

夜晚（冬天）阴气独行，邪气最盛，病最重。

样，硬得针都不能刺透，若轻轻触碰肌肉会感到隐隐作痛。这种病对瓦砾、砖石之类有所禁忌。第三种是雄疔，主要症状是像钱孔般大小而略微凸起，像粉刺头或是黑痣，四周向外翻展开着，可能有的会起疱疱，挑破会流黄汁，这种病需要禁忌房事。第四种是雌疔，主要症状是疮头稍稍发黄，里面会像黑痣一样黑，四周是红色长起疱浆，中心下凹，像钱孔大的灸疮。这种病疗也忌房事。第五种是火疔，主要症状是疮头像黑痣，四周出现疱浆，有的会像红色的粟米，像被开水烫过似的，也像被火烧伤过。这种病疗忌吃灸、炒、爆烤类食物，害怕火灸烁。第六种是烂疔，主要症状是颜色稍微发黑，有白斑，疮中溃烂地方会流脓水，整个疮疱像汤匙大小如汤的表面。这种病疗警示患者不要吃烂臭、滚烫的食物。第七种是三十六疗，又称黑疱，主要症状是四周大红，状似黑豆，疮头显黑有浮起。它的生长规律很特别，有时会成倍增长，第一天生一个，第二天生两个，第三天可能就是十个或是更多，如果没有长满三十六个，还有方法可以治疗；若是满了或是超过三十六个，就成为不治之症了。这种病疗需要人大度开朗，不生怒火，不锱铢必较，患得患失，积仇储怨。第八种是蛇眼疔，主要症状是疮小如豆，状似蛇眼，头发黑，皮肤上浮，发疮部位坚硬无比。这种病疗忌害红眼病，不要心生妒火和被妒火所烧，不要触及有毒

患痈疽难以治愈的部位

《内经》认为，人患痈疽必死有四个重要部位：伏兔、腓、背、五脏俞。后世医家对此又有补充，认为脑、须、鬓、颐，也为痈疽必死之处。

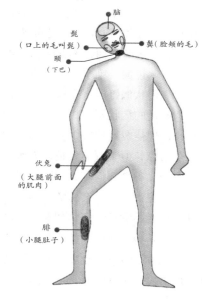

脑

鬓
（口上的毛叫鬓）

髯（脸颊的毛）

颐
（下巴）

伏兔
（大腿前面的肌肉）

腓
（小腿肚子）

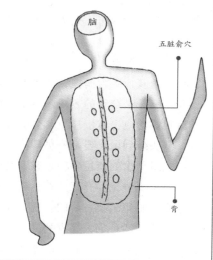

脑

五脏俞穴

背

之药。第九种是盐肤疗，主要症状是疮四周都发红，中间突起部分如黑色的粟米粒，像汤匙的表面那样大，这种病对盐咸食物禁忌。第十种是水洗疗，主要症状是疮疗的大小和形状都像钱，外面鼓起的疮头是白色的，越往里越黑，最里面像黑痣，流脓汁但疮仍很硬。这种病疗忌有水的东西，不饮浆水、不水洗、不涉水过河。第十一种是刀镰疗，症状是疮形状似镰刀，宽像韭菜叶，一寸长，两边的症状不太相同，左侧的较严重，肉像烧炙过那般黑。这种病疗可以用药治疗，但千万不要被镰刀刺或割伤。第十二种是浮沤疗，主要症状是里黄外黑，里面用针扎会感觉很疼，外面黑处用针刺不觉痛，疮体似曲圆有些不全拢，狭长得像蓳叶。第十三种是牛拘疗，主要症状是肉疮像粉刺般突兀隆起，用力挑掐却不被弄破。

上面所讲的十三种疮，生长初期一般会感觉先痒后痛，先寒后热，热稳定后就会得寒，多数病人可能出现四肢无力，全身沉重，心闷头痛，睡觉不宁，易做噩梦，眼力模糊，似老人般老眼昏花。呕吐是严重的表现，出现这种症状就很难治愈。麻子疗患者会感觉浑身痒，从头痒到尾。要是疮早日治愈，对于以上所要求的禁忌事项，患者要谨记，千万不要触犯。脊背强直，疮极痛不堪忍受，是犯了禁忌后的表现。浮沤疗、牛拘疗这两种疮，没有列出禁忌事项，是由于病证较轻，它们的寒热症状

与大多疗疮相同，处方也遵循它们的。

枸杞

治疗十三种疗疮

枸杞在不同的季节会有不同的称谓，春季叫天精，夏季叫枸杞，秋季叫却老，冬季叫地骨。春三月上建日，要在北斗的斗柄所指的方向采摘叶，夏三月上建日采枝，秋三月上建日采子，冬三月上建日采根。四季中逢建日，即摘取枝、叶、子、根等四味，并晒干，把原先采摘好的晾干的枸杞，在五月五日端午节午时，一起配成药，对于人的身体大有好处。也可不按照上面的方法，随意采摘即可。用一块棉纱把药裹紧一周，取一团乱发如鸡蛋那么大小即可，牛黄如梧桐子大小，把二十七枚反钩棘针和七粒赤小豆研为末，把乱发薄薄地铺在棉纱上，把等分的牛黄末撒在铺展均匀的乱发上，把棉纱卷作团，用头发把它们捆成十字束状。拿熨斗，用急火把绵团炙沸，然后让它自然干。用绢布细细筛取刮下来的药，捣碎成末，取一方寸匕，取枸杞四味一起捣成末，用绢筛取二匕，与前一匕混合，共为三匕，使它调和均匀，把它分成二等分，一日三次，空腹服用，用酒送服。

◎齐州荣姥方

治疗各种肿胀

枸杞根皮、钟乳各二两，白石英一两，桔梗一两半，软黄的白姜石一斤，牡蛎九两。

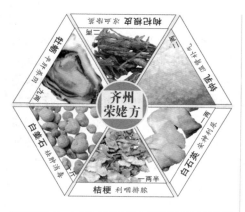

齐州荣姥方

牡蛎 散结止痛

枸杞根皮 凉血除蒸

二两

川芎 行气活血

白矾石 祛湿消毒

白石英 安神利窍 一两

桔梗 利咽排脓 一两半

煎药方法

将以上六味药捣烂，混合在一起用清酒调匀，制作成药饼上锅蒸即可。

服药时间	服药次数	服药温度
早晚各一次	一日两次	温

主治功效

得此病的患者应忌房事、猪肉、鸡肉、鱼肉、牛肉等。若是犯禁忌的此病者应配合枸杞汤一同服用。

以上六味药分别捣烂，用绢筛，混合在一起调匀，先取九升伏龙肝研为末，用一斗两升清酒搅拌充分，待澄清后取表面清汁两升，配上前面调拌均匀的药，用手捻做成六分大两分厚的药饼子，把饼子放在笼上，用一张纸盖在盛放浊渣的盆上，使酒气不外溢散，一起放锅里蒸，尽量使其冒热气，让气尽可能地被饼子吸收，过半天后待药饼子干，把它们放在瓦罐中，要先放层纸再放层药地间隔铺好，使药饼子互不粘着，瓦罐上面用泥封好，要待二十一天，干后把药饼子用纸袋贮存，放在干燥的高处，免其受潮。制药最好在五月五日，稍次是在七月七日，其他如九月九日、腊月腊日都可制，要是急待用

药，华佗日也可制，我们一般也信奉择日不如撞日的说法，急需就急制，药本来就是救人的，相信它也不会因你没有选良日制药而减少发挥作用。但是制药地点有明确的规定：须在清净之处，避免接触污秽，忌被不孝子、残疾人、产妇、六畜、鸡犬等发现。有此病者，对房事、猪肉、鸡肉、鱼肉、牛肉、生韭、蒜、葱、芸苔、胡荽、酒、醋、面、葵等要禁忌。要是犯禁忌导致病发的，立即取枸杞根汤来调，配合着此药服用。

先用针刺疮的中心，深入疮根，再刺四周，刺出血，用刀刮取如大豆那么多的药来涂在疮上。病情较轻的，一日两次，白天一次，晚上一次，敷药半天或一天，疮根就烂出；病情较重的，一日三至四次，并且夜间要涂敷一次。用药后两天疮根就开始烂。若发现疮浮起，则证明疮根已经烂出来，此时不要停药，要接着涂擦。此药安全性强，极易使肌肉生长。要是在口腔咽喉及胸腹中发病的，虽然外面有肿疮处，但是此种症状由于与平时不同，要更加注意。若是人怕寒，身体发热，浑身不舒服，又疑似是患了疮症时，需要取如两枚杏仁那么多的药放在温开水或清水中调拌均匀后服下。一日三至四次，即可消除烂疮，也可用手指、筷子、鹅毛、鸭毛等物伸进喉咙里，使自己恶心呕吐，吐完后疮根可能会出，病就会痊愈；如果病人精神状态很佳，即使疮根不出也可

能痊愈。

治疗肿病，不能看见麻勃，看见就要病倒的处方

胡麻、烛烬、针沙各等分。

以上三味药研成粉末，配上醋调和均匀涂敷在疮处。

治一切疔肿，拔疮根

以取成一色的苍耳根茎苗子烧成灰，把醋和淘米水混合后将灰放进去，搅拌后调成如泥的沉淀物来涂肿疮处，涂处干后立即再涂换。

治疗疔疮

芜菁根、铁生衣各等分。

把以上二味药一起捣碎，用大针放火上消毒后将疮刺出孔，将芜菁根削成针状大小，把捣碎的铁生衣涂在针状的芜菁根上刺入孔中，再涂所捣的药来封上口，每次用剂量大约有一方寸匕，也可把药涂在棉贴上，贴换疮处。服药期间不要吃油腻、生冷食、醋、滑食、五辛、陈臭、黏食等怪味食物。

治疗肿疮

按照男左女右，灸手掌后面横纹后五指的地方七壮。

🌀 痈疽第二

痈疽刚发生时的轻微的证候：有长似小疖的，也有白脓如米粒大的，疼痛程度不同的，有严重与轻微之分。由于表现不明显，需要我们仔细观察，时时关注自己的身体异常，警惕病证发作，一经确诊就要极快治疗，迅速服药并且忌好口，及早除去痈毒。也可不服用药物，灸正当头顶一百壮，病较严重的，在疮的四周和中央针灸二百至三百壮，也可灸后再敷上汤膏药。

若用药贴治疗，则先把药贴开个小孔来排泄热邪，再贴在疮头正当处，也可用火针刺疮头正当处四分。

痈、疽、瘤、石痈、结筋、瘰疬这类病，针灸治疗不能刺病痈的边角，要灸刺病疮的正当处；若针刺边角及周

痈和疽的区别

痈和疽都是感染毒邪而生的疮，发生于体表，但是它们之间又有区别。

区别\病名	痈	疽
属性	阳证	阴证
初病	急暴	缓慢
深浅	皮肉之间	筋骨之间
颜色	嫩红，表皮发红	白色，皮色不变
肿状	根束高肿	漫肿或无根
疼痛	剧烈	不痛或微痛
热度	灼热	不热或微热
脓液	稠黏	稀薄
轻重	易消易溃易敛	难消难溃难敛
预后	良好	较差

围，则会引起其他病证。

　　各种痈类，无论形状大小，只要在刚发觉时，未患病之前，即刻取手掌大的一片阿胶，把它放在温水中浸泡软化，与它的大小一致，在痈的当头处开一个钱孔大的孔，把大小相当的胶片贴在痈疮的肿处，不久就会被吸干，若没有脓的，疮就马上停止生长，并且结痂，如果已生脓的，脓则会自行流出，若没有流脓，则可用锋针在疮孔上刺破脓，使其被动流出。直到疮痈治愈后方可洗去已经粘在脓疮上的阿胶。

　　肿的地方，根深到寸以上的是小痈，一寸以下的是疖，疱则是如豆粒大。这种

痈在发病之初，立即并连续服用五香连翘汤来除病祛邪，就可治愈。

　　用竹叶黄芪汤可以泄此类痈的邪气，它们一般是拱凸、光大，不发热，痈周围的肉呈紫色，正平无尖，肉正平是无脓的痈。用八味黄芪散敷疮痈可治疗痈忽然疼痛，大痈需要涂敷七天，小痈则敷五天。坚强者会忍受痈还没有成熟就被刺破的疼痛。长在背部的痈或乳痈如果发热，不要用手触摸，治疗需内服王不留行药散，外面表面擦涂发背膏。我们用手按痈正当头，手按的凹处能够即刻起来就说明疮成熟了，长在背上的痈不成熟被刺破不会感觉疼痛，而

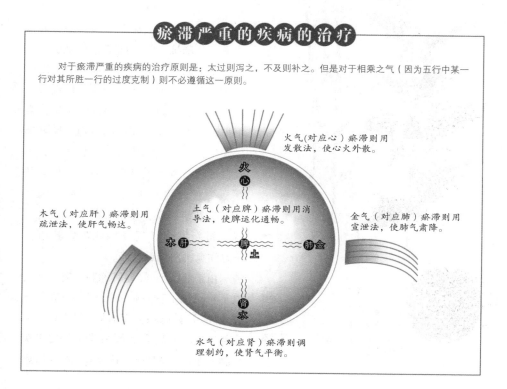

瘀滞严重的疾病的治疗

　　对于瘀滞严重的疾病的治疗原则是：太过则泻之，不及则补之。但是对于相乘之气（因为五行中某一行对其所胜一行的过度克制）则不必遵循这一原则。

火气（对应心）瘀滞则用发散法，使心火外散。

木气（对应肝）瘀滞则用疏泄法，使肝气畅达。

土气（对应脾）瘀滞则用消导法，使脾运化通畅。

金气（对应肺）瘀滞则用宣泄法，使肺气肃降。

火
心

木肝　　脾土　　肺金

肾
水

水气（对应肾）瘀滞则调理制约，使肾气平衡。

乳痈则需待到痈疮很熟时才可刺破，否则那种疼，常人很难忍受。刺破痈必须用消过毒的针，针刺时要讲究方法，要

翘連

连翘

清热解毒、散结消肿。

花
[性味]味辛，性凉，无毒。
[主治]令人面色好，能明目。

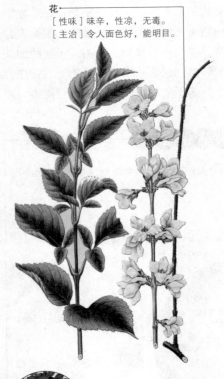

连翘
连翘对热病初起、发热、心烦、咽喉肿痛、斑疹、丹毒、痈疮肿毒、热淋均有治疗作用；现代医学研究证明，本品还可用于治疗急性肾炎。

认真观察后，仔细斟酌着脓处，选在不超过胸或背一寸的地方下手。

根据情况选择刺破脓与否。若刺后不出脓的，则即刻用由松脂、雄黄、雌黄、野葛皮、猪脂、漆头芦茹、巴豆制成的蚀肉膏散涂敷痈疮的尖端，若身体热邪已排除，可服木占斯散。服用排脓内塞散可治疗刺后五天痈将成痂的情况。

痈疮被刺破后，人便会浑身瘫软，体内畏寒，外表却发热。风毒是发肿之处像痈而又不确定的，用手按压肿处，会有无相互联结的疼痛。治疗风毒不可用针刺，应当内服用升麻汤，外涂敷膏药。痈破了口的，应当在上留三分，近下一分之处用针刺，务必到极热时，热了便不会疼痛。痈破后溃烂不愈的，用猪蹄汤来洗，每天两次，在夏季洗两天，冬季洗六七天，用半剂汤也可以。痈坏后有恶肉的，适宜用猪蹄汤洗去污秽，然后敷蚀肉膏散。恶肉除尽后，敷用生肉膏散以及抹在痈的四边，使好肉尽快生长。应当断绝房事，忌风冷，不要自劳烦，等到筋脉平复后，才可以任意从事。因为新生的肌肉容易受到伤害，受到伤害就会使里面溃烂，溃烂后就会重新发作，复发后就难以救治。千万注意，白痂最忌讳。

由于起因不同，各种痈肿的突发证候也不相同，无论是哪一种，都可采取服五香连翘汤，针刺除去瘀血后，用小豆研末涂敷患处的方法治疗，治疗期间需要多次针刺去血，只要有血汁就除去。若没治愈

痈已溃烂的，仍服用五香汤，外加漏芦汤来除病邪，据病情加药。

丹毒篇中讲的用升麻汤清洗疮的方子在此处也可用，若擦升麻膏后生瘜肉了，则需用白蔹茹散来重新敷疮，如果敷用白蔹茹散，青黑恶肉除不干净的，可以用半钱漆头茹散，和三钱白蔹茹散，轻轻敷患处。待青黑肉清除干净后可停药。若新的肌肉开始长出来，则可继续敷升麻膏，还没长成的，则需敷黄芪散。《集验》中有如何制取各种药散用来治缓疽的细细讲解。

气痛是身体中忽然感觉有被打扑的疼痛状。这种疼痛感人难以忍受，疼痛发作有规律，但疼痛之处不定，无法指出在哪个地方。疼感来时，人会稍发热，等疼一消失身体就会发寒怕冷。病因是由冬季时节受了温暖气，到春天猛然遇到冷侵袭，又受风邪困扰，没有得温病，却患了气痛。可以内服五香连翘汤，外擦丹参膏，或用白酒煎杨柳皮趁热熨敷痛处。若是发现有点点赤气，即可用针刺出瘀血。五香连翘汤以及小竹沥汤的用量可依据病情，不要稍见效就停药，盲目停药会加重病证的，在服药期间可以间服白薇散。气肿痛患者，主要症状跟痛相似。发肿地方没有疮头，只是虚肿，不改变肉色。皮肤痛来得急，人又不敢用手触摸，治疗也要服用五香连翘汤，用白针刺破泻其坏气，最后在疮口处敷蒺藜散。

胸中疼痛、气短的人要懂得断定病

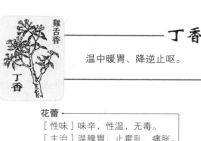

丁香

温中暖胃、降逆止呕。

花蕾

[性味] 味辛，性温，无毒。
[主治] 温脾胃，止霍乱、痛胀。

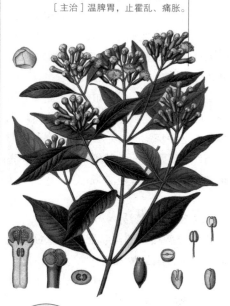

丁香

本品主要用于治疗胃寒痛胀、呃逆、痹痛、疝痛、牙痛、口臭、吐泻等病证。

痛。进入黑暗无光的室中，用手的中指捺左眼，要是能看见闪光的，证明胸中结痛。若不见光的则是瘰疽在胸中发作后转移，疼痛是病的后遗症。

痛疽是停留在经络中的寒气，阻断血液流通，使血和气无法运行壅结而成的。热气到了寒气之处，无法运行，便发作成痈疽。此后，阳气总在此集聚，寒气便转化为热了，如果热邪堆积郁结到一定程度会使肌肉腐烂成脓。人本身体内就有热与外来寒气相搏致使血脉凝结不通，热气便为痈疽。可用针灸治疗，当积的冷气未变热时可用，用温法治，把冷药敷贴在患处，治热时需要用消热的方法使病不发展为脓。藜芦膏敷患处或是用醋和蚌蛤灰调匀后涂抹患处，可以治疗有尖头红色肿处。

痈疽的病源，多是由于药气所引起的，也有上代人服食石药后，其子孙后代多发生这种疾病的。要处理好饮食中的禁忌问题，不要吃面食及酒、蒜。睡前要先把被伸展好，保暖，不要睡凉床。

◎ 五香连翘汤

治疗恶核、恶肉、恶脉、瘰疬、痈疽、恶肿，风结肿气痛

青木香、沉香、薰陆香、丁香、麝香、射干、升麻、独活、寄生、连翘、通草各二两，大黄三两。

以上十二味药分别研细，用九升水来熬取四升，加入二升竹沥又一起熬取三升汤药。一日三次，每次服用一升，以快利为准。《肘后方》中讲用紫葛、甘草，替代通草。《要籍喻义》中用黄芪六分，甘草六分，芒硝六分。

◎ 八味黄芪散

黄芪、川芎、大黄、黄连、芍药、莽草、黄芩、栀子仁各等分。

将以上药治择捣筛后制成散药，选用鸡蛋清调和成泥，涂抹在旧帛布上，按照肿的大小来敷，吸干了再换。若是疮开口的，敷在疮上，只需开一个小孔来透气。

◎ 猪蹄汤

治痈疽发于背部

黄芪、黄连、芍药各三两，蔷薇根、狼牙根各八两，黄芩二两，猪蹄一具，治如食法。

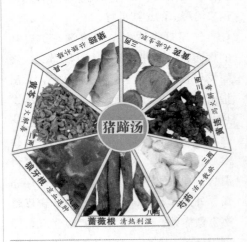

煎药方法		
将以上六味药分别研细，先将猪蹄煮熟，然后依次放入其他药即可。		
服药时间	服药次数	服药温度
早晚各一次	一日两次	温
主治功效		
先用汤药来清洗疮患处，然后用帛布擦拭干净。		

以上六味药分别研细，先用三斗水将猪蹄煮熟，待澄清后取二斗，加入其他药，一起熬取一斗汤药，过滤掉药渣，拿药汤来洗疮患处，清洗大约三十

分钟，然后用帛布擦拭干净，把生肉切成片做成膏，贴在患处，一日两次，添加二两当归和二两甘草可治疗疼痛。

治疗十指上发作的痈疽，膀胱痈，背后生恶痛

当归、大黄、川芎、芍药、黄芩、独活、莽草各一两，猪蹄一具具，治如食法。

以上七味药分别研细，用三斗水先煮猪蹄，煮好后捞出猪蹄，取八升汤，再放上其他药，一起熬，最后取四升汤药，过滤掉药渣，用汤来浸泡疮患，一次大约浸泡一小时（约两顿饭时间），泡完后擦干，敷抹上麝香膏。

◎ 内补散（也称枯斯散）

治疗痈疽病发于背部，或是妇人乳痈诸疖，或是痈疽灸之不能溃破的，或是痈肿坚结

木占斯、人参、干姜（一云干地黄）、桂心、细辛、厚朴、败酱、防风、桔梗、栝楼根、甘草各一两。

以上十一味药治择捣筛后制成散药，一日七至八次，夜间二至三次，每次服用一方寸匕，用酒送服。疮未溃烂的需除败酱，已发脓的加败酱。肠痈是病发在下部，流脓血。此药效果好，长期服用可治诸疮及疽痔。尤其对溃烂的疮效果极佳。痈疽发于背部的除了此方法，没有更好的。刚发病初期觉得背上有不好而口渴的，勤服此药，等药发挥作用，人就会肿消，口不渴。你只管不间断地服药，不管是溃烂疮还是脓肿，症状都会消失于无形中的。若长期服用的，应需不要添加败酱。此药对治疗妇人乳痈，疗效显著。有的方子中没有桂心。

🌀 发背第三

凡疮发在背部的，都是因服食丹药、五石、寒食更生散所引起的，但究其原因会是各种各样，有的只服用过钟乳，有的平时不服药却自发作于背部的，这大多是由于上代人服用导发疾病的药遗传给了下代。发背大多发生在背部两肩胛之间，发病之初似粟米那样大，可能疼痛，可能发痒，色呈赤红，等到发现疮日渐长大时，十天内人就可能死亡。等到疮已长大到宽三寸，高一

寸，有数十个小孔，用手轻轻按压，疮孔会流出脓时，就会误了最佳治疗时机。

善于保养自己、乐于养生的人，只要觉得背部稍有异样的痒痛，就即可取些干净的土，用水调搅和成泥巴，做成二分厚一寸半宽的饼子，贴在疮上，把粗艾做成大艾炷在泥上针灸，灸一炷一换饼，可以根据患者病情决定灸的时间，疮像粟米大的，可以灸七个饼子；

疮像榆荚大的，灸十四个饼子即可；疮像铜钱大，需要日夜连着不间断。同时要内服五香连翘汤等药来祛除病邪。等到诸多背部发作的疮未形成大脓时，可以用冷水浇射疮患，拿冷水浸泡石头冷熨疮，要不间断。同时，人得了这种病，饮食要注意禁忌，不要吃面食、饮酒、食五辛等。

人若服用石药就必须辛苦劳作，使四体充分运动，充满力量，若非如此，就很大可能会发作痈肿；这样的人也要克服自己的惰性，脱离安逸和太过温暖，让自己多受寒冻，这种辛劳与求苦，是为了避免发生痈肿以延长寿命。

发背是在脚背有肿处，肿头白得像米，四周连接，肿处呈赤黑，人心烦意闷。得了这种病需要做好禁忌，不要行房事，戒酒、肉、蒜、面之类。要是不采取针灸治疗，病很快就会侵入内脏致人死亡。要针灸，需要在疮上灸七百到八百壮。

治发于背部的痈肿

取三升香豉稍微与水调和，捣熟至能做成稠硬的泥，把它做成同疮大小的饼子，涂抹三分厚于肿处，肿处有孔的，不要把饼盖在孔上，铺好豉饼，把艾炷放在饼上开始灸，灸到温热，毋让肉破溃即止。病情较轻者，一日二灸，据病情可酌情加灸的次数。

治疗背上有硬结肿块的背部痈

大黄、升麻、黄芩、甘草各三两，栀子二十一枚。

以上五味药分别研细，用九升水来熬取三升汤药。分成三次服用，服药后能够畅快地通利的就停止服药，不通利再服。

◎ 内补散

治疗背部痈疽，溃破脓烂

当归、桂心各二两，人参、川芎、厚朴、防风、甘草、白芷、桔梗各一两。

以上九味药治择捣筛后制成散药，一日五次，白天三次夜间两次，每次服用一方寸匕，用酒送服。《外台秘要》中也有类似方子，只是不用防风、甘草、白芷三味。

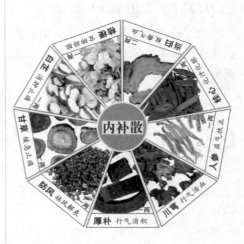

煎药方法		
以上九味药治择捣筛后，制成药散即可。		
服药时间	服药次数	服药温度
饭后	一日五次	温
主治功效		
本方具有消肿、止痛、活血等功效，可治疗溃破脓烂之症。		

丹毒第四

丹毒又叫天火，是肌肉中忽然生长出的像手掌那样大、颜色红如丹涂的、可能引发人全身发痒的肿块。血丹，肌肉中会有突起的肿块，并且疼痛瘙痒，虚肿得呈现吹气状，发作为隐疹。鸡冠丹，因其肉上粟粟像鸡冠肌理的红色突起，又被叫为茱萸丹，大如连钱，小似麻豆粒。水丹，常生长在人的大腿及阴部，患者出现周身发热，遇到水湿相搏击，便郁结成为丹毒，色呈明晃晃的黄赤，皮肤中像有水。

◎ 升麻膏

治疗各种毒肿

升麻、白薇（《肘后》作白蔹）、漏芦、连翘、芒硝、黄芩各二两，蛇衔、枳实各三两，蒴藋四两，栀子四十枚。

以上十味药轻微地捣，先用三升水浸泡半天，再用五升猪膏来熬到水气出尽时，过滤掉药渣熬成膏药，用来涂敷疮肿处，一日三次，要趁热敷用。《经心录》中讲的不用枳实。

◎ 升麻搨汤

治疗丹毒、丹疹、赤毒肿

升麻、漏芦、芒硝各二两，蒴藋五两，黄芩三两，栀子二十枚。

以上六味药分别研细，用一斗水浸片刻，然后熬取七升汤药，待其冷后，

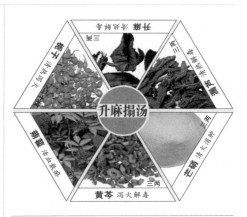

升麻搨汤

升麻 二两
川芎 漏芦 泻火消肿 二两
芒硝 清火消肿 二两
三两 黄芩 泻火解毒
蒴藋 活血消肿 五两
白薇 大凉活血散瘀 二两

煎药方法

以上六味药分别研细，用一斗水浸片刻，熬制为七升汤药即可。

服药时间	服药次数	服药温度
饭后	一日两次	冷敷

主治功效

本方具有泻火、止痛、散瘀等功效，可治疗丹毒、赤毒肿等疾病。

用旧帛布染汁后拓涂在各种丹毒上，浸湿疮，涂覆后要再饮服饮子和漏芦汤。

治疗丹毒毒肿

藻菜是天下极冷之物，取渠中藻菜研细捣熟，用来敷在丹毒患处，涂抹厚度要三分。

治疗各种丹毒

把芸苔菜捣得熟烂，用来厚厚地敷于患处，肿患不久就会消。

治疗红色流肿丹毒

捣碎大麻子若干，用水调和均匀后敷抹在患处。

治疗小儿丹毒

捣碎一握马齿苋后轧压成汁，取汁饮下，将渣敷在患处。

治疗小儿五色丹

捣碎蒴藋叶来涂敷在患处。

治疗小儿赤丹

取芸苔叶压成汁后，服三合，将渣敷在患处。也可以将芸苔研磨为末，用

恶实（牛蒡）

疏风散热、消肿解毒、宣肺透疹。

子

[性味] 味辛，性平，无毒。
[主治] 明目补中，除风伤。

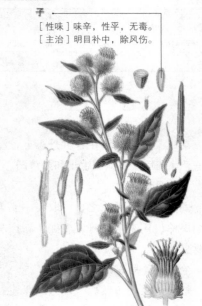

—— 恶实（牛蒡）

本品的逐热、解毒功效较强，对风毒面肿、头晕、咽喉肿痛、牙齿疼痛、咳嗽、消渴、痈疽疮疥均有一定的治疗作用。

鸡蛋清调均匀来涂患处。

治疗小儿火丹，丹毒赤色如朱进入皮肤

将豉研磨成末，用醋调和均匀后涂敷在患处。

将生麻油涂抹在毒疮患处，可治疗小儿天灶焲和野火丹，遍身都发红，肉呈赤丹色，肿疮像手掌那样大或是全身痛痒。

把大蒜捣烂在疮烂处涂上厚厚的一层，可治疗多发作于脚踝的小儿骨火丹。

治疗小儿殃火丹，毒发作于两胁及腋下

将伏龙肝研磨成末，与食用油调和均匀后涂敷患处；把慎火草轧碎取汁口服可治疗已进入腹和阴部的丹毒。

治疗小儿尿灶丹，刚开始时从两大腿起，到脐间感染到阴头都变成赤色

切二升桑白皮碎后取汁，配上二升水来熬成汤，给患儿洗浴。

用熬好的浓棘根汁洗患处可治疗小儿朱游火丹，从背部开始后生遍全身，发病后形成像枣子一般大的疮。可用赤小豆末来敷已经发展成疮的火丹，用先前就破的鸡蛋清调和研磨为末的小豆涂抹患处，可治疗还没有形成疮的火丹。

治疗小儿茱萸丹，病由背部发作，后有花纹遍布成疮，可用赤小豆末来敷已经发展成疮的，用先前就破的鸡蛋清调和研磨为末的小豆涂抹患处

把枣根煮为汁后给患儿洗浴，可治疗小儿灶焲，发作于足跗，色呈赤。

解毒并杂治

【雌鸡汤】

【黄丸】

【夏伏苓汤】

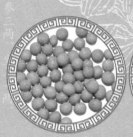
大豆

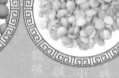
杏仁

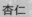

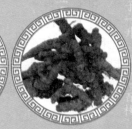
黄连

解食毒第一

常有人由于水土不服，或者误食而中毒，但又不了解解毒的药方而枉送了性命。如今我在这里记述神农氏以及黄帝解毒的药方和方法，希望大家认真学习。

饮服黄龙汤、马尿以及犀角汁，可根治各种饮食中毒。取苦参三两研细，用酒二升半煮取药汁一升，顿服，可治疗饮食中毒。取小豆一升烧成末，服三方寸匕，可治疗吃六畜肉中毒。用水送服一方寸匕狼牙灰，可治疗吃牛肉中毒。喝人乳汁，可治疗吃牛马肉中毒。如果吃了自死的六畜肉而中毒，用水送服黄檗末一方寸匕，稍隔一会儿再服一次，效果佳。每顿服用猪油一斤，可治疗吃动物肝脏中毒。

取杏仁一升合皮研熟，加开水三升调和，绞取汁水，分成三次服用，可治疗吃狗肉不消化，心中坚硬或腹胀，心急发热，狂言妄语。把猪骨烧后研磨成粉末，用水送服一方寸匕，一日三次，可治疗吃野菜、马肝、马肉以及各种干肉中毒。煮橘皮取汁，完全冷后饮下，治疗吃鱼中毒。

将厚朴三两，大黄二两研细，取酒二升煮取药汁一升，尽服，治疗吃鱼鲜以及生肉积在胸膈中不消化、吐不出，积食立消。将大黄三两，朴硝二两用酒二升煮取一升，顿服，可治吃鱼鲊不消化。服冬瓜汁二升，治疗吃蟹中毒。甘草、贝齿、胡粉各取等分，治后过筛，用水调和进服一方寸匕，治疗吃各种蔬菜中毒。

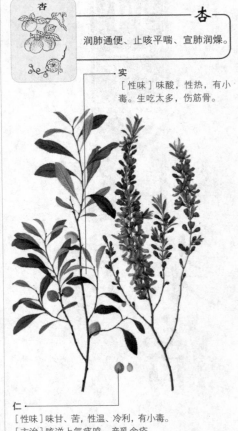

杏

杏

润肺通便、止咳平喘、宣肺润燥。

实

[性味] 味酸，性热，有小毒。生吃太多，伤筋骨。

仁

[性味] 味甘、苦，性温、冷利，有小毒。
[主治] 咳逆上气痰鸣，产乳金疮。

杏仁

本品对大便燥结、咳嗽气喘等病证具有缓解作用。现代医学研究认为，杏仁还可抗肿瘤、镇痛、降血糖、降血脂。

☁ 解百药毒第二

先人实践得出的结果：甘草入腹立即平定乌头巴豆毒；葱汤可治愈藜芦毒；饮完土浆可治愈野葛毒。如这些事，都须知晓，它们都是些现成的方法。甘草能解百毒，如果甘草加上大豆制成甘豆汤，效果更加明显。

◎ 鸡肠草散

解各种毒

蓝子一合，鸡肠草三分，荠苨、升麻各四分，芍药、当归、甘草、垩土各一分。

将以上八味药捣碎后过筛，用水送服一方寸匕，大量饮水。如果被蜂、蛇等各种毒虫刺伤，用针将所刺部位刺出血水，放小豆大小的药散在创口上，即可痊愈。

解鸩毒

甘草、蜜各四分，粟米粉一升。

以上三味药加水五升煮甘草，取药汁二升，除去药渣，把粟米粉放入汤中，搅拌均匀，再放入白蜜并煎熟成薄粥，冷热适中饮服一升，效果更佳。

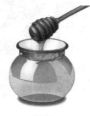

蜂蜜

◎ 解毒药散

荠苨一分，蓝并花二分。

以上二味药在七月七日取蓝，阴干，与荠苨一同捣后过筛，用水和服一方寸匕，一日三次。

中毒	攻毒药物
雄黄毒	防己
礜石毒	大豆汁、白鹅膏
金银毒	煮葱汁
铁粉毒	磁石
防葵毒	葵根汁
百药毒	甘草、荠苨、大小豆汁、蓝汁以及实汁根汁
石药毒	人参汁
桔梗毒	白粥
甘遂毒	大豆汁
芫花毒	防己、防风、甘草、桂汁
大戟毒	菖蒲汁
半夏毒	生姜汁及煮干姜汁
踯躅毒	栀子汁
野葛毒	鸡蛋清、葛根汁、甘草汁、鸭头热血、猪油
藜芦毒	雄黄、煮葱汁、温汤
乌头、天雄、附子毒	大豆汁、远志、防风、枣肉、饴糖
射罔毒	蓝汁、大小豆汁、竹沥、大麻子汁、六畜（猪、牛、羊、马、鸡、狗）血、贝齿屑、藕芰汁
莨菪毒	荠苨、甘草、犀角、蟹汁、升麻
鸡蛋毒	淳醋
斑蝥元青毒	猪油、大豆汁、戎盐、蓝汁、盐汤、煮猪油、巴豆
马刀毒	清水
杏仁毒	蓝子汁
狼毒	杏仁、蓝汁、白蔹、盐汁、木占斯
巴豆毒	煮黄连汁、大豆汁、生藿汁

狐臭漏腋第三

天生的狐臭很难治疗；被人传染的狐臭很容易治疗。如果想要彻底地根治，就要不间断地醋敷矾石散三年，同时还要进服五香丸，才可痊愈。凡是有狐臭的忌吃油菜以及辛辣，否则狐臭很难根治。

治疗狐臭方

辛夷、藁木、细辛、杜蘅、川芎各二分。

将以上五味草药分别研细，放入酒中浸泡一夜，次日煎取药汁，临睡之时敷在腋下，狐臭味全部消除后才可停敷。

◎石灰散

主治狐臭

石灰一升，薰陆香、青木香、沉香、丁香各二两，橘皮、阳起石各三两，矾石四两。

将以上八味中药治后过筛，用绢袋装好，夹在腋下即可除去狐臭。

◎六物敷

主治漏液，腋下湿而臭，生疮，腋下以及足心、手掌、下阴、大腿内侧经常汗湿发臭

干枸杞根、干蔷薇根（《肘后》作畜根）、甘草各半两，商陆根、胡粉、滑石各一两。

将以上药治后过筛，用酒调和均匀，涂抹在患处，当微汗渗水，再涂，涂完三遍便可痊愈。

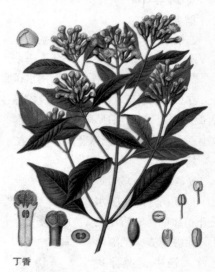

丁香

瘿瘤第四

灸肺俞一百壮，可治疗生瘿病气短；灸云门穴五十壮，可治疗生瘿病上气胸满；灸天府穴五十壮，可治疗生瘿病有恶气；多灸冲阳穴，可治疗生瘿病有劳气；灸天瞿穴三百壮，可治疗瘿病；灸通天穴五十壮，可治疗瘿气面肿；灸在两足背上四分下陷处的中封穴，壮数与年龄相同，可治疗五瘿。

◎ 生肉膏

主治痛、瘤、溃漏以及金疮、百疮

薤白二两，生地黄三两，当归、白芷、附子、甘草、川芎各一两。

将以上七味中药分别研细，加入三升半猪油煎药，直到白芷颜色变黄之后，除去药渣即可，直接敷在患处，一日三次。

◎ 陷肿散

主治骨瘤、脂瘤、石瘤、肉瘤、脓瘤、血瘤，有溃溢的瘜肉等

石硫黄、乌贼骨各一分，白石英、钟乳、紫石英各二分，丹参三分，琥珀、附子、大黄、干姜、胡燕屎各四分。

将以上十一味中药捣碎后过筛，密封在牛皮囊中，如果疮湿即直接敷药，如果疮干则用猪油调和敷，一日四次，以疮干为度。

◎ 九瘿丸

主治石瘿、劳瘿、气瘿、忧瘿、土瘿等

海藻、松萝、龙胆、昆布、礜石，一作矾石、海蛤、通草各三分，麦曲四分，半夏二分。

将以上九味药治后过筛，一天三次，每次用酒送服一方寸匕，连服十天，二十天后病可治愈。在此期间，禁吃难以消化的食品以及各种肉类。

治疗瘿瘤

海藻、干姜各二两，昆布、桂心、逆

丹参

活血调经、凉血消痈、养血安神。

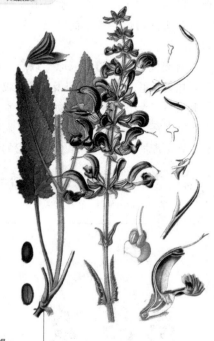

根

[性味] 味苦，性微寒，无毒。
[主治] 寒热积聚，止烦满，益气。

丹参
本品主治月经不调、经闭痛经、胸腹刺痛、热痹疼痛、疮疡肿痛以及心烦不眠、肝脾肿大、心绞痛等症。

流水柳须各一两，羊靥七枚，阴干。

将以上六味中药一起碾成粉末，用蜜调制成小弹子大的药丸，每次含服一丸。

癏病第五

癏病有四种情况，分为气癏、水癏、肠癏、卵胀。气癏和水癏用针刺或艾灸的方法可以治疗，而肠癏和卵胀则难以断根。

凡是露卧或当门睡取凉导致冷湿伤肌，热聚在里，变成热邪以及水肿，腹部发肿气急，大小便不利，肿如皮囊盛水，颜色如老蚕，阴茎坚肿，疮水流出，这些都是肾热虚损，强取风阴，湿伤脾胃的缘

故。在内宜依方服用各种利小便的方剂，在外用蕨藜子汤洗四肢，洗完以后，用葱白膏敷疮，再用猪蹄汤洗阴茎。

◎ 蕨藜子汤

主治水肿，腹部发肿气急，大小便不利

蕨藜子、赤小豆、葱心青皮各一升，巴豆（合皮壳）一枚，葶苈五升，菘菜子二升。

将以上六味中药分别研细，加入二斗水煎取八升汤药，冲洗发肿处。

◎ 猪蹄汤

治疗服石药后发热，因为劳损而发热更重，当风露卧而阴茎发肿

猪蹄一双，黄檗五两，葶苈三升，葶苈子五合，蕨藜子一升。

将以上五味中药分别研细，加入一斗水煎取三升汤药，放凉之后冲洗阴茎，一日三次。

治疗阴下生疮的洗方

取地榆、黄檗各八两，研细，加一斗五升水煎取六升汤药，除去药渣，洗疮，一日两次。

取蜜煎甘草末，涂患处，可治疗阴部恶疮；取石硫黄末敷疮，可治疗男女阴疮；用捣烂的胡麻敷患处，可治疗男女阴痒生疮。

葶苈

泻肺平喘、利水消肿。

花
[性味] 味辛，性寒，无毒。
[主治] 利膀胱水湿，伏留热气。

子
[性味] 味苦、辛，性大寒，无毒。
[主治] 腹部肿块，结气，小便不利。

葶苈
本品对水肿、肺湿咳嗽均有一定治疗作用，同时还能调理女性月经不调。

【卷十五】

备急

防风、人参、细辛、柏子仁、干姜、干漆、

蛇虫各十五枚、吴茱萸十八枚、

【祥丸】

女多年不孕、

十四味药研为粉末、用蜜调和成如豆大的

不念再频频饮用

【雌鸡汤】

鸡一只、治如平时吃法、吴茱萸一升、茯苓二两、芍药、白术各三两、阿胶二两、甘草一两、麦门冬五合、人参三两、

三十铢、青竹茹、橘皮各十八铢、茯苓、生姜各一两、以上五味药分别切细、用六升水煮取二

【夏伏苓汤】

黄、茯苓各十铢、半夏三十铢、人参、芍药、橘皮、细辛、芎、旋复花、桔梗、甘草各十二铢、生

七味药研为粉末、用蜜调和成如梧桐子大的药丸、饭后服、送服七丸、逐渐增加到十丸、直至显药效为止、五

破如米豆、柴胡、熬黑、朴硝各一升、芍五两、蜀椒二两、干姜一升、茯苓如鸡子大、一枚、

一两、五味子二两、桃花、黄一两、桂心一两、

去橘皮细辛、加前胡、知母各十二铢、如遇有下痢的、去干地黄、加入桂心十二铢、如

的、积有一月多末治愈、以及服药众热失候、

如果患恶阻病、

黄加黄芩六

共煮的依患者的

一两半、沙参、芍药、五味子、白敛、

桂心、干地黄、钟乳、白石英各二两鼠妇半两、牡丹、

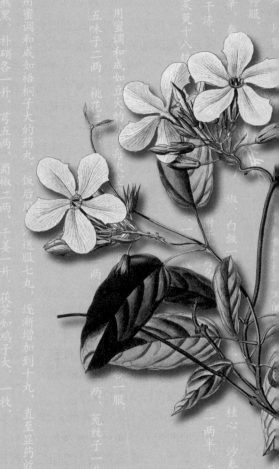

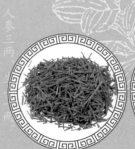

麻黄

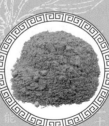

蒲黄

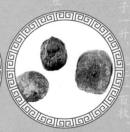

麝香

猝死第一

治疗由于人体的阴阳都已衰竭而导致无脉搏跳动的休克，可采取用熨斗来炙烤其两胁下的方法；捣韭菜取汁灌入人的鼻孔，可治疗突然梦中惊叫继而休克；取伏龙肝末吹入人的鼻孔中，可治梦中呻吟、惊叫而醒转不来；针刺间使穴百余下，可治突然休克；炙两足大趾丛毛中各十四壮，可治做噩梦而呻吟、惊叫；以葱心黄刺鼻孔中，可治中恶邪，血出即愈；以冷水来调和伏龙肝，如鸡蛋那么大，可治中恶邪以及蛊毒，用后必定会吐；炙胃脘五十壮，可治疗中恶邪。

五绝是指产后乳绝、自缢、溺水、被墙壁挤压、梦中惊叫或被鬼邪迷住。要治疗五绝可取一两半夏碾成粉末，取适量粉末吹进鼻孔中，就能使人回活，只要心口还有热气的，都可救治。

挽救自缢未遂的处方

首先用手按住患者的心脏，不要立即剪断绳索，而是要慢慢地抱住解下来，如果心还是温热的，可用毛布或地毯之类的东西盖住人的口鼻，然后两人分别向患者两耳中吹气；或者也可炙四肢大节陷大指本纹，其部位名叫地神，又炙七壮。

◎ 还魂汤

主治忽然遭遇外邪，鬼击，飞

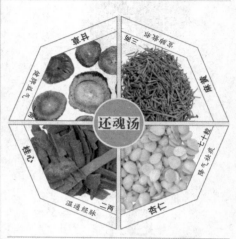

还魂汤

煎药方法

将诸药放入锅中，加八升水煎取汤药三升即可。

服药时间	服药次数	服药温度
饭后	一日三次	温

主治功效

本方主治受惊吓后所致的休克、精神恍惚等症。

尸，各种恍惚气绝没有知觉的病证，或已休克而口噤不开

麻黄三两，杏仁七十粒，桂心二两，甘草一两。

将以上四味药研细，加水八升煎取汤药三升，分成三次服用。

治疗中暑

可收集道路上的热尘土敷在病人的心脏上，稍冷后就换用，直到气通为止。

治疗落水而休克

把溺水者的两脚抬到另一个人的两肩上，让休克之人的背部与另一人的背部相向，然后拖着患者缓缓前进，让患

者吐出水来；或者解开休克者的衣服，灸脐中，便能救活。

治疗冻烂疮

把夜半时烧的猪后悬蹄，研细筛过，以猪脂调和，用来敷在冻疮上。

治疗喝酒而致的头痛

取五两竹茹，加水八升煎取汤药五升，去掉药渣，待其冷却，加入五枚鸡蛋，搅拌均匀，再熬两沸，一次饮完二升，即愈。

治疗酒醉后中酒毒

把身体浸泡在倒满热水的槽中，冷后就换用，便可解毒。

治疗喝酒后腹满不消化的

煮盐开水，装到竹筒中，然后灌入肛门中。

治疗喝酒中毒

将大豆煮三沸，然后饮其汁三升。

治病酒的处方

豉、葱白各一升。

将以上二味药用四升水来熬取汤药二升，一次服完即可。

治疗喝酒和房事过度导致的四肢虚热，厌食酼酒，酒入百脉，心气亏虚

茯神三两（《外台》作茯苓），芍药、栝楼根、枳实、人参、白薇、知母各二两，甘草一两，生地黄八两，酸枣仁半升。

将以上十味药研细，加水一斗煎取汤药三升，分成三次服用。

治疗饮酒过多导致咽喉烂、舌上生疮

黄芩二两（《肘后》用黄檗），大麻仁一升。

将以上两味中药碾成粉末，加入蜂蜜调和成药丸，含在口中。

酒醉不醒

可喝下葛根汁一斗二升，直到苏醒为止。

治疗戒酒的处方

用水煮一只刚吐毛的毛鹰，去除其毛，将汤一次喝下。

除酒气的处方

将干蔓菁根十四枚蒸三遍，碾成粉末，在酒后用温开水送服。

饮酒而使人不醉的处方

麻子仁、柏子仁各二两。

将以上两味药治择捣筛后制成散药，一次服完。

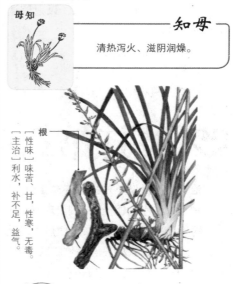

知母

清热泻火、滋阴润燥。

［性味］味苦、甘，性寒、无毒。
［主治］利水，补不足，益气。

知母

本品主治烦热消渴、骨蒸劳热、肺热咳嗽、大便燥结、小便不利等病证。

蛇毒第二

用热水或者尿淋蛇，可治忽然被蛇缠绕解不开；服用小蒜汁，并用蒜渣来敷在螫伤处，可治蛇蝎螫伤；将蜡熔化，来滴注在被蛇咬过的伤口上，可治蛇毒；用姜末敷在伤口上，可治蝮蛇毒。灸被咬处二十一壮，可治各种蛇咬伤。

辟蛇的处方

干姜、麝香、雄黄各等分。

将以上三味中药粗捣，用小绛袋盛装来佩带，女子佩带在右，男子佩带在左，中蛇毒时用来涂敷在疮上。

治疗各种蛇毒

雄黄、干姜各等分。

将以上两味药碾成粉末，以射罔调和即可。

治疗蛇毒好后还会痒

小蒜、大蒜各一升。

将以上两味中药一起捣烂，用其汁来灌疮，效果明显。

治蛇骨刺人而中毒疼痛

将如大豆那么多的铁精纳入管中，吹入疮中，即可治愈。

治疗蜂螫

蜜、猪脂各五合，蜡二两。

将以上三味药一起熬成膏状，等冷后用来涂敷螫伤处。

治疗被蜘蛛螫

可以用人尿淋，也可用炮制姜来贴，还可用乌麻油调和胡粉如泥敷贴。

治疗蝎毒

痛只在被咬处是被雄蝎子螫伤；全身都痛是被雌蝎子螫伤。可用射罔来封住，也可用猪脂敷住，还可取齿中残余的米饭来涂敷，也可用硇砂和水来涂敷，都可痊愈。

被打第三

治疗从高处坠下伤损后瘀血凝积

把五升洁净的泥土，蒸到出现有水向下流的程度，再用几层旧布裹住热土熨贴在患处，不能太热，否则会烫伤肌肤，冷后就换用，直到疼痛停止才罢手。

治疗被撞击而皮肤青肿

把烤过的猪肝熨贴在青肿处。

治疗折骨断筋

干地黄、苦参、当归、羌活各二分。

将以上四味中药碾成散药，每次用酒送服方寸匕，每日三次。

治疗头破脑髓流出，中风而口噤

将一斗大豆稍微炒去腥味即可，不可太熟，然后捣成粉末，蒸熟，使气充满整个甑之间，然后装入盆中，用一斗酒淋透，每次温服一升，然后蒙上被子一直发汗，同时在疮上敷杏仁膏。

主治被打后腹中有瘀血

蒲黄一升，当归、桂心各二两。

将以上三味中药治择捣筛制成散药，夜间一次白天三次，每次用酒送服方寸匕。

主治有瘀血者，胸中气塞、短气

杏仁五十枚，甘草一两，茯苓二两。

将以上三味药一起研细，加水二升煎取汤药九合，分成两次服用。

治疗被殴打而腹中瘀血，腹满烦闷

将一升豉用三升水烧开三沸，除去药渣，分成两次服用，如果不愈，可再服一剂。也可将麻子与豉一样制成汤药，如果还不好，可一直服用，直到痊愈为止。

◎ 黄芪散

主治腕折

黄芪、芍药各三两，附子、当归、干地黄、续断、干姜、桂心、通草各二两，大黄一两，蜀椒一合，乌头半两。

将以上十二味中药治择捣筛制成散药，饭前用酒送服五分匕，每日三次。

◎ 桃仁汤

主治坠落而瘀血

桃仁五十枚，芒硝三两，当归、桂心、甘草各二两，大黄四两，虻虫、水蛭各二十枚。

将以上八味中药研细，用八升水来熬取三升汤药，绞去药渣，每次在寒温

适当时服用一升，每日服三次。

◎ 蒲黄散

主治腕折瘀血

蒲黄一升，当归二两。

将以上两味药治下过筛制成散药，饭前用酒送服方寸匕，一日三次。

◎ 当归散

主治跌打损伤，扭脚

当归、附子、桂心、蜀椒各二分，甘草五分，泽兰一分，川芎六分。

将以上七味药一起翻炒，直到能闻到香气，然后捣筛制成散药，每次用酒送服方寸匕，每日三次。

治疗瘀血的汤药处方

大黄五两，虻虫、蛴虫、水蛭各三十

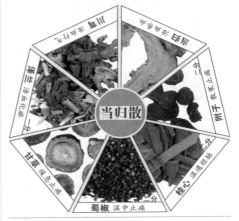

煎药方法

将诸药炒制，捣筛制成散剂即可。

服药时间	服药次数	服药温度
饭后	一日三次	温

主治功效

本方具有止痛、散寒、活血的功效，主治跌打损伤。

黄蒲蒲香

蒲黄

化瘀止血、通淋止痛。

花粉
[性味]味甘，性平，无毒。
[主治]用于各种内外出血证，瘀滞腹痛，血淋等。

蒲黄
本品主要用于治疗吐血、衄血、咯血、崩漏、外伤出血等症；另外蒲黄对脘腹刺痛、跌打肿痛也有治疗作用。

枚，桂心二两，桃仁五十枚。

以上六味药分别研细，用酒水各五升合熬取三升汤药，在寒温适当时饮服一升，每日服三次。

治疗腕折伤后瘀血

桃仁六十枚，桂心二两，大黄六两。

将以上三味药研细，用六升酒来熬取三升汤药，分三次服用。

主治从高处坠下而有瘀血

蒲黄八两，附子一两。

将以上二味药研为末，每次用酒送服方寸匕，每日三次，也可根据病情严重与否加大用量。

主治从高处坠下而崩中

当归、大黄各二分。

将以上两味中药治下过筛，碾成散药，每日三次，每次用酒送服方寸匕。

主治腕折瘀血

牡丹一两，蛀虫二十枚。

将以上两味中药治下过筛，碾成散药，用酒送服方寸匕，血即化为水。

主治刺在皮肤中不出

用王不留行根碾成粉末敷贴在皮肤上，同时服用王不留行汁；也可用白梅来涂在皮肤上，都会让刺立即出来。

主治竹木刺在人皮肤中不出

每日三次，用水服用蔷薇灰方寸匕，连服十日，刺即出。

治疗手足突然被水毒刺中

捣韭菜及蓝青来敷上，以火炙烤，等其热透后就能痊愈。

治疗刺伤或中风邪水毒

把鱼目烧成灰来敷患处。

治疗恶刺

浓熬大豆汁来浸渍，直到痊愈。

治疗破伤风而肿

厚厚地涂敷一层杏仁膏在肿处，点燃麻烛，遥远地炙烤它。

治疗疮中水肿

炭白灰、胡粉等分，以脂调和来涂在疮孔上，等其疮中水出，疼痛就会停止。

🌀 火疮第四

如果被火烧伤，一定不能用冷水来冲洗，因为火疮遇冷水后会使热气更深地转入骨中，从而导致筋骨遭损而难以痊愈。

主治被火烧后昏厥不省人事

白蔹、黄芩各五两，栀子四十枚。

将以上三味中药研细，加五升水、一升油一起熬到水气消失，除去药渣，冷却后用来淋疮。两天后，就可任意用其他膏药来敷。

主治火疮溃烂

黄芩、栀子仁、苦竹叶、生地黄、蛇衔、柏白皮各一分。

将以上六味中药研细，加半升羊髓烧开三次，除去药渣，用来涂在疮上，直到痊愈为止。

主治被火烧伤所致的烂疮的膏药处方

柏白皮四两，竹叶、甘草各二两。

将以上三味中药研细，加一斤半猪脂烧开三次，除去药渣，冷却后用来敷在疮上。

主治火烧所致的疮

把丹参、羊脂和猪髓、猪脑一起煎成药膏敷贴在疮上。

主治火疮溃烂

将切碎的柏白皮放入腊月猪膏中烧开四五沸，等柏白皮变色后去掉药渣，用来敷在疮上。

主治火疮

用没有炒过的油麻调和栀子仁来厚厚地涂在疮上。已经形成疮的，把白糖烧成灰来敷上，就会立即转燥而痊愈。

主治被开水烫伤而致皮肤烂坏

羊脂五两，杏仁、附子各二两，甘草一两，松脂一枚，如鸡子大。

将以上五味药研细，和五两不沾水的猪膏搅拌均匀，涂在受伤处。

主治灸灼伤，开水烫伤，被火烧伤

羊脂、松脂各二分，猪膏、蜡各一分。

先取松脂在药铫中熔化，切羊脂，嚼蜡来涂在松木节上，接着以微火烧，使各种药物熔化，同时用杯子接住熔化下来的药汁液，用来敷患处。这个药方可以用来止痛并消除瘢痕。

治疗灸灼所致的疮，用薤白膏生肉止痛方

当归、薤白各二两，白芷一两，羊髓一斤。

将以上四味药一一研细，放在一起熬至白芷的颜色变黄时，去掉药渣，用汤药敷在疮上，一日三次。

治疗因灸灼所致的疮

甘草、当归各一两，胡麻（《外台》用胡粉）、羊脂各六分。

将以上四味药一一研细，加五合猪膏煎熬至三合，去掉药渣，用来敷在疮上。

治疗因灸灼所致的疮脓肿溃破

腊月猪脂一升，胡粉一两，薤白一握。

先将薤白熬至变黄，再以药棉裹石灰一两熬数沸，除去药渣取汁加入胡

芎川

川芎

活血行气、祛风止痛。

叶（蘼芜）
[性味] 味辛，性温，无毒。
[主治] 治中风头痛，寒痹筋挛拘挛。

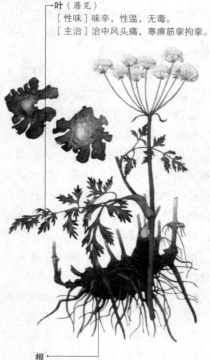

根
[性味] 味辛，性温，无毒。
[主治] 活血行气，祛风止痛。

川芎
主治痈肿疮毒及头痛、风湿痹
证、月经不调，产后瘀滞腹痛等。

粉，一起加入猪膏中调和均匀，用来贴于患处，一日三次。

治疗金疮
先把干梅枝烧成炭，然后捣成粉末，敷于患处一晚上，就可治愈。

治疗金疮出血不止
当归二两，蒲黄一斤。

将以上两味中药治择捣筛碾成粉末，每次用酒送服方寸匕，一日两次。

治疗金疮内漏
与水一起服用创伤口的血，可治金疮内漏。

治疗金疮内漏而血不流出的处方
将牡丹皮制成散药，用水送服三钱，便会尿出血来。

治疗因金疮而内塞的散药
黄芪、白芷、干姜、当归、川芎、芍药、黄芩、续断各二两，附子半两，鹿茸三两，细辛一两。

将以上十一味药治择捣筛碾成粉末，饭前用酒送服五分匕，每日三次。

治疗因金疮而感觉烦满
把一升赤小豆放在苦酒中浸泡，然后将赤小豆炒至干燥，又浸，直到赤小豆变成黑色便可，每次服方寸匕，一日三次。

治疗因金疮而大便不通
大黄、黄芩各等分。

将以上二味药研成粉末，以蜜制成药丸，饭前服如梧桐子般大小的药丸十丸，一日三次。

◎二物汤

主治因金疮而导致的腹中瘀血
大葱白二十枚，大麻子三升。

将以上两味中药分别捣熟，加水九升熬取汤药一升半，一次服完。如果瘀血未排尽，可再服一剂就会吐出脓血。

◎ 续断散

治疗金疮伤及筋骨

续断五两，干地黄、细辛、蛇衔、地榆各四两，当归、川芎、芍药、苁蓉各三两，人参、甘草各二两，附子一两，干姜、蜀椒、桂心各一两半。

将以上十五味中药治择捣筛制成散药，每次用酒送服一方寸匕，一日三次。

◎ 内补散

主治因金疮出血过多而虚竭

芍药、苁蓉、甘草各四两，蜀椒三两，干姜二两，当归、川芎、桂心、黄芩、吴茱萸、白及（《古今录验》作桑白皮）、黄芪、人参、厚朴各一两。

将以上十四味中药治择捣筛，制成散药，每次用酒送服方寸匕，一日三次。

◎ 地黄膏

治疗金疮、火疮、灸疮不能痊愈

生地黄一升，切后捣碎绞汁三合，薰陆香、松脂、杏仁、蜡各二两，羊肾脂五合、煎，乌麻油二升，石盐一两，研如粉。

先以微火将蜡熔化，加入熔化好的羊油，接着加入乌麻油和熔化好的松脂，然后加入杏仁、薰陆香、地黄汁和石盐。以微火熬到地黄汁水气尽，除去药渣，使之冷凝即可。白天三次夜间两次。在此期间，禁止食用生冷物、猪肉、鸡肉和鱼肉。

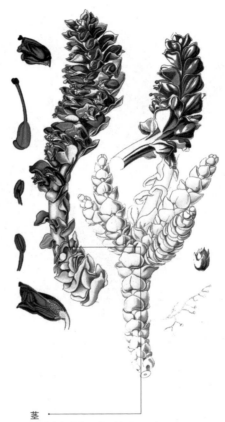

肉苁蓉

补阳益精、润肠通便。

茎

[性味] 味甘、咸，性温，无毒。
[主治] 五劳七伤，补中，除阴茎寒热痛。

肉苁蓉
本品主要用于治疗肾虚阳痿、遗精早泄及腰膝冷痛、筋骨痠弱。另外对于肠燥便秘也有很好的治疗调理作用。